U0258941

公共卫生国际前沿丛书
翻译委员会

总主译 包 巍 中国科学技术大学

主 译（按姓氏笔画排序）

马礼坤 中国科学技术大学

叶冬青 安徽理工大学

包 巍 中国科学技术大学

吕 筠 北京大学

江 帆 上海交通大学

李立明 北京大学

何 纳 复旦大学

周荣斌 中国科学技术大学

屈卫东 复旦大学

胡志斌 南京医科大学

翁建平 中国科学技术大学

陶芳标 安徽医科大学

曹务春 中国人民解放军军事科学院

曹 佳 中国人民解放军陆军军医大学

舒跃龙 中国医学科学院北京协和医学院病原生物学研究所

鲁向锋 中国医学科学院阜外医院

詹思延 北京大学

臧建业 中国科学技术大学

"十四五"国家重点出版物出版规划项目

公共卫生国际前沿丛书

丛书主译◎包　巍

——WILEY

DISCOVERING PRECISION HEALTH
PREDICT, PREVENT AND CURE TO
ADVANCE HEALTH AND WELL-BEING

精准健康

〔美〕Lloyd Minor
　　　　　　　　　◎主编
〔美〕Matthew Rees

葛均波◎主审

翁建平◎主译

中国科学技术大学出版社

安徽省版权局著作权合同登记号：第 **12242157** 号

Discovering Precision Health: Predict, Prevent, and Cure to Advance Health and Well-Being by Lloyd Minor and Matthew Rees. ISBN: 978-1-119-67269-2.

图书在版编目（CIP）数据

精准健康 / （美）劳埃德·米诺尔（Lloyd Minor），（美）马修·里斯（Matthew Rees）主编；翁建平主译 . -- 合肥：中国科学技术大学出版社，2024.10. --（公共卫生国际前沿丛书）. -- ISBN 978-7-312-06002-1

Ⅰ. R197.1

中国国家版本馆 CIP 数据核字第 2024YF4657 号

精准健康

JINGZHUN JIANKANG

出版	中国科学技术大学出版社
	安徽省合肥市金寨路 96 号，230026
	http://press.ustc.edu.cn
	https://zgkxjsdxcbs.tmall.com
印刷	合肥华苑印刷包装有限公司
发行	中国科学技术大学出版社
开本	787 mm×1092 mm　1/16
印张	13.25
字数	328 千
版次	2024 年 10 月第 1 版
印次	2024 年 10 月第 1 次印刷
定价	78.00 元

原著作者名单

Lloyd Minor

Dean, Stanford University School of Medicine

Matthew Rees

Founder of Geonomica

译校人员名单

主　审　葛均波

主　译　翁建平

译　者（按姓氏笔画排序）

　　　　伍　权　中国科学技术大学附属第一医院

　　　　陈　竹　中国科学技术大学附属第一医院

　　　　周　颖　中国科学技术大学附属第一医院

　　　　郑雪瑛　中国科学技术大学附属第一医院

　　　　钱　东　中国科学技术大学附属第一医院

　　　　徐索文　中国科学技术大学附属第一医院

　　　　殷　实　中国科学技术大学附属第一医院

　　　　翁建平　中国科学技术大学

秘　书　徐索文　中国科学技术大学附属第一医院

总 序 一

随着国家经济实力的增强和国民生活水平的提高，我国正朝着"健康中国"的目标稳步迈进。在这一重要历史进程中，公共卫生扮演着至关重要的角色。作为一项关系人民大众健康的公共事业，公共卫生不仅是保障人民生命安全的重要手段，也是维护社会稳定、促进人民健康和福祉的重要基石，更是建设健康中国、筑牢中华民族伟大复兴的健康根基的重要组成部分。

为了促进我国公共卫生事业快速发展，引进学习国际上的新概念、新技术和新方法，中国科学技术大学公共卫生研究院和中国科学技术大学出版社协调组织引进并翻译了一套介绍公共卫生新技术、新方法和国际前沿研究成果的优秀著作，作为"公共卫生国际前沿丛书"出版，该丛书被列入"十四五"国家重点出版物出版规划项目。

英文原著经过业内顶尖专家团队精心筛选，均引自Oxford、Springer和Wiley等国际知名出版社，皆是本专业领域内填补空白的开创性著作或具有权威性的百科全书式经典著作。《免疫流行病学》《精准健康》《暴露组学方法与实践》《以生物样本库为基础的人群队列研究》均为各自前沿领域第一本著作；《ASPC预防心脏病学》是美国预防心脏病学会唯一冠名教材；《传染病流行病学》是美国高校研究生主流教材；《牛津全球妇女、儿童与青少年健康教科书》是牛津大学出版社的经典教科书之一，是英国医师协会（BMA）获奖图书；《牛津全球公共卫生教科书》更是享誉全球的大型参考书，包括上、中、下三卷，被誉为公共卫生和流行病学领域的"圣经",一直是公共卫生领域最全面的教科书,是公共卫生和流行病学专业人士和学生的重要资源,目前已出版第7版。本人应牛津大学出版社邀请,担任了《牛津全球公共卫生教科书》(第7版)英文版原著的副主编,此次又应中国科学技术大学出版社邀请,担任中文版主审并为整套丛书作序推荐,期待丛书的出版能为广泛的公共卫生需求和现代卫生保健的优先事项提供全球化和更全面的视角。

"公共卫生国际前沿丛书"主审、主译团队阵容强大,包括来自中国疾病预防控制中心、国家心血管病中心、北京大学、清华大学、北京协和医学院、复旦大学、浙江大学、西安交通大学、中山大学、南京医科大学、天津医科大学、山西医科大学、华中科技大学、中南大学、吉林大学、厦门大学、山东大学、四川大学、哈尔滨医科大学、安徽医科大学、上海交通大学、南开大学、南方医科大学、首都医科大学、深圳大学、郑州大学、重庆医科大学、中国医科大学、苏州大学、中国人民解放军陆军军医大学、中国人民解放军军事科学院、中国人民解放军海军军医大学、中国人民解放军空军军医大学、安徽理工大学、中国科学技术大学等公共卫生领域顶尖的专家学者。本套丛书的出版是对"名家、名社、名译、名著"出版理念的最好注脚和诠释。

中国在全球公共卫生领域发挥着不可或缺的重要作用,此次翻译工作是促进国内和国际公共卫生与疾病防控接轨的重要举措和手段,对促进我国公共卫生事业发展和广泛传播医学创新知识与成果具有重大意义,将助推高水平公共卫生学院发展、高层次公共卫生人才培养和高层次公共卫生教材建设,并为我国高质量的公共卫生事业发展做出积极的贡献。

李立明

2024年8月于北京大学

总序二

　　人民生命健康是社会文明进步的基础。习近平总书记多次强调，坚持以人民为中心，保障人民生命安全和身体健康，建设健康中国，筑牢中华民族伟大复兴的健康根基，必须构建强大的公共卫生体系。引进出版"公共卫生国际前沿丛书"正是贯彻落实习近平总书记关于保障人民生命健康系列重要讲话、指示精神，引进学习国际上的新概念、新技术和新方法，助力我国公共卫生科学基础和体系建设的具体行动。

　　"公共卫生国际前沿丛书"由中国科学技术大学公共卫生研究院和中国科学技术大学出版社协调组织全国公共卫生与预防医学领域的顶尖专家共同翻译出版。公共卫生研究院由中国科学技术大学、中国科学院武汉病毒研究所和武汉市金银潭医院三方共建，于2022年11月16日正式揭牌成立。公共卫生研究院以国家需求为导向，以新医科建设为抓手，秉持"理工医交叉融合、医教研协同创新"的发展理念，是我校生命科学与医学部的重要组成部分，也是"科大新医学"发展的重要支撑和组成部分。我校出版社作为一流研究型大学的出版社，以传播科学知识、服务高校教学科研和人才培养、弘扬优秀传统文化为己任，实施精品战略，寻求重点突破，在科技、教育、科普、医学等领域形成了特色体系，出版了一批双效俱佳的精品力作，数百种图书荣获国家图书奖、中国图书奖、中宣部"五个一工程"奖、中国出版政府奖、中华优秀出版物奖等国家和省部级奖项。

　　这套丛书的出版得到了我校生命科学与医学部以及杨元庆校友的大力支

持！杨元庆校友长期关心母校发展，2020年他向中国科学技术大学教育基金会定向捐款设立了杨元庆公共卫生基金，在推动我校公共卫生研究院和公共卫生与预防医学学科建设、开展公共卫生与健康系列讲座、专著引进与出版等方面发挥了重要作用。

我很欣喜地得知，这套丛书近期入选了"十四五"国家重点出版物出版规划项目。衷心感谢参与这套丛书翻译出版工作的所有专家学者和编辑。希望本套丛书的出版能够助力我国公共卫生事业再上一个新的台阶，为促进我国人民生命健康和人类命运共同体做出重要贡献。

包信和

2024年9月于中国科学技术大学

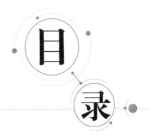

引言　精准健康的威力

假设你出生在不久的将来,出生时的常规基因组筛查试验结果发现:你有基因变异体,且成年期极有可能罹患胰腺癌。因此,你选择参与一些非创伤性的常规筛查试验,以便早期监测胰腺肿瘤的生长进展。此后,你每6个月服用一粒药丸,若胰腺长出肿瘤,药丸能让肿瘤组织释放出一种新合成的可以通过尿液检测出来的生物标记物。

当你服用了这种早期监测肿瘤的药丸若干天后,你家里的"智能马桶"自动检测出你尿液中的生物标记物,智能马桶的附属装置会发送警报至你的智能手机,同时也将推送给你授权接收信息的初级医疗保健医生。为确保发送的信号非假阳性,智能马桶还会持续数日继续检测你的尿液。

你遵循医生的建议做了分子示踪影像学检查,定位了肿瘤,同时也确认了马桶装置无误。经测量肿瘤体积为1立方毫米,还没有证据显示它已向身体其他部位转移。你采用靶向疗法激活自身免疫系统,趁着肿瘤还在早期阶段将其摧毁,之后每6个月服用一粒早期监测癌症的药丸,继续进行密切的追踪监测。

在后面的篇幅中我会详述以上设想中的每个步骤,这些步骤都是现在我们能做到的。我们正处于有关疾病机理与身心健康决定因素(这两者同等重要)的科技革命中,科学技术的进步及其广泛传播,不仅对疾病治疗,对疾病早期预防也有着意义深远的影响。在疾病无法预防的情况下,尽早诊断会使治疗更有效。

上述案例阐明了科技革命的结果将带来多大的改变。但目前胰腺癌早期检测仍缺乏有效的工具,其通常要到肿瘤晚期才被诊断。在诊断的病例中,80%~95%的癌性肿瘤已经是局部晚期或者发生了转移。因此,有74%的胰腺癌患者在诊断后一年内死亡。2017年,美国胰腺癌致死人数超过了43 000。

以上案例的细节象征着未来医学应是什么样子,以及在我看来医学将会是什么样子,因为这是历史上第一次开启探索新型医学和医疗保健的可能性。我们不是要赢在疾病发生后的治愈上,而是要赢在防病于未然,在疾病初始即果断将其消除。

这个方法在斯坦福大学医学部被称为"精准健康",因为它是基于个体的独特因素(从基因到所采用生活方式以及环境),有助于个体茁壮成长。精准健康有很强的理念:医疗保健除了要治愈疾病,还要促进身心健康。

简言之,精准健康的目标是精准地预测、预防和治愈。依此顺序,更加准确地预测疾病倾向,会使预防的手段更为明确;即使有的疾病不能完全预防,如果在病程的更早阶段诊断疾病,我们治愈疾病的可能性就会更大。我们现在往往错过疾病的最佳识别时间,以至于在

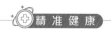

治疗上难以获得大家共同期望的结果。

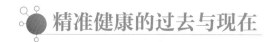
精准健康的过去与现在

精准健康原理的构建要追溯到很久以前。1873年,在美国公共健康协会会议上展示的一篇论文中,作者写道:"必须改变社会习惯,让医生受聘于预防而不是治愈疾病。"20年后,被视为现代医学创始人的威廉·奥斯勒(William Osler)帮助创立了约翰霍普金斯大学医学院。他明确了医学应以患者为中心,并指出"好医生医病,杰出医生医病人"。他倡导的预防理念在他那个时代是相当超前的,他既相信科学证据的能力,也相信临床医学的实力。精准健康是对奥斯勒观点的后继传承,也是他关于缜密科学和持久性医患紧密联系双重重点的现代体现。

1948年起,着重于预防成为开创性研究的核心。同年,著名的弗雷明翰(Framingham)心脏研究项目启动。这是一项针对心血管疾病的深入研究。当时的美国,每3人中就有1人患心血管疾病,患病率是癌症的两倍且原因不明。为了更好地认识心血管疾病,美国国家卫生研究院(National Institute of Health)的分支机构在马萨诸塞州弗雷明翰城招募了超过5 200名年龄30~59岁的志愿者参与研究。研究人员每两年给所有志愿者做一次检查,持续了20年。

弗雷明翰研究项目是有史以来最全面的此类研究,至今已有三代参与者。研究中的发现极大地扩展了我们对心血管疾病的认知,包括病因,以及如何通过饮食、运动和戒烟预防心血管疾病。这项研究的数据也是我们对心脏病伴随糖尿病、脂肪肝和高血压的若干风险进行预测计算的基础。

弗雷明翰心脏研究中的发现推动了研究人员继续探索不同疾病的病因,以及关注疾病预防的步伐。展望未来,作为弗雷明翰研究项目的延续的基线(baseline)项目依然保持同样的目的:通过分析巨量的参数,显著提升我们对健康和疾病的认知。基线项目同弗雷明翰项目一样,也是一项纵向队列研究,其更多细节将会在结论章中描述。该项目的内容之一是在若干年里对研究参数和志愿者的健康状况展开持续的追踪。

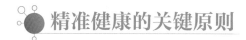
精准健康的关键原则

精准健康有几个不同维度,本书会进行详尽阐述,其关键特征概括如下:

预测性和预防性

精准健康借鉴了精准医学的推动因素(基因组学、大数据科学及再生医学),但又加以预测性和积极性的应用。精准医学意味着每个病患都得到精确治疗;而精准健康则通过靶向干预和防病于未然,全面维护个体健康。精准健康设法认知疾病的特征:为什么有的人患病而有的人不患病?哪些疗法、检测和生活方式的改变有助于个体预防疾病? 当疾病不可能被完全预防时,精准健康则设法改进诊断学,使疾病能更早地被发现,更有效地被治疗。

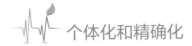 ## 个体化和精确化

有了精准健康,各种形式的医疗保健能为不同个体进行量身定制,也就是说,医生能够根据他们对患者的了解,包括基因组学、代谢物组学、影像学及其他方方面面,为患者提供不同的治疗方案。正如我的同事托马斯·罗宾逊(Thomas Robinson)所说,精准健康就是在恰当的地点、恰当的时间,按恰当的顺序,给恰当的人找出恰当的干预措施。信息技术的有效利用,使健康专业人员能自信地对患者说:"做这些对你最有利。"

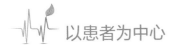 ## 以患者为中心

现在的医疗保健常常是一个复杂而混乱的过程,其特征是:碎片式,以单一疾病为基础。精准健康则让其提供者最科学地给予患者连贯的和协调自身需求的综合保健。

参与式

精准健康聚焦在让个体能够自我监测健康,它改变了长期以来民众与医疗体系之间的互动频率:零星发生(如年度体检),或只是在身体不适和生病时发生。患者及其家庭通过一些实际操作(如上述设想中提到的持续监测)参与保健服务的过程,大体上,如同财务机构通过算法监测客户花销,发现可疑交易时即联系客户作相应确认。科技同样可以监测我们的身体,如果发现身体某处出现异常,即立刻警示我们或我们的医疗保健团队。

卓越

同其他发达国家相比,美国对某些宽泛的健康措施执行欠佳。精准健康传递的价值着重于既要改善结果又要降低成本,这两者是可以协同取得的。精准健康设法通过早期检测、预防、精确的风险评估和高效的保健服务来降低成本。

精准健康适用于所有年龄段人群,它试图了解所有不同的生命轨迹,但重点关注儿童保健及母亲和胎儿的健康,因为他们都处于生命轨迹的起始。母亲对孩子的未来人生有着非凡的影响,这种影响甚至在受孕前就已经开始了。新科技和新方法的应用让我们以全新的方式认识妊娠。所有的这些认识都成为大数据库的一部分,由此产生有关妊娠的综合印象。于是我们可以从中提取数据资料以预测并预防某些结果。

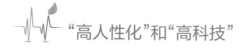

"高人性化"和"高科技"

在我们所希望构建的"高人性化"环境中,医生将重新重视名家们(如威廉·奥斯勒)的智慧。当医生为患者做检查时,他们应认可医患间的紧密关系,以同理心去了解患者的担忧。这已是长久以来的惯例,并且可以使健康专业人员从中获得一些与实验室检验及放射学扫描不同的关键信息。这些丰富而微妙的数据(什么东西对患者重要,他们担心什么、症状如何、感觉怎样)也应包含在患者真实全面的医疗保健中。正如我斯坦福大学的同事亚伯拉罕·维盖瑟(Abraham Verghese)写道:"真实的临床判断不只是处理大量的血样、影像和实验室检验,更是通过人的技巧弄清患者处在生命和疾病轨迹中的哪里、患者家庭和社会的自然状态如何,以及他们想要做到什么程度。"

精准健康能够而且应该加强医患联系,让每个人都能多多参与对自己身心健康有影响的决策和行动。如桑吉夫·甘比尔(Sanjiv Gambhir)指出,精准健康为包括医生在内的医疗保健团队创造机会,更详尽综合地利用健康数据库,得到更优化的患者个体健康资料,进而医生能更精确地预测患者的健康风险,为患者个人量身定制健康监测和早期干预的方案。这种方法能使医生在治疗患者时目标更加明确且更有针对性。

甘比尔表示,对患者来说,加强健康监测可使他们更积极地参与(在某些情况下是实时参与)维护自身健康的工作,并能理解健康监测与他们的生活方式及其他的健康因素如何相关联。患者只在需要时才去见医生,而不是简单地遵从预约时间表的安排;他们还可以通过可靠的健康门户联系他们的医疗保健团队。

对"高人性化"的重视得益于"高科技"的备受关注。科技创造了新的领域(如基因组学、纳米科学、再生医学以及生物医学数据科学),也使医疗保健专业人员能从人口层面拼构出人类健康的高清图像。斯坦福大学心脏病学教授尤安·阿斯利(Euan Ashley)解释道:"精准健康的基本概念是要更好地定义疾病,更精确地击中疾病目标。但如何能更好地定义疾病?这就要使用新科技。回顾医学发展史,定义疾病总是取决于时代的最先进工具。"阿斯利指出,数十年前,心脏病学家通过听诊器传出的声音诊断心脏疾病,"当心电图仪器发明后,我们开始以心脏发出的电信号定义心脏疾病"。

精准健康的终极目标不是仅仅领略健康和疾病的更精细的细节,而是通过持续追踪和积极应用研究结果,在无法完全预防疾病的情况下,做到在疾病早期将其发现。

现在是发展精准健康的恰好时机

精准健康的三个基本组成(预测、预防和治愈)有许多相同的促进因素,确切地说,它们都在被不断发展的科学和技术所推动。我们能够实现精准是基于对生物进程认知的进步,以及将这些知识应用到人类健康的特定挑战和机遇中。

认知的扩展驱动了科学的革命。如果说19世纪是关于化学的,20世纪是关于物理学的,那么21世纪将会是关于生物学的。生物学经过了化学和物理学的改造已经发展成为定量学科,因此,生物学的现在和未来是非常令人振奋的。

在过去20年间,随着生物医学知识成指数倍增,我们对生命如何运作有了新的领悟。这种惊人的进步为几年前还无法想象的事提供了可能;终于,触手可及的新工具使我们不仅可以治愈疾病,而且还能预测和预防疾病。新科技加速了医学发展,使医生能根据个体独特的情况,为其量身定制医疗保健方案。我们正处在医学非凡进步的时代。

随着科学发现的节奏加快,生物医学科学正经历着前所未有的改变。如今,我们可以将基础研究寄希望于基因组学、蛋白组学、代谢物组学、数据科学、再生医学、人工智能、纳米科学、生物技术以及工程学领域,进而产生具有预测性和预防性的精准健康。

在预测、预防和治愈疾病的未来发展中,基础研究和基于发现的研究尤其重要。对于那些由研究者发起,旨在认知生命体系如何在细胞和分子水平运作的研究来说,当下是最令人兴奋的时代,因为我们学得越多,越能领悟学海之无边。在后续章节中,我会描述一些变革性的发现,并分享那些工作于其中的卓越科学家的故事。

除了立基于发现的研究迅速发展外,我们将这些发现转化为人类健康直接成果的能力也在增速加强。在许多领域,"从实验台到临床"的时间(即治疗方法从研究到应用的时间)不断缩短;如今对健康和疾病的直接观察与研究重新回到了实验室,并以10年前无法想象的方式推动立基于发现的研究。在后面的章节中我将以一些我们已经看到的具有变革性影响作用的例子,概述转化医学的过程。

数字技术的进步也为精准健康的成功和影响力推波助澜。有个奇怪的事实:一直以来,消费者对医疗保健方式以及获取自身健康资料的方式的影响都相对较小,这与经济领域中的科技彻底改变我们生活的情况形成了鲜明对比。如今从商品、服务订购到理财,许多日常活动已经和十多年前大不一样;然而,今天我们用传真和光盘传送医疗文件还相当常见。受限于电子病历和医疗保健实时系统,我们的健康资料仍不易获取,更难以进行分析。这样的情形需要改变。在后续章节中,我将在面向消费者的设备和技术层面,以及应用于生物医学和健康大数据库的人工智能层面,探讨数字健康领域振奋人心的推动因素。

精准健康革命不仅仅发生在科学和技术方面。与传统医疗保健及我们的基因组图谱相比,社会、环境和行为中的健康决定因素对大多数人的身心健康发挥着更大的作用。一个令人吃惊且失望的事实:在美国,人们居住的区域邮编比遗传因素更能预测个人寿命。在后续章节中,我会重点讲述社会、环境和行为等因素如何影响健康,以及在医学以外我们所做的促进身心健康的重要工作。

发展精准健康的一个诱导因素是我们发现美国医疗保健(广义的)的许多结果令人失望。美国在医疗保健方面花费的金额占GDP的比重比世界任何其他国家都多,但以长寿和婴儿死亡率等标准结果作衡量,美国的排名却在许多顶级工业化国家之后。

导致这些结果的原因有很多,但医疗保健系统肯定要承担部分责任。正如下章中所解释的那样,这个系统总体上是被动反应、千篇一律、碎片式、脱离患者的,并且充斥着错误的激励和不透明定价。精准健康能帮助解决这些问题,最终实现改善个体健康的结果。

关于本人

我出生在阿肯色州的小石城,在重视教育的家庭中长大,八年级以前就读于全白人的学校。但作为法院下令的废除种族隔离计划的一部分,九年级时我要乘校车跨城去另一所初中念书。这是我人生的关键时刻,让我很快认识到国家宣传的"隔离且平等"其实是隔离但绝不平等。在几乎没有存书的图书馆里,较低层书架上的书被老鼠损坏,楼梯间栏杆缺失,墙上灰泥剥落,这些都是种族偏见的苦果。它让我看到了世界的不公平,深刻地影响了我,也激发了我对多元化和包容的兴趣,并一直持续至今。

进入以废除种族隔离著称的小石城中心高中,我对优雅严谨的数学、物理和化学产生了热情,对将更多定量研究方法引入生物学领域的挑战也十分感兴趣。我第一次思考运用这些学科解决现实世界问题和造福人类生活的重要性。这些兴趣相互交汇,使我成长为一名医生科学家。

在布朗大学念书时,我修了大学本科的生物工程课程,进而对内耳平衡系统(又称前庭系统)的生理机能产生了兴趣。这门课着重于运用数学与工程模型研究和认知生理系统。教授以前庭系统及依赖该系统传导输入的眼球运动为例子,用相对简单明了的数学模型描述该系统的运作方式,更重要的是,学生能够提出假设、设计实验,并在模型的概念框架中解释数据。这让我对了解复杂系统如何运作十分着迷,因而在早期职业中专注于认知前庭系统,以及治疗因前庭系统机能失调引起的疾病。

我的目标以及我作为科学家和临床医生的培训重点在于弄清楚所研究系统的功能机制,以及疾病发生时这些机制如何改变。用本书的说法,我和大多数我们这代医学科学家一样,都很专注在医学"治愈"方面。但以我的经历看,作为科学家我从事基础研究,以了解错综复杂的前庭系统的生理机能;作为临床医生我注重诊断和治疗前庭系统疾病,亲身体验基于发现的研究对健康和医疗的影响作用。

在入职约翰·霍普金斯大学头颈外科耳鼻喉学部两年后,1995年春季,我遇见了一位主诉一系列奇怪症状的患者,例如,当他淋浴唱歌时会看到洗发水瓶、丝瓜络、淋浴喷头做圆周运动;同样地,当他哼声或者右耳听到某些噪声时,能从镜子里看到自己的眼球跟随着声音运动。我给他做了检查,观察到他眼球运动的模式明显是一致的:向上和逆时针方向,且与声音密切相关。

我推测问题在于本应覆盖前半规管的骨头上有缺口(前半规管是深藏于内耳的三条细微半规管之一,这些半规管是前庭系统的组成部分,作为内耳的一组构造,为大脑提供运动、平衡和空间定向的传导输入)。提出这个假设是因为单个半规管的方向与其受刺激所致眼球运动的关联很容易被识别(一个半规管激活可导致眼球沿着这半规管平面方向运动)。我推断,覆盖前半规管的骨头上有了缺口,因而对内耳内部机械流动液体产生的声音和压力刺激出现反应。通过若干年对本例患者以及其他有类似症状和体征的患者进行研究,同时也作了相关的基础研究,证实机理确是如此。

我将此情况命名为前半规管裂综合征,并和约翰·霍普金斯大学的同事一同参与了解决该问题的手术。我们在1998年发表了第一篇描述此病的文章,同时也表明该病会伴随着特异性听力异常。如今已有数百人采用手术方式治疗前半规管裂,他们的日常生活得到了改善,这非常令人欣慰。

在此提及这项工作,是我认为正是由于了解前庭系统生理机能,从研究中获得信息,使这个综合征能被识别,进而得到治疗。前半规管裂并不是源自1995年我最初看到的那位患者,在过往几十年的医学文献中已有报道,所描述患者的症状几乎可以肯定是起因于这种疾病,但由于没有做基础科学研究,因而从未将这些症状与前庭系统的特异性异常关联起来。本书列举了许多例子,讲述科学进步为人类健康带来了意想不到的改善。

因渴望对研究、教育以及健康体系有更广泛层面的影响,我担任了一些医学和研究型大学的领导职务,并最终担任了斯坦福大学医学院院长。我开始意识到若对健康和医疗保健实施系统产生真正变革性的影响,需要比过往更强调预测和预防。

在教育、培训和工作的经历中,我认识到认真倾听、获得和给予严格的科学技术培训,以及对可能引起不良后果的潜在系统错误进行评估的意义。通过自己以及他人的工作,我看到了在不确定性、复杂和有失败风险的面前,坚持与勤奋努力的价值。我开始欣赏科技与健康之间相互连接的内在力量,也亲身感受到多学科互补工作环境的重要性。在这样的环境下,想法可以交互传递,专长能以新的、创造性的方式发挥作用。

我欣喜地发现自己处在一个不可多得的、能使精准健康愿景变成现实的平台。在斯坦福大学,我们有世界级别的医学、基础生物和物理科学、工程学和计算机科学水平;我们有声望闻名的统计学家、教育工作者、社会科学家、伦理学家、设计师、经济学家,以及商业和法律学者;此外,我们还和硅谷的行业领军人物保持密切协作。

斯坦福精准健康的起源

我的职业生涯始终围绕着研究型大学和学术型医学中心,像许多与我有类似经历的医疗保健专业人员那样,我对如何改善保健、如何让学术型医学中心更起作用充满了想法。我的教育和工作的经历也助力我去构建领导斯坦福大学医学院的方法,但在创立精准健康愿景的初始,有三件事影响了我:一次会议,一场演讲,还有一本书。

那次会议是2013年5月于加州大学旧金山分校(UCSF)举办的,就在我担任斯坦福大学医学院院长的6个月后。时任UCSF校长的苏珊·德斯蒙德·赫尔曼(Susan Desmond Hellman)召集了生物医学研究、医务工作、政府和产业界的领军人物,有美国国家卫生研究院(NIH)主任、加州州长,以及当时脸书(Facebook,2021年10月已改名Meta)首席执行官。我们在一起讨论如何从一体适用的治病方式转变为根据个体不同特征而量身定制的医疗保健。这恰好被宣传为"精准医学"。应用基因组学和数据科学对严重急性病(如乳癌)治疗的效果已经得到证明,我们不再简单地根据肿瘤大小和是否有远端转移病变而给所有患者推荐相同的治疗方法。无论肿瘤的特异性受体是否存在,其相应特异性拮抗剂的开发都对改善生存率起了重要作用(时下甚至作用更大)。

会上的讨论令人激动、发人深省,其中的"精准"部分激起了我的好奇,我突然冒出了将其聚焦在"医学"的念头。会议议程围绕着疾病,虽然治愈疾病固然关键,但预防疾病会更胜一筹。

对我的思考产生影响的还有原美国国家卫生研究院(NIH)主任,后任赛诺菲(Sanofi)研发总裁的埃利亚斯·泽豪尼(Elias Zerhouni)的一次演讲。2014年1月,在斯坦福大学医学部的静修会上,他具有说服力地讲述了医务工作需要改变。当治愈疾病一直被认为至关重要时,他建议要高度重视预测和预防疾病,同时也呼吁要更好地认识疾病机理。他的演讲以他在NIH期间介绍过的主题为基础,即医学应具备预测性、个体化、抢先性、参与式的特点。

《决策树》(The Decision Tree)一书也给予我启发,作者托马斯·戈茨(Thomas Goetz)当时是 Wired 杂志的执行主编。他的"决策树"是一个体系,帮助、指导民众在利用新科学和新技术方面对健康作出最佳决策。我发现这本书对不同的方法作了极好的概述,其中将健康和医疗保健调整为更多地关注于预防。

在这些背景下,2014年11月,我跟医学院的两位教授彼得·金(Peter Kim)和史蒂夫·奎克(Steve Quake)在距斯坦福几英里外的热门餐厅共进早餐。我邀请他们会面是因为我想为医学院的工作进行一些集思广益。我知道他们具有充满洞察力和创造性的想法。

彼得是由我和我的同事招聘入学院的,他先前领导过默克(Merck)的全球研发,当过麻省理工学院怀特黑德(Whitehead)生物医学研究所教授;史蒂夫则创建了无细胞DNA检测方法,这个方法是21世纪前10年中伟大的诊断进步之一(在第5章会更详细地讨论)。

我们讨论了若干的原则和主题,例如行为、基因组学、经济学、评估、预防和预测,但那天上午,我在笔记本上最先写下的是"精准"和"健康"两个词。由于史蒂夫在诊断学方面的背景,我们讨论了将"医疗保健"的重点转移到更加强调"健康"上。我们三人皆同意,斯坦福应独特地提出一个新的愿景,构建应用预测与预防来促进健康。

这次早餐讨论会令我产生了几个粗略的想法。2015年1月,在斯坦福大学医学部的静修会上,我在结尾的致辞中展示了这些想法,但并没有加以详细阐述,只是想让人们听一下我对精准健康最初的思考,希望得到他们的反馈。令我高兴的是我的想法似乎引起了许多出席者的共鸣,特别是斯坦福大学医学部旗下两所医院的时任领导,阿米尔·鲁宾(Amir Rubin)[斯坦福医疗保健(SHC)院长兼首席执行官]和克里斯托弗·道斯(Christopher Dawes)[斯坦福露西尔·帕卡德儿童医院(LPCH)院长兼首席执行官]对该主题和信息产生了强烈共鸣。自从来到斯坦福,我一直在寻找一个能使斯坦福大学医学部的三个独立实体(医学院、SHC、LPCH)走得更近的主题,助力斯坦福大学医学部各组分联合起来推进医学部的使命。我们一致同意精准健康正符合这个主题。

在静修会的数周后,奥巴马总统在一次白宫举行的活动中宣布了一项致力于"精准医学"的联邦政府方案,这真让我们惊喜。他说,方案的目的是"在恰当的时间,给恰当的人提供恰当的治疗"。该方案包含了五个部分:

• 利用美国联邦政府的国家癌症研究院协助拓展和改善癌症治疗研究。

• 与美国国家卫生研究院一起建立一个含百万人口(被称作"我们所有人")的研究群体,利用队列数据发现致命疾病的病因,最终发现治疗方法。

• 法规现代化,重点放在建立可评估下一代基因检测的新方法。

• 增加公立和私营合作,使癌症治疗研究和"我们所有人"项目所需的基础设施得以扩展。

• 保护患者隐私。

为了帮助人们正确地认识精准医学,美国国家卫生研究院主任弗朗西斯·柯林斯(Francis Collins)和美国国家癌症研究院主任哈罗德·瓦姆斯(Harold Varmus)在《新英格兰医学杂志》网站发表文章指出,多亏生物数据(如人类基因组序列)、描述患者特征的新形式(如蛋白组学和代谢物组学)以及分析大数据库的新型计算工具等方面的发展,使我们现在有可能将医学变得更加精准。

奥巴马政府关注的"医学"(疾病发生后的治疗)与我们关注的"健康"(更强调疾病的预测和预防)截然不同,但诠释出我们共同在关注"精准",这是我们走上正轨的一个信号。我们很快成立了工作组,由斯坦福大学医学部主席鲍勃·哈灵顿(Bob Harrington)牵头,涵盖了医学院、HSC 和 LPCH 的教职员。工作组花了一年多时间,提出了定义精准健康的大致想法,他们专业的工作使精准健康的全面计划得以建立。2016年10月,工作组发布了工作成果,此后,我们一直在医学院、SHC 和 LPCH 推广精准健康计划。

我很高兴看到精准健康的主题和内容正在被广泛采用。2016年7月上任SHC院长兼首席执行官的大卫·恩特威斯尔(David Entwistle),以及2019年2月上任LPCH和斯坦福儿童健康(Stanford Children's Health)院长兼首席执行官的保罗·金(Paul King),都坚定地支持精准健康的愿景。大卫到任后,我们能够首次为斯坦福大学医学部,在统一的精准健康原则上建立一个真正整合的战略计划。2016年9月1日,马克·拉维涅(Marc Tessier-Lavigne)成为斯坦福大学第11任校长。他曾是神经科学家、生物技术执行官、生物医学研究大学校长;他支持将人口与精准健康作为斯坦福大学研究社团的重要战略目标。

我们也看到其他一些机构最近采用了精准健康作为战略主题,其中包括西达赛奈(Cedars-Sinai)、盖辛格健康系统(Geisinger Health System)、印第安纳大学、加利福尼亚大学洛杉矶分校、芝加哥大学、密西根大学以及得克萨斯大学。

关于本书

为了概述精准健康的愿景,我决定撰写这本书。我想调整全世界对健康和医学的看法。在斯坦福大学附近的几家公司中,我提出的愿景都是可以被广泛应用的。

事实上,任何机构或个人都可以接纳精准健康的原则,朝着更加健康的未来迈进。所有社区,无论其居民收入水平高低,民族、种族或宗教信仰构成如何,都可以从精准健康中受益。尽管硅谷被视为财富摇篮,但它同时也是远低于美国国家平均收入水平的若干个辖区的所在地,其公共健康指标呈现出了一幅令人忧虑的画面。我们在这些相对落后社区工作的决心与在相对富裕和健康层次较高的社区是一样的,甚至会更加坚定。

为了展示精准健康的重要性,本书第1章介绍了美国的健康状况和医疗保健实施系统。尽管目前在这两方面都有所成就,但显然还存在相当大的改革和完善的空间。第2章里我陈述了大多数健康讨论中被忽略的一个事实:医疗保健对决定我们的健康结果只起到无足轻重的作用,更重要的是环境、社会和行为等因素。我探讨了为什么应对这些因素会如此之难,以及为什么我相信精准健康的组分(如数字健康领域革命)能带来前途光明的新希望。

突破传统思维的界限,寻求更优的治病方法能推动医学进步。第3章重点介绍健康与医学领域中,过去、现在和希望在将来发生的一些创新与颠覆,我也对最有可能带来创新的环境因素作了描述。

第4章重点探讨基础科学的重要性及其作用。尽管我们对人体及其机能相当了解,我们还是会每天被提醒:学海无涯。只有提升认知才有可能开发出改善身心健康的疗法。本章扼要地介绍了几位开拓者,他们的重大突破皆是以基础科学为根基的。

之后的各章均致力于介绍精准健康的三个核心。第5章讨论了及早识别出人体健康偏离正常的多种方法,这样人们就可以自行或与医疗保健专业人员一起采取行动,通过干预手段,增加维持健康的可能。第6章展示了工具(从智能手机技术到基因组测序)如何帮助人们防止疾病和促进身心健康。第7章记载了一些重大突破的应用(特别在癌症领域)如何帮助人们从疾病中恢复。结论章探索了健康和医学在过去百年中如何演化,未来它们又将怎样继续发展。

对于那些对健康和医学问题感兴趣的人来说,这是一个激动人心的时刻。我们正日益认识到哪些因素有助于人类健康,哪些方法能让人们过上更健康的生活。我们正处在医学实践发生惊人转变的边沿。

希望这本书能帮助你认识动态的未来,也希望它能激励你与家人、朋友或更广泛的社群进行合作,助力于让精准健康的愿景成为世界人民共同受益的现实。

(翻译:翁建平)

第1章 美国人的健康状况和医疗保健服务

启动"精准医疗"的动机之一是我们正面对一个令人不安的现实:在美国,存在很多关于健康状况方面的问题,而我们的医疗保健系统并不令人满意。可以确定的是,对那些能够获取重大疾病最新、最先进医疗资源的患者而言,美国能够提供世界上最好的医疗服务。然而,由于收入、地域等差别,人们在健康水平和获得高端医疗资源方面仍存在着显著差异。美国医保系统本身存在短板,这也是在医疗方面花费更多的原因之一,人均医疗费用比任何其他国家都高,但我们的健康指标(如预期寿命)与花费较少(甚至少很多)的国家相比基本持平。本章将审视美国人的健康状况和医保服务,并展示数以百万计的美国人并没有感受到的像美国这样的高收入国家本该提供的医疗红利。

健康悖论

美国人的健康状况严重分化,部分人群取得了长足的进步,而仍有相当一部分人感到自身的健康正遭受侵蚀。

取得进步的原因是正处于蓬勃发展中的医疗革新,其中大部分发生在硅谷周边地区。很明显,我们生活在一个前所未有的存在诸多可能性的时代,新知识、新技术正加快生命医学的发展。在生命医学领域内,不同的学科、理念和方法正处于融合之中。

之所以说医疗水平存在进步的潜力,一个小而有启示意义的标志是斯坦福大学教职员工开展的研究项目。约三分之二的化学系教授正在从事以生物学为重点的科研项目。斯坦福工程学院大约30%的员工亦是如此。其他学科的专家认为有几个因素可以解释这种将科研重心转移到生命医学领域的现象。生物学和医学领域的问题已经可以被量化。生命科学的探索曾被定性为描述驱动的时代已经远去。推动物理科学和技术进步的、已应用几十年的分析方法、途径,正在当下生命科学领域的应用中取得巨大成功。感谢这些定量分析方法对面临的问题和发现正产生无与伦比的影响。

定量研究推进生物医学模式转变的实例不胜枚举。人类基因组图谱和后续的基因测序技术进展改变了遗传学的格局。这些进步固然令人兴奋,然而我们也需要注意到有一些更加复杂的算法正聚焦于研究基因组和疾病之间的关系以及基因组和疾病的非遗传性风险因素之间的相互作用,与这些复杂的算法相比,基因测序技术进步的影响力似乎越来越有限。

这种向定量研究转变的趋势正在对基础的、以发现为中心的科研工作造成冲击。

陈·扎克伯格生物中心(Chan Zuckerberg Biohub)的细胞图谱首创计划致力于建立人类所有不同类型的体细胞存储库——目前仍是空白领域。掌握人体细胞的知识至关重要！斯坦福大学教授、陈·扎克伯格生物中心联合主席史蒂夫·奎克(Steve Quake)指出："这些知识会引领我们对人体基础生物学、疾病因素和发病机制有更加深入的理解。"这将通过激动人心的新技术去实现，如CRISPR("成簇、规律间隔的短回文重复序列")，一种基因编辑工具，将用于实验室探索某些基因组合是否可以终止疾病的进展——甚至逆转。对于那些聚焦于对抗特定疾病的新疗法、新检验手段，上述机制方面的研究成果是基础。

人们追逐突破性创新，也正在见证各种科技产品应运而生。这些产品使人们能够更加关注自己的身体状况，并最终过上更长寿、更健康的生活。

但是，与这种朝气蓬勃的环境截然相反的是另一个完全不同的现实处境：部分美国人正在经历基本健康指标的下降。很多方面都可以反映这种下降，预期寿命这一指标最为直观。

20世纪初，美国居民预期寿命仅为47.3岁，随后几十年稳步上升，这在很大程度上要归功于医学的进步。到21世纪初，美国人的预期寿命为76.8岁。在接下来的14年里增量收益仍在继续，但后来不好的情况发生了。

2015年，预期寿命有所下降，2016年、2017年则持续下降。这是自第一次世界大战结束和西班牙大流感以来，美国人预期寿命首次出现三连跌。尽管下降幅度不大，但确实说明美国民众存在健康问题。这些下降也提醒人们，美国人的健康事业在国际比较中表现糟糕。目前，美国人口预期寿命世界排名仅第43——要知道在1960年时，这个排名是第13。

均值水平会遮蔽内部的大幅差异。例如，根据2017年发表在《美国医学会杂志》上的一项研究，夏威夷和密西西比州居民的预期寿命相差6年。而这一差异在科罗拉多州某县与南达科他州某县之间竟相差达20年。

基于收入的预期寿命差异也非常惊人。根据2016年经济学家拉吉·切蒂(Raj Chetty)所做的一项研究显示，男性中收入最高的1%比最低的1%多活14.6年(女性之间的差距为10.1年)。2001—2014年，男性中收入前5%的寿命增加了2.3年，而底层的5%仅增长0.32年。在女性中相应的差距甚至更大——分别为2.9年和0.04年。

差距不仅存在于极端贫富人群之间。根据加州大学伯克利分校经济学家伊曼纽尔·赛斯(Emmanuel Saez)和加布里埃尔·祖克曼(Gabriel Zucman)的研究，近年财富分布在前1%、年龄65~79岁男性的死亡率比全体纳税人的平均水平低40%。而在1979—1983年，相应的差距只有10%。

由莱瑟·帕拉尼亚潘(Latha Palaniappan)领导、斯坦福大学医学院7位教授开展的一项研究中记载，从2003年到2015年，美国人的健康差距持续存在。该研究结果于2018年11月发表，结果显示：虽然作年龄和性别调整后人群总死亡率下降12%，高收入地区下降15%，然而在低收入地区的降幅仅为7%。同样，调整后由心脏病导致的死亡率在高收入地区下降了30%，在低收入地区下降了22%。该研究还表明，非裔美国人的死亡率高于其他群体(亚裔、西班牙裔、非西班牙裔白人和美洲印第安人/阿拉斯加原住民)。

这些差异突显了对健康落后群体进行补救和帮助的需求。令人不安的事实之一是每年过早死亡的人数以及原因。由美国国立卫生研究院资助的2013年报告写道："美国人不该经历这么快速度的死亡和遭受疾病的伤害。"

　　这些死亡原因在另一项综合性研究中得到了详细阐述,研究结果发表于2013年《美国医学会期刊》上。研究人员发现,发病率和死亡率的增加主要是因为不良饮食、肥胖、吸烟和高血压。该研究不断更新,用大数据比较当前与1990年的趋势。部分消息令人鼓舞:死于缺血性心脏病的人数减少近10万人。另一方面,心脏病仍然导致了近545 000人死亡——远超任何其他疾病致死人数的两倍以上(2016年第二大杀手是阿尔茨海默病和其他的痴呆症,近239 000人死亡)。

　　当死亡是按原因而不是特定疾病分析时,有一个因素最为显著:饮食。研究人员发现,2016年近530 000人死亡可归因为"饮食风险",近84%的死亡源于心血管疾病,其余源于肿瘤和糖尿病的组合,以及泌尿生殖系统、血液和内分泌疾病。

　　膳食风险体现在美国人不断扩大的腰围上。今天,近40%的美国成人、18.5%的19岁及以下的美国儿童均符合肥胖标准(BMI指数≥30)。仅比那些高肥胖率国家(不包括那些太平洋、加勒比的岛屿小国)略低,如科威特、伯利兹、卡塔尔和埃及。

　　更令人震惊的是美国肥胖人群分布的变化速度。近至1980年,也仅有10%的肥胖人群。尽管全球肥胖率一直在上升——在过去的40年儿童肥胖症增加10倍——而自1980年以来,美国的肥胖率一直高于世界上其他国家,此研究结果于2017年发表在《新英格兰医学期刊》上。

　　健康下降的原因是多种多样的,这说明获得健康需要新方法——特别是重点关注预测和预防。在后面的章节中,我将着重介绍一些精选的方法,不仅可以治疗肥胖症,而且可以尝试着通过健康的饮食、规律的体育活动来预防肥胖(特别是对于儿童)。

美国医保难题

　　在美国,医疗保健可谓饱受争议。美国公众关于医保意见的令人惊愕之处并非共和党和民主党之间的分歧,而是人们实际接受到的医疗照顾与提供服务的体系之间产生的差异。

　　2017年11月,盖洛普组织对1 000多人就他们接受的医疗服务质量进行了问卷调查并评分,77%表示"优"或"好"。自2001年以来,该比例几乎没有波动。但当受访者描述美国医疗保健系统的状况时,71%的人说它"处于危机状态"——自2008年以来这种情绪没有改变。

　　我会在后面的章节中强调医疗保健,在这里我想先把重点放在医疗保健系统本身,并涉及一些人们满意度方面的问题。我当然非常了解该系统的不足,并将从一些能反映这些不足之处的事情开始:它是如何与震撼了无数其他行业的颠覆性技术产生隔绝的?

　　医疗保健系统创新的步伐蹒跚,系统运行缺乏像谷歌、优步、Airbnb、亚马逊等那样颠覆性的产品或公司。系统当然会出现障碍,例如极其复杂的计费系统、政府法规限制,及任何涉及医疗创新相关的高风险。尽管如此,医疗现状令人吃惊:我本人自1982年从医学院毕业以来,医生如何提供医疗服务以及医学实践的环境没有明显改变。尽管有一些调整,例如采用电子病历(但同时也带来一系列问题,后文会描述),但医疗系统的基础一直保持不变。

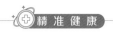

这对所有相关人员来说都是有问题的,但主要影响的是患者和为他们服务的专业人员。

医生办公室里的"尖端"技术

缺乏创新的标志之一是许多医生的办公室里仍然依赖着其他行业都淘汰20多年的设备——传真机。"几十年来,这是医生办公室内最尖端的科技产品了",风投公司 Rock Health 的 CEO 不无讥讽地指出。

传真机在医疗界持续被使用的现实(及同时使用的纸张)说明了技术手段经常被当作开展业务的成本,而非帮助业务进步的工具。传真机也是一个令人头疼的管理难题,它削弱了所有专业人员的生产力。直至今日,约三分之一的美国医生在诊疗活动中还在坚持用纸质表格和传真机处理工作。

此类低效举措拉高了交易成本,同时会导致一些不利的后果。无法共享的医疗记录导致医生很难完整获得患者的纵向就医史。

电子病历未发挥的潜力

在我当住院医生时,有太多个夜晚,我守着电话被要求随叫随到。我甚至需要在半夜时分联系医院保安请他们帮我打开一个职工办公室的门,这样我就可以找到一位将在早上7点接受手术的患者的图表或影像研究报告。我还记得我在急诊科医治一位已经接受了医疗系统中各种疗法的患者,而我此时正在接受这套系统的训练。但我没有从这些信息中受益,因为无法找到患者完整的病史资料。

在美国医疗系统中,我的经历更像是常态而不是例外。事实上,在2008年,也只有10%的医生保留患者的电子记录,其他90%则仍在纸上做笔记并将它们保存在货架和文件柜上的马尼拉文件夹里。纸质记录有一些明显的缺点:它们占用空间,很难与其他医生、医院和保险公司分享;更换医生、医院或居住地的患者无法轻易携带他们的病历。

金融危机之后的2009年,联邦政府采取行动补救这种情况。经济和临床医疗信息技术(HITECH)法案拨款270亿美元的联邦资金来鼓励医疗保健供给方采用电子健康档案(Electronic Health Records,EHR),随后提供更多的资金用于对此系统培训和协助。总之,联邦政府为美国医疗服务从工业时代进入电子时代花费了大约350亿美元。该计划非常成功,因为它使 EHR 变得普及,时至今日,已经有90%的医生采用。我们在相对较短的时间内作出了巨大的转变。

同时,另一现象真实存在:电子存储数据的潜在优势尚未被发掘。但是随着技术、法规和关注培训的一些变化,EHR 可能很快就会成为医疗保健领域的信息革命——如同数字技术正在改变银行、金融、交通、导航、互联网搜索、零售和其他行业一样,医疗信息电子化也将改变医疗保健的方式。正在实施的法规将让患者掌控自己的健康档案并便于医疗机构共享。工程师正在开发人工智能可以为医生做笔记,从病历中总结要点,并协助医疗决策。苹果公司最近用于医疗信息的App,使第三方开发人员从个人健康档案中能提取信息,预计这将是诸多研发中可将医疗数据带到患者指尖的技术先驱。很多理由都可以让我们乐观起来,我们将同时拥有高度发达和高度可接触的医学。

尽管电子病历有上述显著优势,但它在改善医疗服务方面的真正潜力尚未被发掘。正如目前已实施的,EHR还存在太多纸质记录的弊端。

由于缺乏标准和医疗保健市场囤积信息的不正当的激励措施,将电子信息在办公室之间轻松传输的工作一直受到阻碍。

更糟糕的是,EHR因其繁琐的用户界面和繁重的计费要求,已成为医生和护士的负担,导致职业倦怠和医生之间的信息过载,甚至低质量的医疗。"在急诊室繁忙的10小时中,医生大约会敲击4 000次键盘",斯坦福大学的医学理论与实践学教授亚伯拉罕·弗吉斯(Abraham Verghese)写道:"在此过程中,我们的日常工作记录变得臃肿不堪,复制粘贴的内容并不准确,仿佛一头难以涉水的怪物。"

虽然EHR的设计受到了医生非常多的批评,但大部分数据输入都是出于监管方面的考虑。2018年发表在《内科医学年鉴》上的一篇文章描述了他们在帮助世界范围的医疗系统启动EHR软件的经历(此软件在美国被广泛使用)。

我们注意到其他国家对EHR的解释明显不同:医生对使用表示满意,并将其列为提高效率的工具。我们还发现其他国家的临床医疗文书与美国相比往往要短得多,仅包含基本临床信息;病历中省略了许多使美国人感到冗余的法规和报销文件。事实上,在同一EHR中,美国的临床记录比其他国家平均长了近4倍。

文章作者还指出,自2009年HITECH法案颁布以来,美国的病历记录长度增加了1倍,从而支持了他们要简化法规的结论,"将有利于医保系统和患者"。

很明显,EHR能否转化为复杂的临床工具取决于基础技术手段和监管法规的变革。同样明确的是,在许多不同的层级也需要彻底的改变,特别是医生需要重新审视他们在未来的角色。2018年,斯坦福大学医学院发布了一份白皮书,其中包含几项建议。2019年4月,《财富》杂志上的长文提供了详细的概览。

美国医保系统的障碍是什么?

传真机和电子病历记录远非美国医保面临的最大问题,但它们在医保系统中依然占据突出地位,这成为一种对系统存在诸多缺点的痛苦提醒。许多深思熟虑且具有煽动性的出版物已经记录了这些缺点,例如,《创新者处方:医疗保健的颠覆性解决方案》,作者是Clayton Christensen 和 Jerome Grossman;《美国医疗保健悖论:为什么花的多却得的少》,作者是Elizabeth Bradley 和 Harvey V. Fineberg;《不仅仅是医学:美国健康的破碎承诺》,作者是Robert M. Kaplan;《美国病:医保怎样变成了大买卖及如何让其回归?》,作者是Elisabeth Rosen-

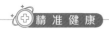

thal。这里我想简述阻碍医保的基本问题,因为它们强调了对以精准医疗为代表的各种新方法的需求。

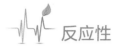 反应性

在美国,人们普遍认为的"医疗保健"这一术语用词不当。其实可以称之为"疾病保健"——人们往往不使用医疗保健,除非他们是对受伤、病症或疾病诊断作出反应——而且很少有财务系统激励提供者专注于预防医学。

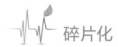 一刀切

每位确诊患者都倾向于接受相同的治疗,不考虑他们的年龄、性别和其他医疗状况,即使这些因素可能极大地影响疗效。

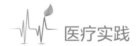 碎片化

当个体进入医疗系统时,在所有不同的医疗提供者间少有合作协调。他们的交流可能是偶然的,他们可能无法访问相同的患者信息,这可能导致治疗不充分或不正确。

医疗实践

在临床医生入职时进行适当的EHR培训,让他们能够在工作量增加时提高效率。

招募临床医生帮助研发人员确定EHR开发任务的优先级别,利用HER的优势设计临床工作流程(例如,Sprint团队模型)。

- 调整临床医生研发团队的规模和组成,同时考虑到可用的临床资源。
- 在临床医生提出要求后立即交付HER研发项目。
- 建立EHR治理流程,使临床能够灵活应对突发卫生事件和危机。
- 向临床医生提供数据分析——以直观的方式呈现诊疗要点。
- 将非必要的EHR数据输入转移给辅助人员。在短期内,考虑增加"数字抄写员"的医疗助理(Medical Assistant,MA)的数量(尽管这项人力成本昂贵)。从长远来看,寻求AI自动化解决方案以消除人工书写电子病历。
- 重新评估对隐私规则的解释。
- 创造机会以数字方式维护、记录患者的记录(提供家族史、既往史、用药情况、健康监测数据等)。
- 扔掉传真机,迎接电子通信。
- 接受电子支付。

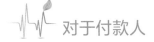

对于付款人

· EHR 反映了当前按服务收费的支付模式。应致力于基于价值诊疗模式,并在此模式下为临床医生提供足够的支持,以此来吸引患者。

· 为付款人的计费创建通用标准。

· 简化预授权程序。

· 使医生更容易获得理赔数据,方便医生快速浏览患者信息。

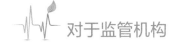

对于监管机构

· 在医患互动过程中,不再仅注重文档的字面意思。

· 在 HER 电子数据方面创造更大的灵活性,尽可能减少让训练有素的专业医生去做文档处理。

· 明确信息屏蔽规则,鼓励开放 API 并消除囤积信息的不正当行为。

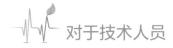

对于技术人员

· 明确"相互可操作性"的定义——与其他利益相关群体合作——并采用共同的技术标准来支持他们。

· 进行系统研发和产品更新——不到50%的美国医生认为 HER 研发人员能够对反馈建议有所行动。

· 拥抱开放的 API 并培养开发者社区来支持基于 App 的生态系统,让患者信息处于医生的掌控之中。

· 开发和营销第三方应用程序生态系统,让健康数据处于监管之中。

· 通过招募人工智能、自然语言处理和其他新兴技术,聚焦于逐渐消除 HER 人工录入。

· 开发人工智能以提高临床信息系统的智能化,使他们可以:

1. 在每位患者就诊前综合整理 EHR 中的相关信息,并向医生提供简要的小结。

2. 将患者主诉信息与 EHR 数据库和最新的医学文献整合,以支持医疗决策。

3. 向患者诊疗团队的每个成员提供当前和情境化的信息(即启用智能"医疗交通控制")。

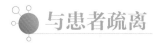

与患者疏离

许多医保系统由单向交易定义:患者虽接受诊断并治疗,但通常很少与患者及其家人沟通他们的偏好、他们的家族史或他们的财务状况。这可能导致在提供治疗方案时作出不明

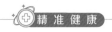

智的决定。

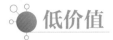 低价值

美国的医疗结果不应如此,尤其是在目前这种支出水平下。2016年,美国医保投入3.3万亿美元,占GDP 17.9%。其他发达经济体的支出比例明显少,甚至少得多。在经济合作与发展组织(OECD)成员——一组发达国家——2016年支出占GDP比例第二是12.4%(瑞士)。美国与其他可比国家均值相比也是2倍以上。然而,美国的医疗结果并不比其他发达国家更好,且往往更差。

误导性激励

美国大部分医保系统都基于一种报销模式,即重"量"而不重"质"。因此,医生或医院几乎没有动力去关注治疗是否成功或急性期后的诊疗费用。

定价不透明

医保行业外的人很少全面了解服务、收费和支付之间的互动方式。"想象一下,如果你买了一张机票,然后从航空公司、飞行员、副驾驶和空乘人员那里分别得到了难以理解的账单,"哈佛出身的医生,前《纽约时报》记者伊丽落白·罗森塔尔(Elisabeth Rosenthal)写道:"这就是美国医保的运作方式。"

忽视决定健康的最重要因素

美国的医疗保健系统主要致力于疾病发生之后的治疗,该系统通常为一系列病症和疾病提供前沿治疗。但是针对疾病治疗的医疗行为在决定我们的健康状况结果中仅扮演较小的角色。更重要的是行为习惯、环境和社会因素。在美国医保系统中,这些因素在很大程度上被忽视了——下一章将详细探讨。

医生们精疲力竭、职业倦怠

　　另一个导致医疗保健服务失能的关键因素就是医生。确切地说,是精疲力竭的医生们。这是根据泰特·沙纳费尔特(Tait Shanafelt)(WellMD 中心主任)和丹尼尔·陶菲克(Daniel Tawfik)(斯坦福大学医学院儿科重症监护医学讲师)2018 年的论文得出的结论。他们向全美的医生发送了问卷调查,近 6 700 人作出了回应,仅在过去三个月内,10% 的医生表示他们已经至少对一次重大医疗事故负责。调查还显示,报告自己发生职业倦怠的医生犯医疗过错的可能性比未报告者高 2 倍。这些过错包括医疗判断错误、疾病诊断错误和执行过程中的技术失误。

　　医生的职业倦怠感如此普遍,医疗过错发生的频率更加令人担忧。同一研究表明,55% 的医生经历过职业倦怠的症状,缘由不尽相同。虽然我们需要关注所有医疗专业工作人员的福祉,但 2017 年的一篇文章强调了如下更值得关注的因素:

　　首先,医生受到医疗保健系统机构转型带来的沉重打击,这使职业倦怠感和职业成就感下降成为普遍现象。专业自主意识减少,文书工作显著增多,并且受制于日渐增多的、不完善的各种考核指标。再有,医学训练产生了一种由来已久的文化观念:医生在为他人提供服务的时候需要忽视对自己的照料。

　　另一个导致职业倦怠的因素是与 EHR 相关的医疗文档书写需求。研究表明,医生将 34%～55% 的工作时间用于与医疗文书相关的工作。《斯坦福家庭医学》期刊的医学主任斯蒂芬·林(Steven Lin)指出,虽然其中一部分文档工作对正在进行中的诊疗工作起支撑作用,但是"大部分服务于账单文档、防范诉讼风险和监管合规"。

　　我不认为很多人选择当医生是因为他们喜欢写病历。虽然在斯坦福大学,这是医学院课程的一部分。对于许多有抱负的医生来说,这是他们必须准确掌握的事情,因为需要通过见习和住院医师阶段的培训。然后,当他们开始正式工作时,负担逐渐加重:电子病历保存,收件箱管理,来自患者、管理者等的数字信息。"这些无论对年轻的学员,还是对年长经验丰富的医生来说都是一个巨大的冲击。"林说:"纵观年龄和经验范围,许多医生正在决定放弃 EHR,并冒着受到处罚的风险,或干脆离开临床医疗,这是个大问题!"事实上,2017 年受美国医学院协会委托开展的一项研究预测:到 2030 年,美国各州将面临医生短缺数量为 40 800～104 900 名。

　　研究表明,使用医疗助理当抄写员、记录医患互动内容的医生们可获得更高的满意度和更低的职业倦怠率。科罗拉多医科大学给医生配比的医疗助理逐渐增多,助理与医生的比例从 0.4∶1 增加到 2∶1。在医生进入诊间之前,医疗助理花 20 分钟与患者交谈,更新医疗记录,处理细枝末节的医疗问题,如疫苗和筛查结果等。当医生进来时,医疗助理留在房间里,就像应试阶段的抄写员。研究者在考察的一年时间内发现这种方法对缓解医生倦怠大有裨益:根据试验中的衡量指标,职业倦怠从 55% 下降到 14%。当然,为每个医生分别配备 2 名抄写员可能不具备成本-效益的优势。

人工智能研究人员正在致力于将抄写员的工作自动化。谷歌公司和斯坦福大学医学院正在数码抄写员项目上开展合作。该项目在患者来访时听取医患对话，并将谈话内容作记录。AI的设计思路可不仅仅是将谈话进行转录，而是将内容编写成叙事的形式。此研究中，每个医生都戴着麦克风，可以捕捉与患者的对话，对话内容用于训练机器学习算法以获取医患沟通的要点。AI的目标是通过算法训练、技术迭代能够生成简洁的谈话进度说明文件。谷歌公司研究人员表示，AI抄写员可以捕捉典型的医患会面场景中复杂的对话内容，即使家庭成员和其他从业者在场并处于嘈杂的环境中时亦能够表现良好。

抄写员——无论是人工还是自动的——都可以发挥宝贵的作用，并有望疗愈医生的职业倦怠。与此同时要注意到，医师离开临床医疗工作对于医疗保健系统而言可谓是巨额开支。根据斯坦福大学玛丽安·哈米迪（Maryam Hamidi）于2017年发表的一项研究，招聘替代员工可能需要花费268 000～957 000美元。

关于医生职业倦怠的种种表现和后果，我看到的太多了。从相对早阶段离开医疗界同事，到个人职业生涯因压力和愤怒而被迫中断，职业倦怠的结局可能产生令人遗憾的悲剧。我于2012年秋季抵达斯坦福大学医学院，该学院的一批临床教师来找我讨论学院内部及全国范围存在的执业者倦怠的问题。关于职业倦怠，这些教师希望斯坦福大学医学院主动带头并能够以建设性的工作去解决一些问题。

为了更好地解决问题，斯坦福大学医学院于2017年聘请了一名首席医师健康官泰特·沙纳费尔特，这使我们成为美国第一批聘请此职位的医学院附属的医疗中心。如上提及，他是斯坦福医学WellMD中心的主任，该中心致力于改善医生的健康状况和职业成就感。

沙纳费尔特对这个问题感兴趣源于他在华盛顿大学当住院医生时的观察，他注意到在他监督的实习生身上，被安排了太多任务和要求。随后，他设计并主持了一项研究以检验职业倦怠与医疗质量之间的相关性。此研究于2002年发表在《内科医学年鉴》上，揭示职业倦怠和不理想的医疗质量之间存在密切的响应关系：职业倦怠评分越高，住院医疗报告的差错率或提供劣质医疗服务的概率就越高。在职业倦怠得分较高的住院医生中，53%的人表示他们在过去一个月中至少提供过一次质量较低的诊疗，比率显著高于那些职业倦怠感得分较低的同行们。沙纳费尔特还在位于明尼苏达州备受推崇的梅奥诊所工作了10多年，在那里他进行了一些关于医生健康状况方面的研究。

今天，作为WellMD中心的负责人，沙纳费尔特专注于两个问题：一个是为处于困境的医生建立安全网；另一个是帮助医生和领导们创造一种医生之间支持互助的文化，创建一个实践环境，使医生可以轻松地为患者提供他们所需要的诊疗。他还在建立一些运营指标，用来研究临床执业环境是否是挫败感的根源、是否有助于提高对医疗的效率以及能否提升医生的职业成就感。

沙纳费尔特说："令我惊讶的是，行政领导可以建立能详尽到小数点后三位的电子表格，例如每日每个诊间诊视了多少患者、医生赴诊迟到的频率等指标。但他们很少在管理层理应优化的层面去作进一步思考，诸如手术室团队协作性，初级保健医生每晚在家处理EHR的时间等。"

为了解决这个问题，斯坦福大学医学院创建了新的指标——包括个人在EHR绘制图表花费的时间——并且正在与行政部门的领导们合作，在临床工作、重新设计工作流程、团队的诊疗等方面为医生提供额外的帮助来跟踪和改进。另一个重要的干预措施是让每个系主任任命一名指导者与WellMD合作,提高部门内医生的职业成就感。与医院内的"临床与提高"科室领导合作,这些人的任务是解决当地机构与自己所在的部门、专业、实践活动等发生的矛盾与摩擦。负责运营和改进的领导者作出了很多努力,旨在改进工作环境中的效率问题(在家中处理临床医疗文书的时间、手术室的周转、手术室每周工作时间等更广泛的内容)。

该中心还一直致力于在全院范围内努力改进那些与专业无关但是具有广泛关联的事情,例如:

• 通过帮助医师们与小群体同事进行定期联系来增加同事之间的交流与连接。当他们面对人生难题、医学职业生涯的挑战之时,能够互相提供支持——在梅奥诊所,由沙纳费尔特领导的两项随机对照试验发现这是一个有效的策略。

• 制定和验证能够提高自我评价的策略(研究表明,自我评价低是医生职业倦怠的关键驱动因素)。

• 在那些培养职业成就感的部门主管中,制订和验证那些鼓励领导行为的策略。

• 创建同行支持计划,为那些正在经历困境的医生提供安全网。这种困境或与专业相关(医疗错误、与主管或同事的摩擦、处理渎职诉讼),或与个人生活有关(人际关系问题,工作与生活融合的问题)。

斯坦福大学一直处于发展组织模型的最前沿,该模型说明:在医生群体中培养职业成就感的迫切性远胜于对个人韧性的要求,而这需要相关组织机构和实践环境发生结构性的、系统层面的改变。该模型用于提高人们对医生职业倦怠的认识,现已在美国全国范围内,在那些能够对此有所作为的行政领导、医院董事会任职的成员中使用。2018年,由数位斯坦福大学的官员合著的论文中强调了如下7个思路,旨在激励全国范围的董事会成员能集中精力,将此问题作为优先处理事项:

• 职业倦怠在医生和其他医疗保健专业人员中很普遍。

• 医保专业人员的福祉会影响医疗质量。

• 医保专业人士的困境会带来切实的财政成本。

• 强调个人韧性的培养不是解决办法。

• 不同的职业和学科有不同的需求。

• 已制定解决问题的方法。

• 干预措施已被证明是有效的。

在我们努力奋斗之时,其他机构的加入也让人深受鼓舞。截至2019年1月,16个学术机构或其附属医疗中心的成员(包括斯坦福大学医学院)已成为"医师健康学术联盟(PWAC)"的一部分,致力于创造性地推动医师的福祉。该联盟正在采取以下行动:

• 采用普遍适宜的方法对医师健康状况、幸福感驱动因素进行纵向评估。

• 对可能改善医生健康状况的创新策略进行开发和验证。

• 定期分享那些有创意、能改善医生状态的最佳经验。

• 实施循证/最佳实践的策略以提高医生福利。

我们注意到医疗机构的领导们对此也非常感兴趣。2018年秋天,沙纳费尔特和我都是"卫生事务"博客的作者,我们发布案例来说明卫生系统聘请首席健康官(CWO)有助于医生福祉的理由。其他合著作者包括美国医学院协会主席兼CEO,美国国家医学科学院和美国护士协会主席,以及医学研究生认证委员会的CEO。CWO的作用是帮助和引领组织内各方面协调,作出必要的改变,减少医生的精力损耗和培养专业成就感。CWO是一位高级领导,其角色类似于首席医疗官或首席质量官。CWO的主要职责包括评估组织内问题所存在的范围,向高层领导(如医院董事会、院长、系主任、运营官)汇报,制定组织内行动战略以推进工作改善,在与当地有关组织、单位联系最密切的那些工作上,进行广泛的系统层面的监督,以取得重要进展。

再次重申,这些努力主要集中在解决企业文化和改善低效工作环境等方面。CWO还应具备战术和战略方面的专业技能,能够支持当地机构和医院领导各方面的努力,一起解决各单位存在的特定问题。再聘请其他领导(首席质量官、首席医疗官、信息官和人力资源官),并与他们合作起来推动必要的改革。在衡量工作进度等方面,各项举措必须行之有效。医疗和保健工作的改变往往缓慢,但是上述问题对于许多个人和机构来说已成为需要优先解决的事项,正如后文将要详细介绍的,我对这种快速转变感到欢欣鼓舞。诚然,还有很多工作需要推动,当这一天到来时,医患双方都会获益。

＊　　＊　　＊

美国人的健康水平和医保系统均需要改进,这是一个无可争辩的事实。预期寿命的下降,加之基于地域和收入产生的巨大的寿命差距,这在我们已经具备卓越的新技术去获得健康生存的时代,不啻为一个悲剧。同样,深植于医疗保健体系内的诸多缺陷也给美国增加了巨大的成本——在医疗直接支出以及患者的护理和治疗方面可谓高投入、低回报。

我有信心,精准医疗理念所带来的改变有助于逆转上述悲观状态。但首先,我将探讨被美国医保体系严重忽视的、关乎生命健康的那些决定性因素。

(翻译:周颖)

第2章 "健康"不仅仅是医疗保健

　　"精准健康"的基本理念之一是,医疗保健在决定个体健康方面只起到很小的作用。长久以来,"健康"一直等同于医疗服务的数量和质量。医生的工作主要集中在治疗疾病上。自医疗职业存在以来,医生们就是这样被训练、进行实践并思考的。医学的黄金标准一直是找到适用于大多数人的治疗方法,并使之与患者所面临的情况相匹配。

　　然而从不同的方面来看,这种方法是不完善且存在缺陷的。人们只在生病后才关注它。更根本的是,它没有考虑到医疗保健和遗传学以外驱动人类健康的因素。虽然个体情况各不相同,但以下关键领域显示了健康结果的典型关键驱动因素的大致情况,以及每个因素相对于其他因素的重要性:

- 环境和社会因素:40%。
- 行为因素:30%。
- 遗传学和生物学:20%。
- 临床护理:10%。

　　随着人类遗传学和生物学知识的增加,我们能够将这些知识转化为更有效的预测和预防方法,因此,以上提到的各种因素在健康领域的相对权重可能会发生变化。正如引言中所讨论的那样,目前不断推进可以筛查风险因素并能够在更早阶段作出更精确的诊断的检测方法。尽管每个领域的具体百分比在不同的研究中有所差异,但这些领域并不是孤立的,而是相互影响的。比如,一个人的生活环境可以对个人行为产生深远的影响。再如在美国,肥胖和吸烟往往多见于低收入人群中。然而,从所有涉及该主题的研究中得出的普遍结论是,社会、环境和行为因素是决定健康的重要因素。最近,斯坦福大学的罗伯特·卡普兰(Robert Kaplan)和阿诺德·米尔斯坦(Arnold Milstein)根据四项主要研究得出的结论显示,"医疗保健对延长美国人的预期寿命影响不大,而行为因素和社会因素可能具有更大的影响。"

　　与遗传学和医疗保健相比,导致行为和社会因素受到较少关注的原因有很多,尤其是在学术医学界。这些原因包括文化期望(医生被认定为是治疗疾病而不是预防疾病的)、支付系统中的不当激励(对提供的护理和实施程序的报销未必与结果相关),以及这些因素的复杂性。最终导致了在社会、环境和行为因素方面的研究和可行性改变相对较少。

　　但是,正如下文所述,未来有巨大的机会使被动医疗保健转向主动医疗保健,并以此改变健康状况。首先,我们正处于一场生物医学革命中,随着对疾病机制的认识日益加深,我们能够预防或诊断疾病,从而可以更早、更有效地治疗疾病。而应用于健康监测的新技术也将发挥重要作用。最后,了解自身健康信息,将使我们每个人都能参与构筑自己的健康和幸福,这将产生变革性的影响。

精准健康与人口健康

本章重点介绍了一些人口层面上的健康挑战,如肥胖和营养不良等问题。专为特定人群量身定制的精准医疗方法,与用于应对广义的补救措施形成了鲜明对比。但这两者却并不冲突。事实上,由于可穿戴设备、EHR、保险索赔和临床试验等来源产生的数据爆炸式增长,使它们可以相互补充。当这些数据与管理、分析的技术相结合时,就有可能在个人层面和整个人口层面上对新出现的疾病进行精确干预。例如,在进一步探索饮食和运动在预防心血管疾病和癌症方面的作用时,我们可能会发现某些行为与某些基因型和表型的最佳组合,从而产生精确的预防方法,而不是长期以来的那种"一刀切"的公共指导方针。

人口健康和精准健康的交叉也促使人们能够创造新的科学方法来应对健康挑战,这也是斯坦福大学在2015年建立人口健康科学中心的动力之一。该中心致力于通过促进跨不同学科和数据的合作来改善个人和群体健康,其目标是在全国和全球范围内了解和解决社会、环境、行为和生物因素。该中心拥有750多名成员、230多名研究人员、42个社区合作伙伴,并在24个国家开展研究。其研究项目横跨各种主题,包括社区复原力和社会经济公平、性别和健康老龄化。该中心的工作强调将个人健康的确切决定因素与人口健康的潜在驱动因素联系起来——包括生活方式选择、社会因素、环境、传染性病原体、医疗保健和遗传学。

通过应用精准健康解决方案来改善人口(特别是未被服务到的人口)的健康问题,以及从大量人群中吸取经验教训并以此来更精确地预测、预防和治疗疾病,让我们可以最大限度地提高所有人的健康水平,并影响数以百万计的生命。

基因是健康困境的一部分

从许多方面来说,认为遗传学对健康有绝对影响的观点,都是不恰当的。但这并不意味着疾病的遗传性决定因素不重要——其实恰恰相反。但是,人们认为受惠于基因和医疗保健而忽视个人行为对健康的重要影响,这种观点也是不正确的。现实与之截然不同。正如美国国家心肺血液研究所的遗传流行病学专家卡什尔·贾奎什(Cashell Jaquish)所说,即使有心脏病(美国人死亡的主要原因)的遗传易感性"也并不意味着你一定会患病。其他因素,如禁烟、健康饮食和锻炼,也是非常有利的影响。家族史的确会略微增加患病风险,但远不如不健康行为的影响大"。

基因与许多慢性病之间的关联也可以被良好的行为习惯克服,例如肥胖。"肥胖80%是遗传因素造成的,100%是环境因素造成的,"美国国家糖尿病、消化和肾脏疾病研究所肥胖研究办公室联合主任菲利普·史密斯(Philip F. Smith)在接受《华盛顿邮报》采访时如是说。"除非你吃得过多,否则你不会变得肥胖,"他补充道:"对于大多数人,我可以明确地说,基因不会决定你的命运。它们会使你更易于肥胖,但前提是你摄入的卡路里比消耗得多。"

2007年发表在《新英格兰医学杂志》上的一项研究进一步证明了这一点,该研究以具有里程碑意义的弗雷明翰心脏研究的参与者为研究对象。该研究发现,如果一个人的兄弟姐妹肥胖,那么他患肥胖的可能性会增加40%;但如果一个人的朋友肥胖,那么他患肥胖的可能性会增加57%,而他们共同的亲密朋友患肥胖的可能性会增加171%。这项研究的一位合作者指出,"现在似乎正在发生的事情是,一个人变得肥胖,很可能会导致人们对于合适体型的标准发生改变。人们开始认为变胖没什么大不了,因为他们周围的人都变胖了,而且这种对变胖的低敏感度会有传播性"。一个相关的问题是,当亲密的朋友们一起吃饭,当涉及吃什么类型的食物和吃多少时,总会从彼此的习惯中获得暗示。

体育锻炼有助于抵消遗传易感性对肥胖的影响。2011年发表的一项涉及超过200 000名成年人的研究发现,尽管某种基因变异(FTO)会使肥胖的风险增加23%,但在携带该基因变异的成年人中,经常锻炼者的肥胖风险比不锻炼者低27%。

虽然基因并不是健康的唯一驱动因素,但一个人生活的环境——无论在社会层面还是身体层面——都是一个关键的影响因素。这种影响有几种不同的形式,但基础在于:社会联系。斯坦福大学同情心和利他主义研究与教育中心的科学主任、《幸福轨迹:如何运用幸福科学加速你的成功》一书的作者艾玛·塞佩莱(Emma Seppälä)表示:"那些与他人联系更密切的人,焦虑和抑郁的程度更低。"她还指出,研究表明人际关系密切的人有更高的自尊心,对他人有更强的同理心,也更容易信任他人并进行团队协作,因此她说:"其他人更愿意信任他们并与他们合作。……换句话说,社会联系会产生一个社会、情感和身体健康的正反馈循环。"

几年前,斯坦福大学预防研究中心发起的项目采访了来自圣克拉拉县(包含斯坦福大部分地区的县)的100个人,围绕着健康展开一对一会谈,问题为:什么有助于健康、什么有损于健康等。在采访之后,该项目的研究人员确定了10个最常被提及的健康标志。其中最重要的是社交网络的存在,它为人们提供了获得支持和陪伴、感受被爱和拥有归属感的机会。

还有许多其他因素会影响健康,与社交网络和社会联系同样重要。而且对于很多人——尤其是儿童而言,在医疗保健和遗传学之外,健康还有多种社会决定因素。例如,在匮乏的生活条件下,婴儿可能出生时就具有所谓的节俭表型。它被认为可以帮助孩子适应他们可能生活的环境。但是这种表型的存在也与不良的健康结果有关。

正如前一章中提到的,健康和预期寿命通常与收入相关。低收入人群往往生活在所谓的"食物沙漠"中,缺乏销售种类丰富的健康食品的杂货店(尤其是新鲜果蔬)。同样,低收入人群可能没有时间或资源前往提供健康食品的社区,可能也无法获得优质的医疗保健服务。对于生活在这种情况下和其他类似情况的人来说,他们的健康状况通常比高收入社区的人差得多。

丽莎·张伯伦(Lisa Chamberlain)是斯坦福大学医学院的儿科副教授,她一直在积极强调健康差距并试图弥补这些差距。"我们的健康很大程度上取决于我们的环境和我们所拥有的选择。"张伯伦说。

人们常常认为选择很简单。例如,你选择运动还是不运动?你选择吃健康食品还是不健康食品? 人们明白他们应该健康饮食并定期锻炼,但他们也会根据自己的收入水平和居住环境作出合理的选择。这就是为什么健康往往更多地取决于一个人的邮政编码而不是他的遗传密码,这也是为什么你可以看到整个社区的健康概况都在下降。这不是因为居民有相同的基因——而是因为他们都面临着相同的选择。

张伯伦认为对健康影响最大的社会决定因素是教育。对于许多孩子来说,这意味着他们在进入幼儿园时已经在这两个方面落后了。"他们注定要失败,"她说,"许多来自低收入家庭的孩子最终上不了幼儿园,因为它每小时收费20美元,而免费的联邦项目 Head Start 却有长长的排队名单。"

张伯伦还在 Gardner Packard 儿童健康中心担任医生,这是一家主要为低收入家庭服务的社区诊所(她在该诊所工作之前,已在东帕洛阿托的 Ravenswood 家庭健康中心坐诊了 14 年)。她负责确保刚上幼儿园的孩子接种所需的疫苗,并测试他们的视力和听力。她还对其进行发育筛查,进一步检查他们的入学准备技能:他们知道自己的肤色吗? 他们能写出自己的名字吗? 最近一年,她和同事们评估了诊所里的 5 岁儿童,只有 13% 的儿童做好了上幼儿园的准备(相比之下,在几英里外的东帕洛阿托的学校,这个比例通常是 85%~90%)。"这些孩子不仅在上幼儿园的时间上滞后,"张伯伦说,"他们也注定会失败。"

低收入家庭儿童面临的众多健康挑战之一是学校提供的膳食问题。这些膳食包括午餐,有时还包括早餐——通常营养价值很低或根本没有营养价值,因此可能使孩子们体重增加并导致肥胖。劣质食品问题在学校长期存在,但有一些机构正试图改变现状。例如,Revolution 食品公司与分布在 16 个州和华盛顿特区的 1 500 多所学校合作,专注于提供水果和蔬菜等健康食品。

然而,将健康食品带入学校常常面临着重大阻碍。例如,张伯伦曾试图让一个低收入地区放弃其现有的食品供应商,转而选择 Revolution 食品公司。但现有的供应商——一家为全国各地的学校提供膳食的全国性公司能够以较低的成本进入市场,因为它具备了 Revolution 食品公司所没有的条件:餐厅员工。放弃这家公司将导致该地区出现无法维持的财政赤字。校长对张伯伦坦言:"我知道这些孩子需要更健康的食物。但是我该怎么办呢? 我在学术和其他事情上已经有够多的麻烦了。我没有更多的能力为食物负责。"

这个故事展现了我们在改善所有人的饮食方面所面临的挑战,它有力地提醒我们,生活的环境是如何对我们的健康产生重大影响的。有相当多的证据表明,对环境、社会和行为因素的关注和改善会带来更好的健康水平。20 世纪 90 年代的洛杉矶空气质量很差,现在已经大为改善。南加利福尼亚大学的研究人员进行的一项研究表明,儿童肺功能的提高与洛杉矶空气质量的改善是同步的。1998 年,7.9% 的 15 岁儿童存在严重的肺部缺陷;2011 年,患有同种肺部缺陷的 15 岁儿童的百分比已降至 3.6%。

虽然来自健康的挑战对于低收入者来说往往更为明显,但这些挑战已经植根于大多数美国人的生活方式中。美国人倾向于开车而非步行,吃加工食品而非烹饪新鲜食品,一天中的大部分时间都坐在椅子上,盯着屏幕。虽然这些便利肯定有好处,但也要付出代价。其中之一就是,许多研究人员认为,现在出现了一种致胖的文化(即它会导致肥胖)。斯坦福大学医学院健康研究、政策和医学教授艾比·金(Abby King)说:"我们的整个经济都被驱动向便利化发展,而在健康方面,便利往往与不利的选择相伴而行。"

金正在努力解决这个问题——不是通过消除现代生活的便利,而是通过刺激当地社区作出改变,以促进生活在这些社区中的人们的健康。她领导的名为"我们的声音"的全球倡议活动已经完成了一系列项目,例如在加利福尼亚州圣马特奥县的低收入地区推广更好的食物和体育活动环境,提高社区对亚利桑那州农贸市场提供的各种食物的认知,以及调查墨西哥高收入和低收入社区的可步行条件。金说:"我们专注于检测、推动和激励居民,不仅要改变他们自己的行为,还要改变他们和他们邻居的生活环境。"

他们将自己的努力描述为"人民的公民科学",社区参与过程始于一个名为斯坦福健康社区发现工具的移动应用程序。通过使用这个应用程序,居民可以四处走动并详细记录什么情况有利或不利于他们的健康。之后,与其他居民见面时,他们可以谈论各自的所见所闻,然后学习如何与当地决策者交流这些信息并倡导建设更健康的社区。金说:"人们喜欢以这种方式参与进来,从不同的角度看待他们的社区。"她还表示,利用技术可以帮助推进最终目标:让每个人都过上健康、积极的生活。

金和其他人正在帮助我们了解社会、环境和行为的决定健康的因素。这至关重要,但还远远不够。我们必须全面了解健康。引言中提到威廉·奥斯勒通过对疾病自然史的研究推动了医学的发展。现今的挑战是深入理解健康自然史。为了开启这段历史,斯坦福大学医学院和 Verily 精准健康管理公司的研究人员正在研究生物标志物,并从成千上万人佩戴的设备中记录健康数据,这些数据使我们能够比以往更好地了解健康轨迹的标志。

我们还在努力扩大对健康和幸福更广泛的理解,重点是确定哪些因素有助于人们保持健康和幸福,以此来开发有助于人们改变生活方式的技术。前文提到的斯坦福预防研究中心正处于这项工作的最前沿。斯坦福大学医学教授约翰·约阿尼迪斯(John Ioannidis)直言不讳地表达了他想要实现的目标。他说:"这是为改变医学世界和健康世界所做的努力,我认为这是重新审视生物医学研究重点的一种途径。"

绝大多数的生物医学研究都集中在治疗疾病上。只有很小一部分专注于维持健康,也许还有一些预防措施。但是很少有研究试图从大局出发——是什么让人们快乐、坚毅、有创造力、充分发挥潜力,过上健康的生活。

该中心的研究招募了 40 000 人——美国、中国大陆、中国台湾和新加坡各 10 000 人,可能还有其他国家/地区的人——并向他们提出 76 个与幸福感相关、涉及 10 个维度的问题。从大多数研究点采集来的志愿者血液及其他生物样本都会被用以研究。约阿尼迪斯说,这些分析可能会揭示健康和幸福的生物标志物。"就像我们可以通过观察血糖水平来监测糖尿病一样,是否有一些生物标志物可以告诉我们人们对自己生活的感受?是否有生物标志物能够指示健康和幸福的水平,并且随着人们幸福水平的提高或降低而变化?"

行为可以改变——而且确实会改变

鼓励作出有利于健康的选择并非易事——我曾听一位硅谷风险投资家说,他永远不会投资一家试图改变人类行为的公司,无论这家公司多么有前途。但我相信,尽管这肯定不容易,但我们可以做到。斯坦福大学医学院的研究已经证明了这一点。

我之前提到过的艾比·金,在她的职业生涯中,她一直在研究如何鼓励人们改变与健康相关的不良生活方式,尤其是在老年人和生活在弱势社区的人群中。她一次又一次地发现,激励导向型的移动应用程序可以显著促进了人们作出有助于健康的关键行为,比如参与体育活动和减少久坐时间。包含个性化目标设定和自我监控的事实数据分析法是有效的;包含社会比较、规范和支持的社会性分析法也是有效的。

对诊断性和激励性工具的需求正在增长。2015年3月,斯坦福大学的研究人员推出了MyHeart Counts,这是一款由斯坦福大学医学院开发的移动健康应用程序,在苹果公司的ResearchKit平台上运行。仅仅6个月后,就有近50 000人同意参加与该应用程序相关的心血管研究。用户可以监测个人的日常活动和心血管疾病的风险因素,然后与研究人员分享这些数据。虽然大多数人一年只看几次医生,但他们的手机几乎总放在身边。通过MyHeart Counts,他们可以获得关于其行为的持续反馈,以及如何以促进心脏健康的方式改善这些行为。

还有许多其他类似的工具,它们正在帮助世界各地重新定义健康和医疗保健的方向。其中一款是由Novartis公司研发的名为reSET的移动应用程序,用于治疗物质障碍。该移动应用程序在2017年9月获得美国食品和药物管理局批准,并于2018年11月正式问世。

虽然数字技术可以帮助推动行为改变,但这项技术的普及打造了一个持续在线的环境,导致许多人永远无法完全"断开连接"。这会干扰诸如饮食、锻炼、社交和睡眠等活动,会导致多种社会弊病。

作家兼企业家阿里安娜·赫芬顿(Arianna Huffington)对这个循环再熟悉不过了:2007年的一天,她因过度劳累而瘫倒在地,并在此过程中磕断了颧骨。她被诊断出患有急性倦怠,她说:"由于这段经历,我改变了我的生活,包括修复睡眠不足以及重新定义了我的成功理念。"如今,她是Thrive Global的领导者,该公司宣称其使命是"通过改变我们的工作和生活方式来终结压力和倦怠的流行"。

该公司非常注重通过改变行为来促进预防。赫芬顿谈到:"追根溯源……在引发压力的因素成为症状之前识别并解决它们。"她认为可以通过"不仅关注慢性病和压力相关疾病的根本原因,还关注幸福感如何提高表现"来改变健康结果。

Thrive Global强调"微步骤",即行为上的微小改变,最终可获得更健康的习惯。它们有多种不同的形式:将电子设备放在卧室外(以促进更好的睡眠),坐下来吃饭(以促进正念饮食),边走边开会(以促进锻炼),只在特定时间回复电子邮件(以减少分心)。

赫芬顿是斯坦福大学劝导技术实验室主任福格(B. J. Fogg)的支持者。他谈到通过简化行为来改变行为。"你成功的次数越多,你在未来获得成功的能力就越强,"福格说,"所以不要先从最困难的行为开始,而是从你想做的和你能做的行为开始,然后坚持下去。"

* * *

很显然,整个医疗保健界需要新的思维方式。如今,医学的重点仍然是我们可以很容易看到和测量的临床症状和体征,比如血压读数升高或患者的疲劳主诉。而最重要的因素则很少被提及,这些因素可以让我们对疾病最初发生的原因有更深入的了解。

新思维的基础必须是认识到医学不应被视为一种追赶游戏——一种被动的、事后的治疗。相反,我们必须致力于不仅要在疾病发作时彻底治愈它,还要预防群体患病。这意味着将社会对健康的看法从消极的"我们拥有它然后失去它"转变为积极的"我们可以在任何阶段优化和提高它"。

令人欣喜的是,得益于电子医疗记录、基因组序列、生物样本库、保险记录和可穿戴传感器的数据,我们越来越有能力量化影响我们健康的因素,并厘清本章开头列出的四个因素之间的关系。现在可以开始回答这样的问题:我们的行为如何影响我们的基因? 我们的基因如何影响我们的社会地位? 我们的社会经济地位如何影响我们的行为?

我们对这些问题的回答越精确,就越能针对某种疾病定制治疗方案,最重要的是,我们就能完全预测和预防其他疾病。

（翻译:伍权）

第3章　推动医疗进步的创新与颠覆

过去7年在硅谷的生活让我认识了许多走在创新前沿的、横跨多领域的人物。我经常被与生物医药和医疗保健相关的创新所吸引,不过其他方面的创新也同样经常引起我的兴趣。事实上,很难想象未来某一天会有某个领域的创新对健康和医疗保健领域没有影响。我在本章标题中加入了"颠覆"一词,因为某些创新产生的不仅仅是增量变化——它们颠覆了整个行业。想想Uber和Lyft与交通行业的关系,或者Airbnb对住宿行业的影响。

我对创新的兴趣一定程度上体现了我的求知欲,但远不止于此。我每天都能收到关于美国医疗体系和美国人口健康状况都有很大改善空间的多种提醒,我对新产品和新想法带来进步的潜力感到兴奋。

本章提到的许多创新和颠覆发生在斯坦福大学——在这里我总能获得智力上的激发,因为我总在和一些拥有创造性思维的同事们一起工作。或者,像露西·夏皮洛所描述的那样:"在斯坦福,我们不仅仅是跳出框架思考。我们甚至不知道有这么一个框架。"本章包含了创新和颠覆的例子,因为两者都是健康和医疗转化的核心。最终完全实现创新和颠覆的益处取决于商业化。尽管产业化在这样的进程中扮演着重要的角色,研究型大学和学术医疗中心也可以扮演这样的角色。事实上,当产业界和学术界合作时,创新、颠覆和商业化的过程是可以被加速的。在本章中,我描述了斯坦福是如何鼓励这种合作关系的,并举例说明了斯坦福大学的教授怎样将他们的研究商业化。我还列举了一些在健康和医疗领域提供创新和颠覆的公司。

科学技术进步的商业化和学术界、产业界的联系

无数给医疗保健领域带来广泛影响的科学技术进步都可以追溯到相关学术研究,最近的一个例子是癌症免疫疗法。在许多对这种开创性治疗方法有新见解的人中,最重要的两位是詹姆斯·艾利森(James Allison)和本庶佑(Tasuku Honjo)。他们两人都获得了2018年的诺贝尔生理学或医学奖,而且两位都在学术界任职。艾利森是得克萨斯大学MD安德森癌症中心的教授,本庶佑则是日本京都大学的教授。他们发现的知识帮助了制药公司开发了免疫检查点抑制剂,这种药物可以帮人体免疫系统抵御癌症。

学术机构和产业界之间的合作往往会引发利益冲突。例如,病人可能想知道医生开具

某种药物处方是否出于经济动机。这涉及复杂的伦理学、隐私保护及患者是否被公平对待等领域。

利益冲突的管理需要一种植根于强有力制度原则的严谨、细致的方法。学术机构,例如斯坦福大学必须继续成为值得信赖的探索、创新和护理中心。我们必须以公正和道德的态度致力于能够为病人提供最佳治疗效果并不懈地追求知识。

我们也认识到,要发挥科学技术进步的最大影响力,就需要商业化。本章给出的例子将证明,将我们的教工发现的那些惊人的科技进步在机构内实现规模化和完全产业化几乎不可能,这样的规模化也不在学术中心的负责范围和运营目的之内。一个例子就是:在成千上万种潜在的化合物中筛选(但筛选化合物通常不是学术界所关注的内容)可以理想地达到实验室发现新细胞内靶点的目标。与之相对应的,产业界的结构和组织使得很难达到早期阶段以及研究的基础及探索阶段。由于这些原因,我们与私营部门密切合作,将我们的专业知识与他们的专业知识相结合,朝着共同的目标努力,努力保持一种微妙的平衡,以避免发生可能破坏学术机构在追求发现与变革的重要作用的冲突。

斯坦福大学仔细审查了教师、工作人员和学生与商业实体之间的关系和财务状况。我们处理利益冲突的基本政策的基础是公开透明。在年度报告过程中所有个人必须正式披露与私营部门的关系。这些关系被审查和监视以避免潜在的冲突。除了这份年度报告外,还存在各种机制以在正常业务过程中提供监督。这样监督的例子包括合同谈判、采购决策、科学演示、临床治疗决策,以及新发明的开发和专利申请。

斯坦福大学采取了强有力的措施来确保自己忠于科学客观性、科学公开性和公正性的使命。在少数例外情况下,技术许可不是排他性的,在限定的使用范围内也并非是有限排他性的。斯坦福大学为每一项技术寻求一种许可策略,这种策略使其得到最广泛的商业应用,并将最大化地增加社会效益。学校禁止收受私人礼物,甚至连暑期实习学生也要经过审查以确保他们不会给学校带来利益冲突。在医疗服务机构中,采取了强有力的预防措施以避免出现可能会影响医生决策的激励机制。例如,员工个人一般不能参与他们参与过研发的药物试验临床研究,如果发现经济利益冲突,则应制定评审和管理流程。

作为斯坦福大学的研究主任以及负责临床事务的副院长和负责研究的高级副院长,这些职能的监督最终取决于我。"我们对利益冲突采取严格和细致的方法,这对保持创新引擎的运转是至关重要的。"产业关系和数字健康学院副院长迈克尔·哈拉斯(Michael Halaas)表示。

数字健康如何推动颠覆和创新

医疗卫生领域创新和颠覆的关键驱动力之一是新兴的数字健康部门。正如我在第5章中描述的那样,有许多不同的数字医疗设备和工具,但它们通常既具有以消费者为中心的设备和技术,又涉及人工智能(AI)和数据科学,以改善医疗服务的提供。这两类通常交织在一起,由于以消费者为中心的设备和工具通常会产生数据,这种数据可通过合适的分析方法来

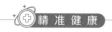

诠释。

2018年,数字医疗初创公司投资近81亿美元,高于2017年的57亿美元(创历史新高),而2011年仅为11亿美元。风险投资公司Rock Health预计,数字医疗市场应该可能在接下来的4~6年里增长到1 200亿美元。

这种乐观情绪取决于一系列宏观条件:移动设备在人工智能领域里的高度普及、不断扩大的计算和存储能力、数据分析的进步。具体到医疗保健,对人类基因组的更多了解,加上CRISPR等突破,开启了巨大的新可能性。因为这些因素,著名互联网分析师和投资者玛丽·米克(Mary Meeker)在2017年的《互联网趋势报告》中指出:医疗保健正处于"数字拐点"(她还强调了几代人对数字健康的采用,更多医院支持数字患者访问,以及个性化药物数量的增长)。

"现在是成为数字健康企业家的最佳时机。"硅谷风险投资公司Mayfield的医疗保健投资者说。但是为了确保成功,帕里克(Parikh)认为数字健康领域的公司必须做如下四件事:

• 解决一个真正棘手的健康问题(比如早期发现癌症)。

• 提供令人愉悦的用户体验,带来持续的用户参与和行为改变。

• 成为伟大企业的企业家,在复杂的医疗保健系统中发挥引领作用。

• 创建并拥有自己的领域和活动。

当然,这些都不是简单的,即使是在有利的条件下专注于健康的企业家(数字或其他领域)仍然很难成功做到这些。医疗保健领域的投资者和其他人一样明白这一点,而且他们快速迎来了一系列挑战。Rock Health首席执行官比尔·埃文斯(Bill Evans)表示,其中一个挑战是"医疗保健领域的重大信息不对称"。

并非所有的参与者对于市场如何发挥作用都有共同的理解或知识。这就造成了在新服务运行的市场中供应信号和需求信号并不一致的局面,甚至是在已有服务的运行市场中也如此。

另一个挑战是如何在医疗保健中处理技术。尽管整个行业在过去15年已经花费了数十亿美元,但技术并未变成卫生系统内部提供医疗服务的杠杆。这种数字化的结果之一是,卫生系统的生产率降低了,不得不雇佣更多的人。这不是技术进步本应带来的。其核心问题是,医疗保健不是一个开放的创新生态系统,而且它没有我们在其他领域看到的有很多技术进步。这是医疗保健方面的软件公司如何成长的模式。它们是非常单一和封闭的,就像20年前的移动电话运营商一样。

这些挑战强调了在医疗保健领域成功的关键之一是从最基本的事情开始,即了解医疗体系是如何运作的。"从事医疗保健工作的人知道工作流程,他们中有医生,他们有能力整合和影响创新工具。"在苹果公司担任健康事业副总裁的医生苏布·德赛(Sumbul Desai)指出。此前他在世界卫生组织创建的斯坦福第一家数字初级保健诊所任职。"但是他们每天都忙于日常医疗工作,所以很难腾出时间来做这件事。"

在美国,70%的医院是非营利组织,其中政府支出占40%。企业家也通常不明白向非营利组织销售产品有什么不同,以及这类客户的流程和需求有什么不同。每个行业都有自己的规章制度需要遵循,而医疗保健行业比大多数行业都受到更严格的监管。然而尽管有了这样的规章制度,但这一行业仍远远不够公开透明:官方机构不透明,患者很少真正看到累积的成本。这里大多数技术产品的决策者不是技术专家,解决方案的大多数用户也不是技术专家。这是一种特殊的领域,领域内的创业者需要了解业内形势。

帕里克补充说,对于创新者来说,另一个成功的关键是"跟随资金的方向"。

科技企业经常谈论"生态系统",但对企业来说医疗保健尤其如此:医疗保健初创公司将作为一个庞大而复杂的系统的一部分而存在,有时会显得僵化。很多初创公司都认为自己可以以某种方式绕过这一切而直接向消费者销售,结果均以破产告终。你必须了解资金是怎样流动的:谁是用户,谁为其付费,以及谁有这个动机。

考虑到这些挑战,我认识到变革总是渐进的。医疗体系是个多层面的体系,不可能有一场完备的、快速的、大规模的颠覆性变革。但变化即将到来,在第1章中我列举了几个不同的个人和公司,有些在行业内的影响已经有了颠覆性的进展,有的则展现出将最终推动医学发展的创新思维和不断推进精准健康的科技进步。这里列举的并不详尽,但我肯定,还有许多优秀的公司和创新也在此之列。

促进创新的环境

创新的关键之一是给人们自由和自主权,让他们抓住重大机遇,最终作出重大发现。这可能意味着选哪条路都是错误的,而且更正的话会需要付出较高的代价。这也意味着冗余和低效的状况可能激增。从长远来看,实验和创新是我们应对挑战和抓住机遇所需的关键要素。

在我刚才描述的环境中,尝试和错误是最基本的,而错误的开始和误差远远多于成功。那些正在做这件事的人不仅需要在整个过程中不断学习,他们也需要忘却一些东西。他们必须愿意将先入为主的观念放到一边,因为这些观念和知识可能会扼杀创造力。

约翰·霍普金斯大学就是一个例子。1942年,物理学家们联合起来组成了一个名为应用物理实验室的组织。在第二次世界大战期间,他们开发了一种被称为"近炸信管"的装置,它是防空炮弹的一部分,一旦离预定目标足够近就会引爆。它被描述为"第二次世界大战真正的秘密武器",其被发明的背后原因之一是工作人员相对缺乏经验。正如该项目的临时主管所言:"幸好他们不太懂工程,因为他们绝不会试图在炮头上建造一个能以2万倍重力加速度加速的炮弹头部建立一个小型无线电。德国人和英国人都曾研制过这种引信,但最终都放弃了。"

最近,史蒂夫·奎克发明了一种孕妇血液检测方法,作为有风险的羊膜穿刺术的替代品,这是一个缺乏经验反而造就突破的例子——我在第5章详细描述了这一点。他的见解不是通过几十年的研究和实验得来的,相反,他是通过与专注于母婴健康的生物学家和医生们不同的视角来看待这个问题的。就像奎克所解释的:

> 在某种程度上,验血是一个如此简单的想法,我很震惊以前没有人想到过。但其中一个原因是,为了让它发挥作用,需要用不同的视角去看DNA测量。在生物学领域中的人们通常认为在这种情况下测量DNA是行不通的。但对我来说,我有物理相关专业背景并开发了测序器,而且对其工作原理有着深入的了解,我知道如何解决这类测量问

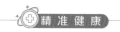

题。从另一个领域来看问题,这对找到解决方案来说至关重要。

奎克作为"局外人"的经历肯定了创新的一个关键基础:多样性。这意味着各种形式的多样性,包括来自不同国家的、不同专业学科的人,以及来自不同文化背景、社会背景和经济背景的人。研究来自各种背景的人可以更全面地了解疾病的起因以及如何预防疾病。尤其是当我们考虑到社交、行为和环境因素对个人健康的关键作用,以及政策和社会结构可能会对某些群体造成不公平、不公正的身体和心理负担时,将不同种族背景的人纳入基因组研究和临床试验是非常重要的。

正如多样性推动创新一样,我也看到了其他三种因素所发挥的重要作用。我称之为三C理论:交叉融合(combination)、协作(collaboration)和机遇(chance)。

我所说的组合指的是复杂且往往不可预测的组合,包括名词、事实、概念、变量、常数、技术、理论、定律、问题、目标和标准。埃尔维斯的摇滚乐将福音音乐与节奏布鲁斯组合在一起。在医学中,组合通常意味着利用来自可能没有医学背景的人的洞察力和专业知识,比如工程师。

合作也是创新的基础。虽然发明和创新的历史通常涉及个体创新者的故事,但事实是,即使是最伟大的科学家,如艾萨克·牛顿、查尔斯·达尔文、阿尔伯特·爱因斯坦、托马斯·爱迪生等,也一直致力于与同时代人进行重要的基础研究的合作。在医学领域,合作是研究的基石,创新几乎总是团队成员共同开发新药、程序或产品的产物。

最后,创新取决于机会。科学史上充满了偶然的发明或发现,例如新世界、臭氧、炸药、留声机、疫苗接种、X射线、放射性、经典调理、青霉素、磺胺类药物、特氟隆、尼龙搭扣、强力胶、微波炉,伟哥甚至最初被设计为一种降低血压的药物。正如19世纪法国生物学家路易斯·巴斯德说的,机遇偏爱有准备的头脑。

我在1998年发现的前半规管裂综合征这一疾病时,上述3C理论都汇聚到了一起,这些我在引言中提到过。了解这种以声音和压力引起的眩晕为特征的衰弱性疾病,需要基础研究和临床调查相结合,以及数学、神经生理学、生物医学工程和成像科学的结合。从这个问题的概念到外科解决方案的开发,我都受益于来自多部门同事们的合作。机遇也起到了一定作用,因为这一发现是由寻求我治疗的患者促成的,而且我观察到当患者的眼球暴露在大噪音或压力变化下时不会随意移动,而是在一条内耳平衡管的平面上移动。

这三种因素也以不同的形式出现在当今从事不同领域创新者们的工作中,通过努力,他们团结在一起去发现新的治疗方式和新的治疗方法,或者去开展可能改善人类健康更可靠的研究。

艺术是如何推进抗菌疗法的

露西·夏皮洛(Lucy Shapiro)是一位科学先驱,是斯坦福大学发育生物学系的教授,成就斐然。她是系统生物学的领域的创造者之一,作出了具有里程碑意义的发现,即细胞可以像一个集成的遗传电路被控制,以三维细胞的结构来调节其所有功能。她也更全面地开发了新的小分子抗菌治疗方法。2013年,时任美国总统奥巴马授予她美国国家科学奖章。

以科学严谨为基础的创造性思维一直是她成功的秘诀。大学时期,她攻读了独特的双专业:生物和视觉艺术。她指出她的本科有机化学课"改变了我的一生……这是我成为科学家的动力"。这种魅力部分源于她学习艺术的背景。她说,这使她有能力在三维视角上观察有机分子,这是活细胞中分子的互相联系的基础。

接下来是令人瞩目的事业发展——夏皮洛在阿尔伯特大学获得了博士学位,然后在爱因斯坦医学院当了将近20年的教授。1989年,她作为医学院发育生物学系的创始人从哥伦比亚大学来到斯坦福大学。2018年发表在《科学家》杂志上的一篇简介称她"从她的科学事业一开始就是一位独特的思想家……在长达50年的时间里,她一直在进行研究以揭示细胞的遗传学如何决定其空间动力学,以及这种关系如何反向调节基因调控途径"。

夏皮洛独特思想的象征是她进行抗菌治疗的方法。与该领域的大多数其他人不同,她不依赖已知的抗生素治疗机制,在某些情况下,她甚至不依赖生物化合物。当她在史克比彻姆制药公司科学顾问委员会任职时,她的创造性思维被证明是有用的。她和咨询委员会的另一名成员、宾夕法尼亚州立大学的化学家史蒂夫·本科维奇(Steve Benkovic)对制药公司新抗生素的开发业务陷入停滞感到沮丧。1999年,他们开始以硼为重点,创造一个全新的化学空间。

在元素周期表上,硼在碳之前。它存在于自然界,却从来没有人让它变得可以入药。所以我们决定制作一系列小的、在活性部位含有硼的化合物。我在制药公司工作的朋友告诉我,"这永远不会奏效"。他们说这是有毒的。但他们没有做实验来验证这个假设。

夏皮洛和本科维奇做了化学研究,结果证明,含硼化合物无毒,在选择性抑制细菌和真菌病原体方面非常有效。突然间,她说:"我们有了一个新的药物化学空间。"

2002年,夏皮洛和本科维奇成立了一家名为Anacor的公司,对他们的发现进行商业宣传。2010年,Anacor成为一家上市公司。2014年,美国食品和药物管理局(FDA)批准了他们的一种产品,Tavaborole,上市名为Kerydin。据夏皮洛说,这是50年来第一种新型抗真菌药物。团队进一步设计一种新型含硼化合物crisaborole,并获得了FDA的批准,该化合物目前在市面场上被称为Eucrisa,对湿疹(特应性皮炎)非常有效,并且它没有外用类固醇的副作用。两年后,辉瑞以52亿美元收购了Anacor。

夏皮洛与他人共同创立了另一家公司Boragen,专注于开发破坏香蕉、大豆和小麦等作物的真菌感染的药物。她还对抗生素耐药性特别感兴趣,我将在第6章中进行详细探讨。

与大多数公共卫生挑战一样,对于即将到来的抗生素耐药性,没有简单的解决方案。但夏皮洛提到的解决办法说明了这是一个非常适合她的挑战,因为她对微生物细胞的内部运作有着深刻的了解,并且能够在许多其他科学家只看到障碍的地方看到解决方案。

打破中风治疗的时间表

美国每年约有75万人患中风。近期关于中风患者最佳治疗时间的突破性研究进展颠覆了既有认知,最终指导了新指南的发布并给该类患者提供了新的治疗策略。

大多数中风都是由于血液凝块进入大脑并扰乱大脑的血液流动而引起的。其影响可能会使人虚弱,包括身体一侧肢体瘫痪(有时是整个身体)、记忆力丧失、视力受损、语言问题,甚至死亡。

直到1996年,还没有有效的治疗中风的方法,而且甚至不可能在任何类型的大脑影像上看到新发的中风。患者被送往医院时,看上去正在经历严重的中风,但其大脑的影像却是正常的。因此,神经学家无法判断中风发生在哪里、何时开始、严重程度如何、是否会造成不可逆转的伤害等等,这是一个公认的事实。在医学院,学生们被告知可能永远不会有有效的方法来治疗因血栓性血管阻塞引起中风,因为它会导致脑组织迅速死亡,无法挽救大脑。正在测试的新疗法在不同病人之间没有差别,这与精准健康的概念完全相反。

1992年,斯坦福大学放射学专业教授迈克尔·莫斯利取得了一项重大的影像学发现,现状开始改变。他确定了一种可以实时看到中风的MRI(磁共振成像)序列,可以准确观测大脑受伤部位以及中风的大小。几年内,斯坦福的每位病人都接受了核磁共振扫描。斯坦福大学神经学家克雷格·阿尔伯(Greg Alber)表示,他们从扫描结果中发现了一些令人惊讶的事情:"我们在医学院学到的关于中风损伤总是发生得如此之快被证明是完全错误的。"

一些病人的大脑会在几个小时内全部死亡。还有更多的病人在几小时之后被送往医院,看上去正遭受严重的中风,可新的核磁共振图像显示只有少量的损伤。但是如果你一两天后再次进行核磁共振,严重的中风已经开始了。这让我们相信即使治疗不够及时,中风也有可能得到控制。虽然一些运气不佳的中风患者病程过快,但也有一些中风患者病程发展缓慢,这意味着可以对中风进行干预。

长期以来,人们一直认为当中风发生时,每分钟有200万个神经元死亡(大脑中约一共有1 000亿个神经元)。如果情况属实,患者在中风6小时、12小时或16小时后就无法成功被治疗。1996年,美国食品和药物管理局批准了一种使用时间为3小时时间窗的抗凝药物。但是,正如阿尔伯指出的那样,"很少有患者接受治疗,因为很难在3小时内将中风患者送到医院"(几乎三分之一的中风发生在人睡觉时,很难在3小时的时间窗内将其救治)。这致使所设置的时间窗被动地缓慢延长,最终使用机械设备进行物理清除脑中血块的时间窗长达6小时。即便如此,多年来仍有无数患者无法被治疗。很多时候医生是这么说的:"很抱歉,你花了8个小时才来,已经太晚了,你无法接受最佳治疗。"

阿尔伯说,这些假设忽略了个体大脑对中风反应的任何分析。曾经有人认为,所有的大脑都会用同样的方式作出反应。现实情况则截然不同。"中风的异质性令人难以置信,"阿尔伯说,"所以我们需要实时成像来为每位患者作出最佳决策,而不是简单地使用秒表。"

但是由于没有办法确定患者的中风情况,治疗决策非常不精确,因为不清楚该治疗谁。如果患者的大脑因中风而死亡,那么患者90分钟内是否接受治疗已经无关紧要,因为其大脑已经死亡。但是如果患者的大脑因为其他血管的帮助在缓慢地死亡,那么在12至24小时内可能并不会发生不可逆转的损伤。

更有效地治疗早期中风的关键之一是开发从大脑中取出血块的技术。为了确保通过恢复血液流动仍能挽救存活的脑组织,阿尔伯和他的同事们在成像方面付出了巨大的努力。他试图在没有治疗的情况下,确定中风的最终规模,因为有的中风可以从小开始并永远不会增长,而有的中风则从小开始并逐渐变大。

他们开发了软件,去确定大脑的哪些部分已经死亡,哪些部分还可以挽救。先是使用核磁共振扫描,然后进行专门的CT扫描。他们对中风病人进行了一项试验,这些病人在中风发生的6小时或更长时间后才抵达医院(6小时被认为是中风治疗时间的极限)。该软件被用来拍摄大脑的照片,如果发现大量可挽救的脑组织,患者将进行入院治疗。

在两项类似的研究中(一项名为DEFUSE 3,另一项名为DAWN),有大量可挽救脑组织的患者被随机分为两组。一组患者接受了血栓切除术,这是一种引导支架穿过循环系统转移到脑血栓部位,然后使用支架取出血栓的手术。另一组患者接受标准药物治疗。实验显示接受血栓切除术的患者比未接受血栓切除术的患者有更好的预后。即使在中风症状开始后的24小时内清除了脑血栓,一些患者的预后也有所改善。在DEFUSE 3试验里,45%的患者接受了血栓清除手术并且痊愈。在接受标准治疗的患者中,只有17%的人在康复后没有留下残疾。

研究对患者进行了90天的随访(在这段时间,患者没有进行额外复健)。90天结束时,在接受标准治疗的患者中,26%的人死亡,16%的人留下严重残疾。但在接受血栓切除术的患者中,只有14%的人死亡,8%的人留下严重残疾。据阿尔伯说,DEFUSE 3和DAWN的试验结果代表了目前所有中风治疗试验中能观察到的最大治疗效果。

受到阿尔伯发现的激励,2018年1月,美国心脏协会修订了中风治疗指南,将治疗窗口时间从为6小时延长至24小时。《新英格兰医学杂志》还发表了一篇由阿尔伯合著的文章,详细阐述了他的发现。美国国家神经疾病及中风研究所所长、医学博士Walter Koroshetz,谈到了阿尔伯发现的意义:"这些令人震惊的结果将对临床产生直接影响,并将帮助我们挽救许多生命。我真的没法陈述这种影响的大小。"

阿尔伯说,研究结果之一是接受血栓切除术的晚期患者的数目可能会翻倍。扩大治疗窗口的受益人之一是辛迪·多德(Cindi Dodd),一位加利福尼亚州萨利纳斯的平面设计师,她与斯坦福医学杂志分享了自己的故事。

2017年4月,她在睡梦中发生了严重的缺血性中风。"我丈夫按计划在5点钟叫醒了我(她计划去做手术),当我开始和他说话,我知道我在想什么,但我嘴里没法发出声音。"多德说。她因身体左侧瘫痪被救护车送往当地医院,但是因为当时的主治医生不知道她的中风是何时发生的,因此她被告知无法服用抗血栓药物,并且进行血栓切除术为时已晚。但急诊室的一位医生了解DEFUSE 3试验,多德的丈夫同意她参与该试验,并让她被直升机送往斯坦福医院(开车大约有80英里车程)。

大脑成像软件显示,尽管她到达医院的时间超过了现有的6小时治疗限制,但她当时仍有大量可以挽救的大脑组织,因此多德得以行血栓切除术,最终手术成功。7天后,她在病情有了很大好转后顺利出院。一年后,她告诉斯坦福医学杂志,多亏了血栓切除术、强化康复和个人主动性,她恢复得很好。"因为这次手术,我才能以妻子和母亲的身份真正站立起来,"她说,"这次手术挽救了我的生活。"

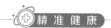
抵制创新

在新的治疗或治愈方法方面,阿尔伯和他的同事取得的突破挑战了医学界已有的思维,但也指出了颠覆性的想法可能遇到的坚决抵制。

当阿尔伯和他的团队开始对每一位中风患者进行核磁共振扫描时,其他医生会觉得他们很轻率,并且会问这样的问题:"为什么需要这样?""既然你不打算为患者做任何不同的治疗,为什么还要花钱进行核磁共振扫描?"

同样,所有的DEFUSE申请最初都被拒绝,因为审查人员对此高度怀疑。阿尔伯说,即使是在中风治疗方面取得重大突破的DEFUSE 3也受到了多方面的批评:

> 有人告诉我,"你在寻找那些根本不存在的病人,你期望通过观察找到可挽救的病人。所以,你要花很长时间才能完成这项试验。"事实上,这项试验的注册率是以往任何血栓切除术研究的2倍,注册在一年内完成。

一些学术期刊上的抵制尤其强烈。当阿尔伯和他的同事发表论文时,评论员往往不愿意接受,因为结果不符合他们的期望。有时评论员会发表一篇附带的社论,暗示影像学的发现可能与临床无关。

尽管取得了这些突破并在《新英格兰医学杂志》上发表了论文,阿尔伯说,争议还没有完全平息,问题的根源在于非精确性与精确性的争论,"许多人都致力于对每位患者一视同仁。他们认为,越早取出血栓对患者越有利。但在这个新的世界里,我们必须为患者制定个性化的治疗方案,并非因为在特定时间开展治疗的方法不好。这可能适用于一般人群,但却不一定适用于每一位患者。"

提高与干细胞及再生医学相关的治疗机会

1956年夏天,欧文·韦斯曼(Irv Weissman)在他的家乡蒙大拿州的医院开始了他的科学生涯。他当时只有16岁,但与该医院的病理学家恩斯特·艾希瓦尔德(Ernst Eichwald)会面后,他有机会在艾希瓦尔德的实验室工作。在实验室里,他开始独立研究免疫耐受。在蒙大拿州立大学获得学士学位后,他参加了斯坦福大学医学院的5年培训项目,此项目允许学生们每天抽出最多半天做学术工作。

在斯坦福大学医学院,韦斯曼取得了大量的研究成果,他证明了胸腺不仅仅是一个简单的腺体,它还产生数以百万计的T细胞,且这些T细胞存在于淋巴器官中。他证明了免疫耐受性可以从一个耐受的宿主转移到同源的新生小鼠身上;这一研究结果证实了免疫耐受性不仅仅是缺乏免疫反应细胞。韦斯曼还发明了分离与追踪淋巴细胞和干细胞的方法,打开了现代干细胞生物学的研究大门。此外,他还领导了肿瘤与再生医学的临床转化研究。

韦斯曼在20世纪80年代的发现不仅绘制了T细胞与B细胞在不同淋巴器官内的分布(以及二者在抗原活化后的生发中心共存),他还发现、分离和鉴定了两种细胞上的归巢受体:用于归巢淋巴结的CD62L和用于肠道相关淋巴组织的整合素$\alpha_4\beta_7$。抗原在激活淋巴细胞时,这两种受体都与$\alpha_4\beta_1$结合,从而使这些T细胞和B细胞进入发炎的组织。Vedoluzimab是一种针对整合素$\alpha_4\beta_7$的抗体,目前是一种用于炎症性肠病的治疗药物。

在其众多研究突破中,韦斯曼于1988年成为第一个在小鼠体内识别和分离造血干细胞(Hematopoietic Stem Cells,HSC)的人。1991年,他将这一发现推广到人类身上。这些突破开启了关于免疫系统的新见解。2000年,韦斯曼分离了人类胎儿脑干细胞和人类急性髓细胞白血病干细胞。

20世纪90年代中期,为了给肿瘤患者进行高剂量化疗,韦斯曼开始研究骨髓移植。这已经成为乳腺癌患者的常见治疗方法,因此韦斯曼及其斯坦福大学的同事研究了血液的细胞组成,以确定在那里可以找到多少干细胞。他发现,如果一名女性患有转移性乳腺癌,她的癌细胞也存在于血液和骨髓中。正如他在一次采访中解释的那样:"流动的血液被取出并冷冻,患者接受致死剂量的联合化疗;解冻血液细胞并将其放回原位,肿瘤细胞也是如此。"

韦斯曼尝试通过净化干细胞以清除肿瘤细胞,用于改善患者预后。韦斯曼帮助设计了一项试验,该实验对比了22名接受纯化干细胞治疗女性患者和74名仅接受化疗女性患者的生存率。在斯坦福的队列中,大多数人对最后一次化疗方案有反应,接受纯化干细胞的女性的中位生存期为120个月,33%的女性仍然活着。而在仅接受化疗的女性患者中,中位生存时间仅为28个月,目前只有9%的人还活着。

当这篇论文发表时,另一位作者,斯坦福大学医学和儿科教授朱迪斯·志鹤(Judith Shizuru)表示:"肿瘤界的大多数人都觉得高剂量化疗对乳腺癌患者无效。但我们的研究表明,大剂量化疗联合纯化干细胞治疗能够改善晚期乳腺癌患者的预后。"

在脑干细胞领域,韦斯曼和干细胞公司的同事提供了临床前证据,证明这些细胞可以通过再生修复先天性溶酶体储存疾病和髓鞘发育不良疾病。他们注意到脊髓损伤的免疫缺陷小鼠可以用这些人脑干细胞克服瘫痪,这些研究已经扩展到临床试验中的患者。

韦斯曼和他的研究人员最近的研究发现,大多数癌细胞被一种名为CD47的蛋白质包裹,CD47将"不要吃我"的信号传递给巨噬细胞,巨噬细胞通常会激活病理和死亡细胞,并刺激免疫系统。通过这些知识,韦斯曼开发了一种抗体Hu5F9-G4,它可以对抗CD47,并使巨噬细胞"吞噬"癌细胞。一项于2018年发表的临床试验表明,将该抗体与另一种抗体(利妥昔单抗)联合使用,使22名复发难治性弥漫性大B细胞淋巴瘤(DLBCL)或滤泡性淋巴瘤(FL)患者中的一半患者肿瘤退缩,并且其中8名患者的肿瘤完全消失了。

回顾韦斯曼对免疫耐受性的研究,他证明了异基因宿主通过诱导细胞移植介导对来自器官供体小鼠纯HSC的耐受,包括心脏、皮肤和胰岛的耐受性朗格汉斯细胞。因为纯HSC缺乏污染性T细胞,所以受者确实不会发生移植物抗宿主病。将自身免疫抵抗宿主的HSC移植到易患自身免疫性糖尿病(1型糖尿病)和系统性红斑狼疮的小鼠株上,消除了这种疾病的自身免疫部分。

为了能够进行放化疗以消除宿主对反式植物的免疫排斥反应,以及消除受体患病的HSC和血液系统,韦斯曼于2007年开始了严重联合抗体免疫缺陷小鼠的抗体研究,随后在

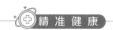

斯坦福大学开展了一项针对严重联合免疫缺陷(SCID)患者的临床研究。为了将其推广到非SCID患者,韦斯曼等人研发了能够消除宿主免疫细胞和HSC的鸡尾酒抗体,并且已经观察到它们对仅来自HSC供体的心脏移植物的永久免疫耐受性。这些发现为使用供体纯化HSC或多能干细胞进行再生医学奠定了基础。

和许多致力于创新的科学家一样,韦斯曼在提出他的想法时遇到了巨大的阻力。他在2016年写道,从历史的教训中他学到了,"科学进步与临床转化最主要的障碍来自于传统思维的持有者,这些人可能掌握了杂志评审、基金评审、职称评审的权利"。他补充道:"我很高兴斯坦福大学医学院决定重新开放5到6年的课程,这样很多我们培训过的研究领导者都能开展广泛的创新研究和学习医学,这将有助于将实验结果转化为临床获益。"

培养干细胞生物学、免疫学和生物医学领域的未来领导者一直是韦斯曼的热情所在,他的学员跨越了学术界和生物制药行业的领导层。这些受训者非常珍惜与韦斯曼在一起的时光。韦斯曼实验室前研究员、现任斯坦福大学血液学系主任拉维·马杰蒂(Ravi Majeti)说:"由于韦斯曼卓越的科学思想,与他一起训练是一次令人惊叹的经历,团队中的创新文化与所提供的丰富的资源,使我受用终身。但更重要的是,韦斯曼非常关心他的学员,并致力于确保他们在职业生涯中取得成功。事实上,虽然他的科学成就体现在他非凡的发现中,但同样体现在他学员的成就中。"

韦斯曼在实验室之外也很活跃。他是3家公司的创始科学委员会成员,也是3家致力于将他的干细胞发现转化为临床应用的公司的创始人,以及另一家致力于将CD47发现转化为临床应用的公司创始人。在2004年,他是加利福尼亚州一项全州性投票倡议(71号提案)的设计者之一,该倡议得到了该州59%选民的赞成。这项倡议拨出30亿美元用于投资支持干细胞研究,这笔资金已由加州再生医学研究所进行分配。其中一些资金用于培养未来科学家(包括高中生),以向韦斯曼早年的科学研究致敬。

为免疫学带来创新

医学研究所使用的器材多种多样,其中以小鼠最为常见。其原因有很多,最重要的是它们的基因和生物学特征与人类相似。但治疗小鼠疾病与治疗人类疾病有很大不同,从小鼠身上得出的结论很少能够直接用于人类。斯坦福大学免疫与微生物教授马克·戴维斯(Mark Davis)说道:"虽然在小鼠身上已揭示众多免疫学机制,但这些结论很少能够指导临床研究。"他特别指出了这些研究在自身免疫、癌症免疫治疗和神经疾病方面的不足。

戴维斯在免疫学领域扮演了一个叛逆者的角色,他花了10多年的时间试图让自己的研究领域变得不那么"以老鼠为中心"。他有资格这么说,是因为在他的职业生涯早期,通过小鼠取得了许多关于免疫学的革命性发现,包括T细胞受体基因的鉴定。这项工作定义了T淋巴细胞定位以及产生多种免疫反应的机制。

关于小鼠研究的局限性,戴维斯说,"小鼠已经'治愈'了许多被认为是人类疾病模型的疾病。然而,除了极少数例外,当这些在人类身上进行试验时,它们不起作用。"他说,这有很多原因,比如小鼠和人类之间的进化距离(6 500 万年)和他们不同的免疫系统,以及许多其他明显的差异。更根本的是,戴维斯说,研究中使用的小鼠是生活在人工环境中的人工生物体:

　　这些小鼠是在我们实验室里培育出来的,它们是纯近亲繁殖的,我们知道这在现实世界中是有害的,但对实验室来说非常方便,因为它们都有相同的基因型。但是人类有很多基因多样性,因此有更广泛的免疫反应,使分离变量变得更加困难,但这是现实生活。与老鼠不同的是,人类不住在被 HEPA 覆盖的笼子里。在现实世界中,人类不断地暴露于环境中的病毒和其他微生物,这对于免疫系统发育十分重要。例如,解释儿童过敏的主要模型是,发达国家卫生条件的改善限制了儿童接触有助于保持免疫系统平衡的微生物,但这类因素并没有出现在完全围绕小鼠进行的研究中。

　　有没有解决方案? 戴维斯说目前需要收集更多的人类疾病数据:

　　这将有助于建立更好的模型,不管它们可能是什么,但至少对疾病会有一个更好的了解。这些模型可能会得出与小鼠无关的结论,在这种情况下,研究人员通过人类疾病数据,试图理解其中的机制,而不是如此依赖小鼠。

　　戴维斯说,与过去相比,他变得受欢迎了。他被邀请在主流免疫学期刊上发表评论,当选为美国免疫学会的理事。他说,"这可能是我赢得的第一次真正的选举。"但他的目标并不是获得个人认可。戴维斯决定使免疫学现代化,他指出免疫学在医学领域内存在感极低:

　　目前在普通诊所使用的两种主要免疫学检测方法是 1915 年开发的白细胞计数和1959 年开发的全血细胞计数。同时,基础免疫学在过去 60 年里爆炸式发展,获得了 15项诺贝尔奖。但是这并没有反映在临床实践上。这需要改变,需要高质量、可操作的数据表明谁有或没有患某种疾病的风险,这是实现这一改变的关键跳板。

　　其中一个跳板是斯坦福大学免疫、移植和感染研究所,戴维斯担任该研究所的所长。他们的目标是使研究人员利用先进的免疫学工具对免疫系统进行研究,以及即将发生疾病的迹象是什么。斯坦福大学的许多团队都利用了这一专长,尤其是在该研究所独特的人类免疫监测中心,正在开展数百个项目,以探测各种不同疾病的免疫系统。

睡眠医学的不断革新

　　一个简单的行为可能有助于治愈许多疾病甚至可以防止疾病的出现——睡眠,更确切地说:每晚睡眠质量高,睡眠时间充足。但美国正日益成为一个缺少睡眠和睡眠困难的国家。根据 2016 年发布的一份联邦政府报告,美国 35% 的成年人每晚的睡眠时间通常不到 7小时,约有 5 000 万~7 000 万美国人患有睡眠障碍。这两项发展是相互关联的,虽然近年来睡眠环境变得更具挑战性,但新的工具正在出现,使人们能够更好地理解睡眠生物学——这一发展有助于预测和预防睡眠障碍,并可能最终改善检测和治疗。

睡眠研究在斯坦福大学有着悠久而杰出的历史。精神病学和行为科学名誉教授威廉·德门特(William Dement)参与了快速眼动睡眠(Rapid Eye Movement,REM)的发现,快速眼动睡眠是睡眠的一个特殊阶段,在这个阶段,身体瘫痪,思维入梦。米格诺(Mignot)教授从1986年开始研究睡眠。2000年,他发现了嗜睡症的病因。嗜睡症是一种导致患者快速进入快速眼动睡眠的疾病,患者会出现半清醒半快速眼动睡眠、清醒做梦或瘫痪后醒来的症状。

这一发现是米格诺对一种导致狗患嗜睡症的基因突变的研究促成的,这是他10多年研究的顶峰。(在那段时期的大部分时间里,米格拥有一只患有嗜睡症的希珀克犬"Bear",如今他有一只患有嗜睡症的吉娃娃"Watson"。)经研究发现,完全缺乏一种名为下视黄醇或食欲素的神经递质(由于下视黄醇细胞的自身免疫攻击)会导致人类嗜睡症——一种影响全球约400万人的睡眠障碍。由于这一发现,如今正在研发调节下视黄醇的新催眠剂和兴奋剂。

充足睡眠和健康之间的关系如此密切,令人惊讶的是,睡眠直到最近才开始受到医学研究人员的重视。米格诺说,这有几个不同的原因:其一,按照医学标准,许多最重要的发现都是相对较新的。REM睡眠和睡眠呼吸暂停分别在1953年和1965年才被发现。医学和科学领域也对某些睡眠障碍的存在表示怀疑。20世纪90年代,当米格诺特参加神经学会议,谈论影响数10万人的嗜睡症时,他经常被告知"这是不可能的,我从未见过任何病例"。米格诺说,另一个问题是睡眠研究人员在学术性医疗中心没有地位。

从事睡眠医学的临床医生和研究人员来自不同的学科。有些人是研究睡眠呼吸暂停的肺内科医师。精神病医生和心理学家较为关注失眠,而神经学家则关注发作性睡病、不宁腿综合征和快速眼动睡眠行为障碍(表现梦境,帕金森病的前兆)。耳鼻喉科医生可以对睡眠呼吸暂停患者进行手术,帮助他们呼吸。研究人员从事设备、工程、神经科学和遗传学方面的工作。这是非常多学科的,这使得在学术医疗中心的传统结构中工作更加困难。

但今天,睡眠研究正在经历一场革命,这在很大程度上要归功于更好的技术的出现。米格诺指出,测量睡眠和诊断睡眠障碍最常用的工具——夜间多导睡眠图(Nocturnal Polysomnography,PSG),这既麻烦又昂贵,而且不能反映正常睡眠。多个电极固定在病人身上,他们必须睡在实验室里的一张对某些人来说可能不舒服的陌生床上。一旦一个通宵疗程结束,根据视觉检查和睡眠深度(睡眠阶段)、呼吸活动(睡眠呼吸暂停)和腿部运动(不宁腿综合征)等因素计算结果。米格诺说,这种解释非常不精确。"这一过程会受到人为错误的影响,并取决于计分员的素养。这也是不可复制的,因为同一技术人员不会以同样的方式对完全相同的睡眠记录进行两次评分"。

PSG已经使用了50年,但米格诺说,它正在被更现代化的东西取代:机器学习工具。他于2018年在《自然通信》上发布了一项研究,该研究表明这些工具在PSG评分和检测睡眠障碍方面比人类更准确,他认为其在检测嗜睡症等疾病方面特别有用:

> 当我们开始使用机器学习对发作性睡病患者进行睡眠评分时,我们发现该程序常常难以区分清醒和快速眼动(做梦)睡眠,这两种睡眠的概率几乎相等,好像病人处于这两个阶段之间。在此基础上,我们开发了一种诊断嗜睡症的新算法。这是一个机器学习如何复制正常人的行为(在PSG上记录睡眠阶段)的例子。但也可以通过提供更多

信息来诊断嗜睡症,从而做得更好。它比目前诊断嗜睡症的标准更便宜、更简单,后者需要研究患者白天打盹的时间。在这里,如果有人患有嗜睡症,我们可以通过夜间的PSG自动输出。

米格诺说,机器学习的使用只是睡眠研究领域将要转变的一种方式,他指出了更小、更不显眼的睡眠信号测量设备的发展:

> 在我的有生之年,人们将不再进行传统的实验室PSG睡眠研究,除非他们有非常不寻常的问题。相反,他们会回家,在额头上安装一个小电极,一个微型麦克风放在喉咙附近,腿上放着监视器。这一切都将是无线的,生成的数据将自动上传,并通过机器学习进行评分,从而有可能知道某人是否患有睡眠障碍以及其严重程度。所有这些信息可以每周或每月处理一次,如果出现问题,将通知到个人。我们还可以在精神疾病和神经问题出现在日常生活之前预测它们的发展。睡眠可以作为一种大脑健康检查来监测,以确定是否出现了问题,并制定预防性的家庭治疗方案。

将睡眠监测作为预测和预防的工具,有望使人们睡得更好、更长。这可能会产生深远的连锁反应,原因很简单,"睡眠对一切都很重要。"米格诺说。米格诺列举了与睡眠模式受损相关的多种健康危害,"如果你患有睡眠呼吸暂停,你患中风的风险会很高"。睡眠障碍也会导致代谢疾病,如糖尿病和肥胖症,以及精神疾病,如抑郁症和焦虑症,它们相互影响,形成恶性循环:当人们情绪低落时,他们开始睡眠不足从而会加剧抑郁。

但是,尽管人们希望在预测和预防方面取得更大进展,但治疗方法仍然难以捉摸——那些患有睡眠呼吸暂停症的人需要一种笨重的设备,将压缩空气输送到喉咙后部。治疗方法的短缺在一定程度上是一些基本问题的产物:关于睡眠还有很多需要学习。正如米格诺所指出的,虽然睡眠的临床方法出现了爆炸式的发展,但这是"一个规模过大的临床领域,基础科学相对较少"。即使是睡眠不足时为什么会感到困倦的分子机制也没有得到很好的理解。

过敏疾病预防与治疗的进步

过敏在美国是较为常见的疾病之一,其发病率一直在上升。但更精确的诊断工具正在出现,以预测发病。研究发现,对婴儿的早期干预可以帮助他们在整个童年,甚至可能在他们的余生中抵御过敏。斯坦福大学西恩·帕克过敏和哮喘研究中心主任、斯坦福大学纳迪西基金会医学和儿科教授卡里·纳多(Kari Nadeau)一直致力于将预测、预防和治疗的精确健康原则注入过敏和哮喘护理中。

根据纳多于2019年发表在《美国医学会杂志》上的一篇文章显示,约有2 600万成年人患有食物过敏,大约560万也患有此类过敏症。从1997年到2011年,儿童食物过敏的发病率增加了50%。

过敏可由多种因素引起。罪魁祸首之一是目前世界各地饮食状况不佳,因为超重或肥胖会严重破坏功能失调的免疫系统,从而增加对一种过敏——哮喘的易感性。婴儿早期缺乏饮食多样性,皮肤干燥增加,维生素D水平降低,肠道内缺乏有益微生物,这些都是过敏反应呈上升趋势的一些原因。

另一个罪魁祸首是气候变化。纳多指出,"一年中花粉的排放量大约是过去的2～4倍,再加上空气中的pH变化(空气酸性因为二氧化碳排放而增加),这意味着每一天,空气中的花粉量都可能是原来的10倍,因为植物花粉的化学成分发生了变化"。

当错误信息导致不健康的行为发生时,也会引发过敏。纳多说,过敏的发病率在2000年左右迅速上升——这是美国儿科学会和世界各地其他机构不明智的建议的结果:在婴儿两三岁之前不要给他们喂牛奶、花生、虾和其他产品。"但后来进行了一项重大研究,"纳多说,"结果正好相反,所以我们认为尽早实现饮食多样化很重要,因为肠道会自然地适应你所吃的食物。"她指出,世界上一些食物过敏率最低的国家,如挪威和奥地利,这些国家很少遵循这些指南。

除了饮食模式,在预防儿童过敏方面,人们还了解了更多关于哪些有效,哪些无效的知识。这包括确保他们有足够的维生素D水平,甚至让他们暴露在"更多污垢"的环境中。纳多说:"我们现在已经知道,出生后第一年与狗生活在一起的儿童,其过敏和哮喘的发病率降低了五分之一。""暴露在外的狗的皮肤,是适合婴儿生活的外部微生物群。虽然我们不能回到农场时代的旧生活方式,但很明显,在多样化饮食和良好皮肤屏障的帮助下,我们的身体很可能会与其他动物一起进化。"

纳多说,即使越来越强调预防,但仍然需要诊断工具,这些工具如今"不够标准,也不精确"。她指出,直到最近,这一领域的进展还很小。"我们依赖皮肤点刺试验已经有一个世纪了,但变化不大。它们在诊断过敏或哮喘方面也不是特别好。"血液检测也被用来检测过敏,但它们只在与过敏有关的免疫系统的许多其他特征中寻找单一抗体IgE。

纳多的实验室正在开发一种更全面的血液检测方法。这项测试的目的不是检测IgE水平,而是检测参与过敏反应的所有细胞和分子。他们用大约96种不同的过敏原(猫、昆虫、食物、药物等)孵育两滴血液,以检测过敏反应。纳多说,这可以避免个人通过皮肤点刺试验接触到这些过敏原,而且"这可能使我们能够在过敏开始前预测过敏,如果过敏已经开始,我们还可以跟踪过敏及其严重程度"。

斯坦福大学西恩·帕克过敏和哮喘研究中心进行的研究已获得专利技术,斯坦福大学参与了三家专注于过敏的公司的成立——一家用于预防,一家用于护理,一家用于治疗。斯坦福大学还进行了包括基因治疗在内的临床试验,以消除食物过敏。

纳多对过敏和哮喘研究中出现的一系列活动感到兴奋,他指出NIH研究致命性过敏症的资金大幅增加,以及10多家新公司开发治疗过敏症和哮喘的药物。纳多说,10年前,没有多少公司开发治疗严重过敏和哮喘的药物。"在过去10年里,我在这个领域取得了巨大的进步,这令人难以置信。"

纳多的研究有助于推动这一进展。她的创业精神也是如此。她是一家名为Before Brands的公司的联合创始人,该公司致力于预防儿童过敏。该公司的一项产品——Spoonful-One可以与其他食物混合,从液体转变为固体,进而成为可供婴儿食用的泡芙。这些产品含有导致90%以上食物过敏的食物组。纳多说:"精确的分量,需要经过一段时间的反复饮食接触,才能让婴儿的免疫系统安全地适应各种各样的食物。接触该产品有助于训练儿童的消化系统接受食物,而不是过敏原。"

纳多说,她想成立一家专注于婴儿食品补充剂的公司,原因很简单:"绝大多数过敏都是可以预防的,越早对婴儿采取预防措施,就越有可能成功抑制过敏原,减少对药物治疗的需要。"虽然过敏和哮喘(如气候变化)总会有外因,但很明显,未来在诊断和治疗方面会有更高的精确度。

精神疾病预防与治疗的进步

精神疾病是公共卫生面临的挑战之一。据美国联邦政府机构国家心理健康研究所的数据,美国约有4 470万成年人(接近成年人总数的20%)患有精神疾病。据估计,全球范围内,常见的精神疾病——抑郁症影响着3.23亿人。这些庞大的数字掩盖了美国医疗体系令人心碎的现实:其在诊断和治疗精神疾病方面的能力非常差。

此外,抑郁症和其他心理健康状况的治疗也存在相当大的不精确性。正如斯坦福大学的莉安·威廉姆斯(Leanne Williams)解释的那样:虽然抑郁症存在许多有效的治疗方法,但具体用于某个患者是否有效仍旧不可预测,抑郁症是一种包罗万象的诊断,它将经历广泛症状和不同潜在脑功能障碍的患者归为一类。

威廉姆斯是精神病学及行为科学教授,2018年4月成立并担任斯坦福大学精准心理健康中心主任,她认为了解大脑回路故障如何导致每位患者出现特定症状并指导治疗方案选择对未来是迫切的。

尽管美国医疗系统在诊治精神疾病方面装备很差,但我们对大脑的理解仍然不够深入,无法准确地预测、预防或治愈精神疾病。不过,这种情况开始发生变化。威廉姆斯说:"在过去5年中,我们对人类大脑的活动有了足够的了解,甚至开发模型以提供一个诊断精神疾病的生物学框架。"

威廉姆斯将这一进展部分归功于一项比肩于人类基因组计划的人类连接组计划。人类连接组计划项目旨在绘制详细、明确的人脑结构和功能,产生更优质的大脑图像序列,进而使时间、空间分辨率的精确度大大提高。最终将产生一套全新的大脑连接图。威廉姆斯说,其结果是"一套全新的大脑接线图。我们对大脑的通信方式有了更深入的了解,我们可以看到文字电缆、激活过程中的血流变化以及区域之间的功能和结构连接"。

随着研究的进展,我们可以在至少三个方面推进新的探索和临床转化。首先,针对不同精神疾病或同一疾病不同分子亚型患者阐明大脑在疾病的不同分期或疾病阶段的进展。其次,研究治疗方案的分子机制并预测治疗方案可能最匹配适合的疾病及其亚型。此外,我们可以使用结构和功能连通性测量来了解风险因素,并开发早期检测、干预和最终预防的新方法。

新技术有助于解锁大脑新信息。例如,经颅磁刺激是一种经美国食品和药物管理局(FDA)批准的非侵入性方法,将电磁线圈连接到头皮并刺激与抑郁症相关的神经细胞,进而刺激大脑网络并将其恢复到健康状态。

多波段成像功能性MRI是另一种突破性技术,与既往的标准大脑单张图像相比,功能性MRI通过多波段技术对空间和时间精度进行优化,可在5分钟内对大脑进行多次快照(多达400张)并实时追踪沟通。该技术根据缺陷神经网络模型可划分为不同生物类型的抑郁症。它为我们提供了一种实时查看大脑功能运作的方法,也为我们提供了一种理解情绪和思想健康调节的方法,因为我们可以逐秒看到大脑在做什么。有了这些信息,我们可以在情绪和精神健康失调时进行测量并量化会发生什么。

大数据与计算能力相结合推动新视角。每个功能性MRI的精确多波段图像都会生成大约50 GB的数据,威廉姆斯会处理数千幅图像。10年前该数据量需要研究者花费5个月的时间来量化所有数据并得出结论。但是今天,她的团队可在5小时内对该系统进行路径测试,处理和量化相同数量的图像。

威廉姆斯和她的同事在进行由神经科学支持的首次转化试验时已经利用了这些进展。他们拥有世界上最大的数据集,并且将抑郁症划分为8种生物亚型。精确分型为抑郁症的治疗提供了选择指导。当下的治疗方案是必须尝试一种治疗持续2~3个月,如果无效再尝试另一种治疗。通常,只有三分之一的患者在尝试第一次治疗后康复。临床医生、患者和家属都需要有工具帮助更多的人第一次获得正确的治疗。在她的转化试验中,威廉姆斯在患者接受常用抗抑郁药治疗之前均用功能性MRI和其他神经科学方法(包括遗传学)对患者进行了检查。结果发现,缺陷神经网络预测治疗反应良好的准确度可提高到70%以上。

随着威廉姆斯团队的研究进展,由神经学支持的转化试验也揭示了一个突破,即利用基因组信息预测个体化特定疗法的反应。"如果给患者开了一种抗抑郁药,但我们知道患者有一个基因使化学物质通过血脑屏障的速度非常慢,那么我们可以开更高剂量的抗抑郁药。我们还可以发现可能因基因受益的人群亚群:他们从使用不太常见的抗抑郁药开始,而不是使用更常见的抗抑郁药进行反复试验。事实证明,基因不仅说明与什么药物相关,而且说明与什么剂量以及如何最大程度地减少副作用相关。"

研究团队根据个体差异(遗传学、生活经验、社会和临床信息)不断改进生物模型。每个大脑都是独一无二的。某个大脑可能会对某些药物和疗法作出反应,因此我们根据遗传学、生活经验、社会和临床信息不断改进生物分型以考虑个人差异。一个大脑可能会对某些药物和疗法产生反应,但另一个大脑可能需要一种全新的治疗方案。通过精确识别大脑回路的类型,我们可以制定治疗方案,并最终在正确的时间为正确的人进行个体化预防。

2017年,威廉姆斯完成了一项名为RAD(Research on Anxiety and Depression,焦虑和抑郁研究)的研究,这是同类研究中第一个对不同程度抑郁和焦虑人群进行的大样本研究。研究者使用先进、精确的成像技术绘制出大脑运作功能,旨在重点提供一个早期检测系统。此外,患者症状体验及日常应对方式也被详细测量。RAD研究建立于数十年有关抑郁和焦虑的最新标准化信息基础之上,通过数据她确定了跨样本重复的不同焦虑类型和抑郁亚型,该分型与不同大脑网络的激活、日常功能的不同方面相关。

她说下一步的研究方向是融合遗传信息与大脑成像,"因为我们从基础神经科学中知道,基因会影响大脑回路的发育和功能。例如,你的基因可能会让你更容易承受压力"。她说,目标是了解大脑成像图与基因组图的关系。"这一领域需要大量关注,因为这种组合将变得强大,就像癌症医学一样。"

开发精准治疗,使人们的关注点重新落在预测哪些人最终可能会患上精神疾病这一问题上。威廉姆斯说,一旦在开发基于特定条件识别的新诊断系统方面取得更多进展,将有可能专注于这些条件的预测因素。"在疾病发展之前的早期迹象是什么? 在您知道实际后果是什么之前,很难评估预测或提出任何问题。"

威廉姆斯和她的同事们研究了患有抑郁症的父母的一级子女。"他们很健康,但他们有患抑郁症的家族倾向。我们可以利用成像技术来跟踪他们的大脑是如何运作的,观察发生了什么变化,这可能是无症状患者的早期风险迹象。"她将此项目与女性进行定期乳房X光检查以排除风险因素相提并论。"类似的事情可以通过脑部扫描来完成。如果您知道自己有一些遗传风险,定期扫描会让您了解这种遗传风险是否正在显现。"

即使在医学取得广泛进展的情况下,挑战依然存在。专注于精神心理健康的预测和预防工具远不如针对其他疾病的工具发达。在一项检测心房颤动的研究中,没有任何工具可以与Apple Watch相媲美。即使有,它的效用也可能有限。"与Apple Watch相关的研究立足于我们对心脏功能以及我们需要实时跟踪的信号理解。"威廉姆斯说,"今天,虽然大脑传感器正在开发中,但我们对大脑功能的了解仍然非常不完整。我们经常依赖主观症状,如果使用这些主观症状作为我们的标准,那么意味着传感器将与一些次优的东西和潜在过程的不完整画面相关联。"

另一重大障碍是与精神状况相关的长期耻辱感。威廉姆斯与硅谷科技公司精英会面并谈及:"他们觉得如果他们被诊断出患有抑郁症,那就是性格软弱的表现。或者他们以某种方式'失败了'。即使是讨论抑郁症也会让他们感到不舒服。他们相信自己应该能够应对并挺过去。"

然而,令人鼓舞的是,这种耻辱感正在消失。威廉姆斯说:"现在可以对精神心理健康进行精确测量,让事情变得更加具体,并让人们在谈论抑郁时不会感到耻辱。"她经常将一个人的心理健康描述为与血压类似——因人而异并产生波动。抑郁症是人脑回路进入极端状态并接管感觉事物的能力障碍形式。"当人们看到抑郁症发生时的真实画面,他们会更加理解并想知道如何通过治疗使大脑恢复到健康范围内。这只是他们谈论抑郁症的另一种方式,这样他们就不会认为抑郁症是自己的错。"

对抑郁症看法的不断变化是心理健康领域发生进步的象征。大部分进步都反映在预测、预防和治愈精神疾病的精确度上。虽姗姗来迟,但终将使全世界数百万人受益。

心理健康诊断的中断

阿米特·埃特金(Amit Etkin)是斯坦福大学精神病学和行为科学教授,专注于开发个体化精准治疗方案。为实现这一目标,他想颠覆大多心理健康领域长期的做法,正在产生有价值的新见解,特别是当他的研究利用了机器学习的潜力时。

埃特金的方法始于精神病诊断仍然存在缺点的前提:基于可能无法反映个人面临的挑战的随意症状清单。这些诊断描述生物学变化欠佳。换句话说,如果它们描述了生物学上不同的实体,脑成像并不能揭示所期望的诊断之间的差异类型。同样,埃特金发现,在比较诊断时,大脑成像出现的最强信号可能是一组异常信号,每个精神病诊断都与健康个体相关。"在理解大脑到底出了什么问题以及如何治疗方面,精神病学诊断可能误导了我们,而不是帮助了我们。"

埃特金说,心理健康治疗的重点应该从诊断转移到深入理解每个个体的大脑,然后在这种了解的基础上作出判断或预测,即"电路优先"的方法。正如他向《科学美国人》解释的那样:

> 我们理解的行为本质上是由大脑回路支撑的。也就是说,大脑中有一些回路决定着特定类型的行为、想法和感觉,这可能是组织大脑功能最有用的方法。如果能特异性标记个体回路中断的代偿性症状,然后与如何提供干预联系起来,那么就可以完全摆脱诊断,可以直接干预大脑功能。

埃特金一直特别关注抗抑郁药,把它们视为心理健康领域治愈效果不佳的象征。欧文·基尔希(Irving Kirsch)在2008年发表了一篇基于首个美国食品和药物管理局(FDA)抗抑郁药物的临床大规模meta分析。结果发现,抗抑郁药只比安慰剂稍微有效一点,而且临床效果还不足以让患者使用它们。

但埃特金认为,担心抗抑郁药对抑郁症无效是一种误导。"棘手的问题应该是抑郁症能否作为一种诊断。"他说,重点是确定谁的大脑最适合使用抗抑郁药,因为抗抑郁药对不同个体有不同的作用,一旦这种修复被确定了,就可以用药物来定义病人,而不是用病人来定义药物。

埃特金也承担了部分研究项目,研究试图了解基线脑功能如何预测抗抑郁药与安慰剂的临床结果。他的团队是第一个使用机器学习的团队,利用实验室自我研发的一种新方法,找到区分抗抑郁药对比安慰剂获益的大脑信号。最终不仅能识别出哪些个体能明显从抗抑郁药益(预期反应率是安慰剂的2倍),而且能识别出哪些个体服用抗抑郁药更差,获益差的个体将遭受药物副作用。药物获益可以从大脑基线数据和机器学习区分,这一事实表明,药物可能以特定和有效的方式发挥作用,但由于它是给广泛和未经选择的患者群体服用的,其影响因反应者和无反应者的混合而被稀释。换句话说,药物治疗似乎比诊断更能定义病人。

通过了解精神病正在活动的脑数据来精准给药是一种更严格、更有效的方法。有多种方法可客观界定这类研究,包括各种各样的干预措施,每一种方法都将推动我们对精神疾病及其治疗的进一步向临床有用的方向发展的理解。埃特金说,随着大脑数据更容易获取,临床可以进行低成本的脑电活动测试(脑电图测试)。这使得对大脑(精神疾病的核心器官)的治疗直接进入临床治疗阶段。随着脑电图技术的改进(部分是由脑电图的临床应用推动),埃特金预见这些成本更低的设备测试将成为家庭测试。

在机器学习之前,埃特金认为另一个非常重要的发展是:"我们已经从使用大脑成像作为一种描述群体的方式发展到描述个体。"他还格外热衷于将脑电图(EEG)等工具与一种称为经颅磁刺激(TMS)的神经调制结合起来。作为非侵入性的大脑刺激,TMS对于理解如何通过重复刺激形成大脑活动是很有用的。事实上,第一代经颅磁刺激已经被开发用于治疗抑郁症。然而,由于经颅磁刺激可以利用聚焦磁场来打开和关闭大脑回路,因此其最终的全部潜力尚未实现。"通过大脑成像,我们可以看到大脑受到刺激时的效果,利用这种组合,我们已经可以识别大脑回路开关的区域。这使我们能够更精确地使用靶点操纵大脑回路,这种治疗方式比标准的药物治疗更加特异和精准。

有一种假设认为,药物治疗是首选或者可能是最好的治疗方法,这一点来自精神病学或其他医学领域的经验。我不确定吃药一定是治疗精神病的最佳方法。使用药物会影响大脑及机体的很多部分,对于治疗一个非常分散的部分来说,这是一种相当粗糙和非特异性的方式。相反,我们的神经刺激方法已经证明,我们的治疗靶点可以有更多的特异性。

埃特金对过去几年取得的进展感到兴奋。在未来发展方面,他指出我们需要找到一种理解心理病的方法——一种涉及大脑的方式,一种涉及新的灵活疗法的方式,并真正利用尚未渗透到精神病学的脑科学革命。

通过测量改变心理健康治疗

保罗·达格姆(Paul Dagum)是心理健康领域的另一位创新者。他是Mindstrong公司的创始人兼首席执行官,该公司成立于2014年,致力于重新定位精神疾病的治疗,重点是将数字工具一分为二:改善精神疾病的诊断并帮助治疗毒副反应。

与许多创新者一样,达格姆的研究背景与他希望转型的领域相距甚远。他于1994年在斯坦福大学获得医学学位,后来在计算机科学与医学的交叉领域发表了大量文章。他因在多个领域取得突破而备受赞誉,例如量化二尖瓣疾病的病理生理机制。但由于无法让健康和医疗创新进入临床而感到受挫,他于2000年暂停医学实践,并在接下来15年里任职于几家成功的科技公司(他参与创立的一家公司Rapt,后来被微软收购)。他发表了超过75篇同行评议的文章和书籍章节,涵盖医学和计算机科学,并在从大数据算法到中枢神经系统数字测量算法等领域获得了超过25项专利。

与许多创新者一样,Dagum的背景与他希望改变的领域相隔几步。2009年至2013年,他在一家网络安全公司担任高级管理人员,他和同事发现可以整合个人在线活动产生的所有信息,并用它来创建一个数字指纹。基于心理健康和神经退行性疾病的社会负担正在以惊人的速度恶化,他做了进一步探索。

无论是神经退行性疾病还是实验室外的心理健康,我们仍然没有主要的临床方法来衡量大脑健康。数字指纹相关的可能性提起了我们的兴趣,这不仅仅是异质的,而且在某种程度上是对系统衡量认知能力或功能障碍的工具。这就是我的兴趣所在,也是我着手调查的原因。

2013年,达格姆及其斯坦福的前同事们在湾区发起了两项机构审查委员会批准的临床研究。这些研究涉及他们创建的一个数字表型应用程序,可安装在智能手机上并捕获个人与手机进行的每一次触摸屏交互,以重建数字指纹。150名参与者同意并参加了研究,他们每个人都接受了神经心理学家4小时的认知评估。在接下来的一年里,该应用程序从每个参与者的活动中收集数据,监控他们在日常正常使用智能手机期间的日常行为,所有这些都有望帮助深入了解个人的精神状态。

研究结果令人吃惊：通过应用程序捕获的数据结论与神经心理学家得出的结论一致。换句话说，数字指纹不仅仅是一个异质的时间戳。正如达格姆解释的那样：

我们很高兴得知可以从个人使用手机的方式中获取被动数据，例如触摸屏的交互模式，以及这些模式中的时间变化，并且我们可以应用特定的算法和数学转换来预测神经心理学家的测试得分。当我们进一步查看全年的每日数据时，我们发现当人们在实验室接受测试时，他们处于一个非常受控的环境中。神经心理学家经过培训可以从他们正在测试的人中获得最好的测量结果。但测试不会以任何方式在情感上挑战或激怒患者。

相比之下，当人们在现实世界中时，他们的情绪状态会影响他们思考和执行的能力，这就是我们试图以一种被动和生态的方式来衡量的。因为当患者走出实验室并进入现实世界时，他们可能会面临各种可能的情况：工作压力、家庭压力、物质使用障碍、治疗心理健康问题的药物、睡眠不足等。这些情况每天都在变化，因此我们正在测量这些变化，而不仅仅是提供与神经心理学家单次会面。测量强大是推动我们进入公司下一阶段的原因。

Mindstrong调查了一些访问的网站、在特定应用程序上花费的时间以及发送和接收的电子邮件和短信量等领域的信息。他们发现，行为数据具有特异性、情境性，并且不具有很强的预测性，因为行为变化的特异性很差，临床不可测量。相反，他们专注于神经回路功能，神经心理学家可以使用非常简单的测试来衡量对某些复杂信息的反应时间。

Mindstrong建立于2014年，当时它专注于个人的电话活动，如点击、滚动等，并用它来测量生态认知功能，例如认知控制，以确定是否存在比平时更多的波动（比如这可能是一个令人担忧的迹象）。达格姆说，有些人从来没有对人口标准有很好的认知控制能力，但他们在基线附近的一个狭窄范围内。"这些是我们正在衡量的东西，我们获得了非常可量化的神经科学测量水平。"

今天，该应用程序可供患有严重精神疾病或其他重大行为健康障碍的人使用。（截至2018年12月，Mindstrong与加利福尼亚州15个县签订了合同，其应用程序可供这些县的患者使用。）一旦将其安装在用户的手机上，它就会记录上述活动，并将此活动合成为数据，然后使用这些数据创建5个日常临床生物标志物：认知控制、处理速度、记忆、执行功能和情绪效价。生成的临床生物标志物将提供给那么Mindstrong医疗团队和用户。机器学习用于分析数据，如果数据开始看起来令人担忧，Mindstrong会像其他用户一样收到自动警报。Mindstrong健康顾问通过短信与用户联系，并从一些开放式问题开始，例如"嘿，一切都好吗？"然后，交流变得更接近结构化和询问。如果顾问认为一切正常，则通信停止。但如果用户表现出拒绝或否认，那么Mindstrong会继续参与。

有时，只需要参与即可。其他时候，情况会升级到更高级别的护理，其中可能包括治疗或动机性访谈的建议。它也可以升级为调整药物。达格姆说，这样做的目的是尽早干预。"当你接到急诊室的电话进行诊断和治疗时，我们需要预判并第一时间想到我们今天所拥有的东西。"

达格姆说，Mindstrong提供的是通过智能手机测量人如何活动的能力：

我们将其视为数字表型,它是由用户的数字数据模式构建的临床生物标志物,无需使用内容等个人信息。它让我们了解他们是否有困扰、是否有压力、是否抑郁以及是否好转。有了这个窗口,用户就可以了解疾病的迹象,并能够创建疾病的预测因子并提供早期干预。

达格姆和他的同事,其中包括前美国国家心理健康研究所所长汤姆·因塞尔(Tom Insel),正在进行的所有工作都是为了填补此处的空白。达格姆说:"治疗精神疾病患者的二流系统是由于精神健康没有临床测量的结果。"

回顾医疗保健中的所有其他学科。糖尿病有快速血糖及HgA1C检测。对于心脏护理,有超声心动图、心电图等生理学和病理学等非常客观的测量工具。这些成为你的目标,所有的治疗方案都围绕恢复正常的生理功能。但在心理健康方面,我们一无所有,我们依赖于患者报告的症状和家庭报告。即使患有精神分裂症这样严重的疾病,评估也是基于无法测量的症状,例如幻听。然而,它们却是患者诊断确立和终生药物治疗的基础。很明显,作为人类,当我们不理解某事时,我们就会产生迷信、恐惧和耻辱感。我们不了解心理健康,也许是因为我们没有良好的临床测量可以深入帮助了解这些疾病。

推进孤独症的早期检测和治疗

过去几十年中较引人注目的医学发展之一是孤独症的发病率急剧增加。疾控中心报道:发病率从1992年出生的儿童中的1/150上升到2006年出生的儿童中的1/59。虽然发病率增加背后的确切因素仍不清楚,但利用新技术改进早期检测和治疗的开创性工作正在进行中。

孤独症是一种发育障碍,通常在儿童时期被诊断出来。与本书中描述的许多情况一样,早期干预是减少孤独症影响的关键之一。在美国,孤独症诊断的平均年龄是4.5岁,男孩的发病率是女孩的4倍。斯坦福大学医学院儿科、精神病学和生物医学数据科学副教授丹尼斯·沃尔(Dennis Wall)指出,在那个年龄,儿童仍然可以接受行为治疗。"4岁半年龄段的干预可能会产生影响,但它处于边界状态。如果你能更早地进行干预,并在2岁半或3岁内进行明确的检测和诊断,并开始运行行为编程,那就更有效了。"

研究表明,越早发现孤独症,被诊断出患有孤独症的儿童越早接受治疗服务,他们克服孤独症的可能性就越大。发表在《儿科学》杂志上的一项针对48名儿童(18至30个月)的研究表明,随机分配到一组接受为期两年的全面发育行为干预的儿童的智商提高了17分以上。接受社区提供者干预的另一组儿童的智商提高了7分。

但进步的障碍之一是人员短缺。沃尔指出,在每10 000名诊断为孤独症风险的儿童中,只有大约5名发育儿科医生。因此,在美国许多地区,父母在孩子接受长达18个月的诊断评估之前往往会面临长时间的延误。该评估至关重要,因为通常要求父母为他们的孩子接受一对一的治疗报销。但在这里,同样缺乏接受过这种治疗培训的行为技术人员,这意味着需要照顾的儿童面临更多的延误。

鉴于早期干预的重要性,这些延误意味着失去改善的机会,并且可能会非常不利于孩子的认知和社会发展。鉴于被诊断患有孤独症的儿童人数不断增加,人员配备方面的挑战只会越来越大。

"对于孤独症,治疗是预防性的。""孩子们实际上变得更好了。如果您在表型稳定之前检测到表型(实际的生理特征),并通过行为编程进行干预,您就可以逆转甚至预防它。但是没有足够的临床医生来满足需求。"沃尔说,"解决方案是重塑检测、诊断和干预。"

沃尔创办了一家名为Cognoa公司,该公司的人工智能平台于2018年10月被美国食品和药物管理局(FDA)认定为孤独症的"突破性"医疗设备,可协助初级保健儿科医生诊断和治疗孤独症及其他行为状况。"该平台使儿科医生能够在分配每个孩子的短暂时间内有效和高效地作出决定。"沃尔评论道,这意味着减少专家诊断评估的等待时间。

Cognoa还寻求赋予父母权力。该公司提供了一个包含一系列多项选择题的应用程序,家长可以回答这些问题,以帮助Cognoa更好地了解孩子的发展。问题包括"到目前为止,你的孩子有任何发育问题吗?""你的孩子会模仿你的行为吗?"家长还可以上传展示孩子日常行为的视频,Cognoa指导他们可以采取哪些行动来帮助孩子成长。

虽然该应用程序不能替代临床医生的诊断,但家长指导的治疗方法可以帮助克服由于该领域的临床医生太少而导致的长期延误。正如沃尔和一位合著者所指出的那样:"父母越早、越快进入治疗的起跑线,就能越早开始为孩子提供宝贵技能的活动,让孩子茁壮成长。"

让潜在投资者相信父母会分享他们孩子的数据是Cognoa的早期挑战,正如公司首席执行官布伦特·沃恩(Brent Vaughn)在2018年解释的那样:

> 其中一个很早就出现的问题,即使是潜在投资者或临床医生,真的可以让父母提供临床诊断决定的信息吗?你能让他们在没有临床医生在场的情况下重复地做这件事吗?……所以我们必须解决这个问题。我记得一位风险投资家对我说,你知道吗,你永远不会找到5 000个这么做的父母。然而在几年之内,就有25万家长参与了这项工作。我们学到了很多关于如何可重复地收集信息,可以在这些外部收集信息上建立临床诊断。晚上父母在客厅向我们提供信息,所以这对我们来说无疑是重要的一步。在这样做的过程中,我们表明未满足的需求比我们最初估计的要大得多。

Cognoa对人工智能的依赖是其治疗孤独症的方法与真实世界中孤独症研究治疗实践相悖的方式之一。这引起了该领域其他人的抵制。"我认为这部分是文化的冲突。"沃尔说,"我们来自数据科学计算方法和生物信息学,因此我们的观点与其他人截然不同。总的来说,我们以不同的方式看待事物,并以不同的方式开展研究。"

对某些人来说,另一个问题是他决定将Cognoa作为营利性实体推出(它已经筹集了超过5 000万美元的风险投资资金)。"人们普遍担心商业化等同于贪婪和剥削,但现实情况是如果你不将其商业化,你就无法完成临床评估研究并开发出能够为成千上万需要它的人服务的产品。"

Cognoa的项目包括安全地捕捉视频以及开发视频供孤独症儿童观看。沃尔说,两者都是劳动密集型和资本密集型,很难在营利性公司之外实施。我们必须建立一种机制,使家庭能够以无缝、安全、有力和容错的方式上传视频,但这需要大量资金。

虽然现在就Cognoa方法的有效性得出任何明确结论还为时过早，但早期证据令人鼓舞。2018年5月在 *Autism Research* 上发表的一篇论文以及几个月后在《美国医学信息学协会杂志》上发表的另一篇论文，报告了一项涉及230名儿童的研究结果，通过对比4项孤独症筛查工具与Cognoa筛选工具，结果发现Cognoa工具在区分孤独症儿童与非孤独症儿童方面更有效。

谷歌眼镜在治疗孤独症方面的作用有限

沃尔还通过斯坦福大学的沃尔实验室进行孤独症研究。或许最值得注意的研究是一种名为谷歌眼镜（Google Glass）的设备，研究显示该设备可有效治疗孤独症。

2014年，Google开始销售该设备，这是一种像眼镜一样佩戴的头戴式显示器。佩戴者可以通过语音命令或在框架侧面滑动触摸板来控制显示屏上的内容，该设备还可以用来拍照和录制视频。

谷歌眼镜发布后不久，就引起了来自德国的斯坦福大学计算机科学专业学生卡特林·沃斯（Catalin Voss）的注意。他想知道这个设备是否能让他患有孤独症的表弟受益。沃斯曾在计算机科学名誉教授特里·威诺格拉德（Terry Winograd）门下工作，该教授也是人机交互领域的创始人。他们找到了斯坦福大学精神病学和行为科学教授卡尔·范斯坦（Carl Feinstein），他在斯坦福大学露西尔·帕卡德儿童医院创办了孤独症中心。范斯坦教授又将他们介绍给一直在探索如何将视频用作诊断工具的沃尔。当时，沃尔仍然担心一旦孩子被诊断出患有孤独症，就会出现治疗瓶颈，因此他正在寻找基于家庭的选择。沃尔回忆说，沃斯一找到他，"我就知道这正是我们所需要的"。

他们开始与威诺格拉德和范斯坦以及博士后学者尼克·哈伯（Nick Haber）合作。看到谷歌眼镜的潜力，他们开始招聘人员并开发技术，使每个谷歌眼镜都能适合儿童使用，并处理所需的信息，使其有效地成为一种治疗工具。

被诊断患有孤独症的儿童通常被教导通过使用抽认卡死记硬背来识别他人的情绪。这种方法虽然有效，但会耗费大量时间。在抽认卡上捕捉的人脸变化也有限制。这很重要，正如沃尔解释的那样：

> 孩子们必须弄清楚如何表达不同的面部情绪。他们最终会通过社交来做到这一点，但孤独症儿童却在为此苦苦挣扎。孤独症儿童专注于完全不社交的事物，因此他们错过了有机地学习人脸变化的机会。

谷歌眼镜项目提出了一种全新的方法。沃尔及其同事们开发了一款智能手机应用程序，该应用程序以经过AI培训的工具为基础，从成百上千张人脸照片中提取出儿童需要学习的8种面部表情：快乐、悲伤、愤怒、厌恶、惊讶、恐惧、非情绪化和蔑视。该应用程序与谷歌眼镜相连，佩戴该设备的孩子会收到关于他人面部表情的实时指导。

沃尔及其同事开发的应用程序还允许开发孩子们玩的游戏，以及使他们能够录制视频并播放标记不同情绪的视频。这允许父母与他们的孩子一起回顾情绪被识别或错过的时刻。沃尔认为这些功能使该设备像是一种更为全面的治疗干预手段,为每个孩子提供数据采集系统、行为指导和更精确治疗。他说,数据元素十分关键。

关于谷歌眼镜有效性的早期证据令人鼓舞。沃尔及其斯坦福大学的同事进行的一项试点研究表明,孤独症儿童通过使用与谷歌眼镜配对的应用程序提高了社交技能。(研究中的一些孩子说,戴上这个设备后,他们觉得自己拥有了超能力,比如读心术,所以称其为"超能力眼镜"。)在2018年8月发表的研究中,14个家庭在家测试了Superpower Glass装置,平均每个家庭测试10周,且每个家庭都有一个年龄在3~17岁的孤独症儿童。

这些家庭每周至少使用3次20分钟的治疗。SRS-2是由家长填写的用于评估儿童社交技能的问卷,儿童的平均得分在研究期间下降了7.38分,表明孤独症症状减轻。参与者的孤独症症状均未恶化(基于SRS-2评分),14名参与者中有6名参与者的孤独症水平被重新分类:4人从"严重"变为"中度",1人从"中度"变为"轻度",1人从"轻度"到"正常"。

尽管这项研究的样本量很小,而且没有对照组,但它还是表明,一项创新技术有可能帮助解决棘手的难题,并帮助克服目前延误诊断和治疗的人员配置的瓶颈。沃尔说:"虽然孤独症的病因异常复杂,但现在越来越明确的是,诊断和治疗能够比过去快得多,而且更加精确。这将大大有助于孩子们克服这种疾病,并帮助他们在日常生活中茁壮成长。"

大科学/大制药厂合作的好处

药物的研发过程比较复杂且成本高昂。Tufts药物开发中心的最新研究结果显示,10家不同制药公司研发的106种新药,每种新药的平均成本接近26亿美元(如果把批准上市后的研发成本也计算在内,则接近29亿美元)。虽然在这一漫长而昂贵的研发过程完成之前不能保证成功,但制药公司往往在将研究转化为新疗法方面发挥着关键作用。一种药物的开发尤其表明了这些药物公司如何利用其资源和科学知识发挥巨大作用的能力。

宫颈癌是世界范围内妇女癌症的第二大死因(每年约50万名妇女被诊断为宫颈癌)。德国病毒学家哈拉尔德·楚尔·豪森(Harald zur Hausen)的研究表明,宫颈癌是由人乳头瘤病毒引起的(这一发现使他获得了2008年诺贝尔奖)。1976年,豪森首次发表这项研究成果,但直到30年后,美国食品和药物管理局(FDA)才批准了预防该病毒的疫苗。

美国默克(Merck)制药公司着手于开发一种能够预防感染导致的细胞癌变的疫苗。该公司动用了整个公司的人才,特别是化学工程和生物工艺工程团队。在疫苗研发期间,任默克公司研发负责人的彼得·金指出,摆在他们面前的工作并不简单。

数年来,他们研发出如何在大型发酵罐中发酵酵母,以提高产品质量。然后他们又研发出了如何从酵母中分离出来颗粒,将其分解再重新折叠,并以正确的二元结构重新组合。一直以来,他们都在利用电子显微镜分析实验步骤的正确与否。

他们还必须弄清楚如何将疫苗产品与佐剂一起配制,这有助于刺激免疫反应。这份耗时数年、数百人才得以完成的工作,最终成功研制出病毒样颗粒的制剂,在室温条件下可稳定数月或数年。使用电子显微镜拍摄该制剂时,其呈现出高度有序排列和同质均匀的状态。

疫苗一经开发出来,涉及1万多名妇女的这项临床试验结果表明:该疫苗对防御两种类型的人乳头瘤病毒(HPV 16型和18型)极为有效,这两种类型的HPV共约占宫颈癌病因的70%。2006年6月,美国食品和药物管理局(FDA)批准了该疫苗,默克公司将其称为Gardasil。随后,又添加了一些成分以预防其他类型的HPV,因此,该疫苗现在涵盖了约90%宫颈癌的病因。

如果没有具备各种专业知识的大型团队,不可能完成这样的项目,团队成员包括基础科学家、生物化学家、生物学家、统计学家、临床医生、生物过程工程师以及化学工程师。大型团队也需要在同一研究方向上保持合作。如果你不与团队合作,那么你将无法完成任何项目。这一点,并不总是被那些没有在这个行业工作过的人所赞同或理解。

斯坦福大学生物化学教授金说:"基础科学是这项工作的基础,但是,如果你想把一个科学发现转化为疫苗,就需要有人完成那些被一些从事基础科学研究的人认为是平凡的事情。如果没有这些人开展这些工作,就不会有新的药物产生。"

用现代技术制造婴儿

20世纪具有划时代意义的医学创新之一是体外受精(IVF),它是指在实验室中将卵子和精子结合,然后将孵育出的胚胎移植到妇女的子宫中。1978年7月,第一个通过试管受孕的婴儿出生了。这就是所谓的试管婴儿,尽管这个过程并不涉及试管。从那时起,试管婴儿和其他辅助生殖技术已使全球范围内诞生了超过800万个婴儿,其中美国有超过100万个婴儿出生。

支撑试管婴儿的科学和技术在过去40年中变得越来越先进,这也促使其成功率得到了大幅提高,尽管基于母亲的年龄,成功率仍然存在着显著差异,对于35岁以下的妇女,近40%的试管婴儿技术能够诞生一个婴儿。对于40岁以上的妇女,成功率不到12%。

斯坦福大学医学部妇产科(生殖内分泌学和不孕症)教授巴里·贝尔(Barry Behr)是试管婴儿领域的先驱之一,同时也是人类生殖临床和科学研究领域的领航者。20多年前,他研发了一种营养丰富的培养基的特殊配方,以保持人工受精。这种特殊配方的培养基,使人工授精的胚胎在实验室里能够多生长几天,在这几天里,胚胎获得进一步的生长。这是一个关键的技术性突破,因为它是有助于解决体外受精的众多挑战之一:确定哪些胚胎具有最高的生存可能性。贝尔解释说,在体外受精的早期,我们只能将胚胎培育到第2天或第3天的阶段。在胚胎发育的早期,我们区分胚胎能否成活的能力非常差,因为它们看起来都一样。这就有点像马拉松比赛中的3英里标志——几乎每个人都挤在这个区域。

在这些被培育出来的胚胎中,有很大一部分无法发育成婴儿,但我们无从辨别。所以我们会同时培育6个胚胎,希望有1个是好的。有时会有1个胚胎成功,有时1个都没有,有时结果比我们的预期好很多。所以一些6胞胎或4胞胎的试管婴儿,确实会让人目瞪口呆。

贝尔的工作有助于减少多胎妊娠的发生率,但是其可行性在很大程度上仍然取决于显微镜下对胚胎观察的情况。约10年后,贝尔提出了一种评估方法,涉及一种时间推移成像的形式,即在细胞分裂的前48小时内,每隔5分钟拍摄一次胚胎的快照。Behr和他的同事开发了一种算法,可以评估胚胎生存能力,诸如,与一个基准胚胎相比,查看细胞分裂的速度和分裂的大小等因素,这被称为早期胚胎活力评估。2014年,美国食品和药物监督管理局批准它成为第一个帮助生育专家作出决策的工具。

将胚胎在培养液中维持5天或6天的生命力还有另一个重要的好处——它可以实现贝尔所说的"胚胎审讯"。贝尔解释道,这有可能将胎儿发育中的一些随机性事件降到最低,并在此过程中帮助降低畸形胎儿的发生率。贝尔说:"今天,我们能通过胚胎选择从一个家庭的基因库中消除任何单基因疾病。这包括一系列的基因疾病,如脊髓性肌肉萎缩症、泰-萨克斯病和肌肉萎缩症。"

贝尔解释道,如今约65%的受孕胚胎都经过了基因筛查。如果父母一方或双方是某种特别危害疾病的携带者,他们可以选择两种类型的胚胎植入前基因测试。一种是胚胎植入前遗传学筛查,识别具有正确染色体数量的胚胎。另一种是胚胎植入前遗传学诊断,它涉及识别一个可以触发上述条件的单基因。在这个过程中,从胚胎中取出一些细胞,并对DNA遗传性进行异常分析。进而,没有任何异常的胚胎被放入母亲的子宫。贝尔担心基因筛查可能会带来道德两难的困境,但他认为这有助于促进未来一代人的健康和活力。

关于指导受孕的一些伦理原则

正如贝尔所暗示的那样,当医生从事的医疗程序涉及如何对待胚胎时,就会出现道德困境。斯坦福大学生物医学伦理中心主任大卫·马格努斯(David Magnus)强调了需要指导医学研究和临床护理的原则。

在进行精准健康研究时,需要符合贝尔蒙报告中确定的三项核心伦理原则。第一条原则是尊重研究参与者。这包括有责任将人们视为自主的代理人,并保护那些自主性较弱的人。第二条原则是受益原则,其中包括"不造成伤害"的义务以及尽可能地使利益最大化和伤害最小化的责任。第三条是公正,即有义务创造一种公平的方式来分配研究的利益和负担。这些原则构成了我们监督和评估以人为对象的研究的伦理基础。

一些人试图将这些原则的精练版本应用于临床护理(而不是研究),并经常辅以与真实性(告诉病人真相的义务)或忠诚度(在医患关系中保持信任的义务)有关的原则。将这些原则应用于精准医疗或精准医学(而不是精准医疗研究)的挑战在于,它们的力量来自病人与医生的关系,但现代医学的现实是病人与卫生系统之间的关系。许多决定都限制了医生的选择范围,要实现精准医疗的益处,可能需要进一步的限制。精准医疗的原则还有待于进一步发展完善。

创建"救世主兄弟姐妹"以拯救生命

贝尔采取的另一个创新做法称为"救世主兄弟姐妹"。正如他所描述的那样,这本质上是为一个健康状况不佳的人创造基因匹配。这种"基因匹配"即创造另一个人。正如贝尔所说:

> 一个患有血液病的孩子,可以考虑通过骨髓移植进行治疗。在普通人群中找到精确匹配者的概率大约是六万四千分之一,但是从父母中找到匹配者的概率大约是八分之一。在这样的情况下,一些仍有生育能力的父母可以通过试管婴儿和基因筛查来得到一个与患病儿童组织相匹配的胚胎。然后将该胚胎移植给母亲,如果成功受孕,则脐带血可被用于骨髓移植,以拯救患病儿童的生命。

然而,贝尔认识到围绕这一做法面临的伦理困境——其中一些问题在电影《我妹妹的守护者》中得到探讨。起初贝尔坚决反对这种做法,认为这不是把孩子带到世界上的适当理由。但是当他看到这种选择可以改变一个家庭时,他的反对意见没那么强烈了。近年来,他已经帮助大约5个家庭生下一位"救世主"。

一个试管婴儿的成功案例

试管婴儿使人们能够在被认为是不可能受孕的条件下受孕。每个成功的案例都会改变父母的生活。一位母亲在非常困难的情况下试图受孕,来到斯坦福大学寻求帮助。她与斯坦福大学生育和生殖健康服务中心分享了她的故事细节,该中心后来在其网站上发表了一篇文章。下面是这篇文章:

> 2007年,27岁的丹尼斯·王(Denise Wong),在找到一份新工作后不久被诊断出患有乳腺癌。挽救她生命的治疗方法——肿瘤切除手术、四周期化疗、30天放疗和5年的他莫昔芬内分泌治疗,而这也将减少她受孕的机会。
>
> "那时我并没有想过要成为一个母亲。"王回忆道,"但选择权被剥夺可能是最艰难的事情。"在接下来的10年里,她一直处于疾病缓解期,生活渐渐恢复了正常。
>
> 2016年,在癌症诊断、治疗和康复期间一直陪伴王的男友阿道夫·波兰科(Adolfo Polanco)成为了她的丈夫。他们开始想象曾经看起来不可能的事情:生个孩子。
>
> "我们一直知道这不是大概率事件。"王说,"但我们结婚后确实尝试了几个月,显然没有成功,于是我们开始考虑求医。"
>
> 随着时间的推移,王知道,她受孕的机会正在减少,她需要迅速采取行动。

王联系了几个生殖治疗中心。斯坦福生育和生殖健康服务中心是第一个给出回应的，事实证明这是一个幸运的决定，因为该中心是较早为癌症患者及幸存者提供生育计划的机构之一。此外，该中心还为高风险人群或难以受孕的病人提供服务。

"斯坦福大学以接受最不寻常和最具挑战性的病例为荣。"斯坦福大学试管婴儿外展项目主任、医学博士史蒂文·中岛(Steven Nakajima)说，"利用最先进的技术和方法让团队处于生殖科学的前沿。"

"很多时候，人们来找我们，因为他们被其他医生拒绝了，由于体重问题或其他医疗风险因素。"他解释道，"我们没有武断地去分类，我们也不会因为担心降低受孕率从而特别照顾一些人。我们团队奉行的原则是，试图给每个人机会。"

中岛说："虽然王的情况在医学上并不罕见，但她的受孕机会的确非常渺茫。她的卵巢储备测试(也被称为卵巢评估报告)显示，虽然她只有36岁，但她的卵巢功能接近42岁。在生殖意义上，这是非常低下的功能。"衡量女性剩余卵子的另一项指标——抗Mullerian荷尔蒙(AMH)的测试显示，王的抗苗勒氏管激素(AMH)的检测结果也很低，为每毫升0.48纳克。

"中岛医生告诉我，我自然受孕的概率大约是每月8%或更低。"王说，"通过宫内人工授精(IUI)的成功率大约是10%。如果通过试管婴儿，成功率会稍微高一点，但仍然很低，约为15%。因此，我们的想法是，为什么不寻找最积极的途径？"

王参保的保险公司——与大多数公司不同，涵盖了她的生育治疗。她的保险公司不同意她这么做，他们希望她采取不那么激进的方法。但王的医生知道这将耗费她宝贵的时间，所以他们代表王对保险公司的决定提出上诉，并批准了王所提出的积极策略。

"由于王的卵巢储备减少，我们不知道她还能继续排卵多久，也不知道她是否还有优质卵子。"中岛解释说，"因此，我们做了一种特殊的体外受精周期，以防止她过高的雌激素水平可能重新诱导乳腺癌的发生。"

王不得不与她的丈夫一起学习如何在家里注射多种药物，她每周还要到诊所抽两次血。"试管婴儿并不有趣。"王坦言，"你既要经历个人的思想斗争，又要努力处理好各种工作。好消息是，护士们都很好，会协助我安排时间。"

接下来的1个月，王进行了取卵手术。"护士们很热情也很可爱。"王回忆道，"所有的技术员和医生也是如此。对于这样的临床工作来说，这是一次非常温暖的经历。"

取卵后，有5个卵子被识别，第2天其中2个卵子就有受精迹象。在这2个胚胎中，有1个胚胎在第5天可以进行发育。中岛决定对其进行活检，以确保其染色体是正常的。中岛说："有些人不会对胚胎进行活检，因为这可能会伤害到胚胎。""但在这种情况下，更重要的是让王了解实情。"他们冻结了王的单个胚胎。最终，在了解到第2次试管婴儿周期可能会增加她乳腺癌的复发风险后，王选择植入他们的一个冷冻胚胎。

"你必须理解这对她来说在情感上是多么艰难。"中岛说。"她作为一个乳腺癌幸存者，可能在未来无法产生更多的卵子。这是她唯一的机会，而且她愿意接受胚胎移植程序。"

2017年5月19日，中岛及其团队解冻了王的单个胚胎并将其放入她的子宫。"你要屏住呼吸。"王说，"始终保持谨慎乐观，因为你知道一路走来，有很多挑战和障碍，你必须做好准备,以防出现任何问题。"

4个星期过去了,王的月经没按时来,她怀孕了,但她不敢过分喜悦,因为她知道大多数流产发生在怀孕的前3个月。"一旦我们平稳度过了前3个月,我们就完全松了一口气。"她说,"这些超声检查的照片显示宝宝的生长情况,这让我们感觉更加真实。"

很快,王和波兰科从生育治疗中顺利"毕业"。中岛说,"你们没有理由再来找我们了,因为你们已经怀孕了,而且你们保住这个孩子的概率跟普通人一样。"

当王怀孕37周时,她给中岛医生发了一张自己的照片并向他汇报最新进展。"我真的非常感动。"中岛分享道,"这真的很了不起,我们知道成功的概率很渺茫,但事实上,她的这个胚胎成功了,这对她来说是一次完美的尝试。"

2018年2月11日,麦克斯维尔·波兰科(Maxwell Polanco)在圣何塞的好撒玛利亚医院出生了。王的医生选择了剖宫产。这是一个幸运的选择,因为麦克斯维尔的脐带已经打结并缠绕在他的脖子上。医生小心翼翼地解开脐带,在最后一刻保护了他脆弱的生存机会。

"当我第一次看到他时,他似乎是一个小奇迹,就像一个百万分之一概率出生的婴儿。"王说,"他从子宫里出来的时候,发出了三声响亮的哭声。然后他安静下来,开始吸吮他的手指。他出生时有6磅,7.7盎司,19英寸长。我们觉得他既像爸爸又像妈妈。他的体重增长很快,他很完美。"

公民科学家推动科学发展

当今科学领域有趣的发展之一是出现了所谓的公民科学家。公民科学家是一个统称,指的是那些可能没有接受过正式学术培训,但仍然追求科学、从事研究的个人,有些公民科学家还取得了有资质的科学家都无法企及的突破。我最熟悉的案例是一个名为Eterna的项目,它涉及与核糖核酸(RNA)有关的研究,由斯坦福大学医学院的计算生物化学家瑞朱·达斯(Rhiju Das)领导,并借鉴了世界各地人们的见解。

RNA很重要,因为人类的所有生物过程都由RNA分子编码。RNA基因组存在于一些病原体中,例如流感、艾滋病毒、寨卡病毒等各种大流行性传染病原体。"神经系统疾病也有一个RNA维度,是目前医学界主要的谜团之一。"达斯说,"为什么有这么多的RNA参与其中,RNA在病毒基因组中的作用也一直是个谜,这延缓了在RNA水平攻击病毒疗法的发展。"

Eterna项目始于2009年,当时达斯正在开展将RNA分子用作新型药物的研究,并遇到了他无法解决、超级计算机也无法解决,甚至诺贝尔奖获得者也无法解决的与RNA工程有关的问题。无奈之下,他求助于互联网,向那些能玩一个涉及RNA分子序列的视频游戏的人征集这些问题的解决方案。其目的是研究关于RNA工程的假说,并设计实验来证实这些假说。在项目启动后的几个月内,一个视频游戏社区玩家解决了计算机算法无法解决的问题,该问题的本身是核心RNA生物化学和计算生物学。达斯对玩家们超越计算机这一表现的反应是什么?"这是我生命中真正令人震惊的时刻之一。"

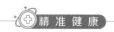

自最初的工作以来,Eterna社区不断扩大,超过15万人参与了该项目。2019年,达斯与他人合作共同撰写的论文解释了该系统的工作原理。

在玩了启动谜题并进入Eterna的"实验室"后,玩家在屏幕上虚拟设计RNA序列。他们的设计被合成并进行实验分析。这些数据会直接返回给玩家,提供反馈,说明他们提交的设计是否能够折叠成预测的结构。

该论文还描述了这项工作的成果。"Eterna玩家的表现优于现有的计算预测算法中的新型二级结构预测算法。而且玩家发现的启发式规则被转化为了一种新预测算法EteRNA-bot,其表现也超过了先前所有的算法"。

Eterna项目已经取得了一些突破,一些玩家甚至在学术刊物上发表关于他们研究的文章。其中一篇由两名Eterna参与者作为主要作者的文章,发表在《分子生物学杂志》上。另一篇文章则描述了作者如何为自动RNA编码的一种算法。据达斯说,这种设计"极大地超越了以前专业科学家同时开发的深度学习方法"。

值得注意的工作之一是在斯坦福大学医学和生物医学数据教授波维什·卡特里(Purvesh Khatri)的工作基础上进行的拓展。他从血液中发现了三基因特征,可以预测一个人在变得具有传染性之前6个月的结核病发病情况。(世界上约有四分之一的人口感染了导致肺结核的细菌。结核病是一种每年导致170万人死亡的疾病)。但是这个特征取决于对三个RNA分子的测量。而目前没有任何分子能像分子计算器一样发挥作用,也没有任何技术能创造出一个能在分子间进行计算的分子。

这就是Eterna的作用。卡特里找到达斯,问他是否可以帮忙。达斯与他的团队讨论后意识到,他们可以设置一个谜题,可能引起一个能够计算出所需RNA特征的RNA分子。该特征,反过来,将能够创造出有史以来第一个基于纸张的结核病检测方法。这将比目前的检测方法更具成本效益,并有助于在贫困地区扩大使用范围。

在谜题推出的几个月内,Eterna已收到3万个潜在的解决方案。达斯随后与他的一些斯坦福的同事合作开发了一种通量实验方法,使他们能够测试所有的3万个分子。这些测试产生了大约100个解决方案,看起来它们将在结核病检测中发挥作用。(其中有几个解决方案来自一个住在瑞士的人,除了曾经是一名计算机黑客之外,他之前与科学研究没有任何联系。)2018年秋天,达斯正在测试这些分子是否能被用于纸上:

> 如果这个结核病项目获得成功,并且成为一个医疗点诊断,这将是我所知道的第一个例子——一种新的医学形式是从公开的或公众捐赠的数据中产生的。它将有可能造福数十万人,如果不是数百万人的话。

那么,哪些人会成为玩家?达斯将他们描述为这样的人:

> 他们与科学没有关系,但他们热爱科学,他们喜欢我们对自然的想法,并将这些想法付诸于实验。我是一个喜欢得到实验性反馈的人,即使结果证明是错的。真正有趣的是,他们似乎从实验中获得了和我一样的兴奋,尽管他们没有接受过学术科学家的专业训练。

达斯指出,玩家们缺乏专业的训练,他们的观点对那些接受过这种培训的人来说是闭塞的。他说:"我从Eterna玩家那里得到的一些想法是我在实验室里看不到的。"其中一位网名是Wateronthemoon的玩家,解释了为什么会出现这种情况:"我们和科学家(我们中也有科学家)之间的区别是,我们不知道什么是有效的,所以我们什么都尝试。我们更有创造力。"

达斯强调玩家们并不是单纯的"原始人","他们中的很多人都读过关于RNA折叠和RNA医学的科学文献。其中一个人偶尔会纠正我关于哪些RNA碱基可以形成哪种非经典的RNA结构的碱基对。而他能做到这一点,是因为他读过一些文献,只不过是非学术性的"。

Eterna项目的工作是RNA在医疗研究领域的地位越来越突出的时候进行的。达斯说,"虽然长期以来它一直很有前途,但直到最近,人们才对RNA有了深入的基础科学领域的了解"。但是现在,"有一个爆炸性的活动",指的是针对RNA的治疗方法和由RNA制成的药物的疗法。(我在第7章中描述的脊髓性肌肉萎缩症的治疗方法,是通过对RNA功能的进一步了解而实现的。)而CRISPR Cas9——我在第7章中描述的基因编辑机制——是由RNA引导的。

达斯说,最终的目标是能够创造出可以转录到细胞中并使病毒失活的RNA。虽然他看到了稳步的进展,但他认为这一目标还需要几年才能实现。他说,可能更快发生的事情是制造RNA,这将对医疗诊所产生影响,而Open TB项目就是这一进展的象征。

这种采用公共数据的过程,以及由公众发明分子的过程,是一种新的医学研究途径。即使在今天这个技术相当先进的时代,也有可能使从事学术研究或制药研究的人的数量增加100倍以应对极其困难的挑战,如实际分子的发明。有这么多的人参与,有可能带来新的见解,促使突破性的发现。

公民科学家的概况

安德鲁·卡切勒(Andrew Kaechele)是活跃在Eterna的杰出公民科学家之一。他的非传统背景提醒我们,当隐藏的人才得以蓬勃发展时,可以取得什么样的成就。

卡切勒在匹兹堡郊外长大,但没有完成高中学业。18岁时,他加入了军队,在那里他担任过各种职务,包括双引擎飞机的机组长。退伍后,他在墨西哥湾做了近20年的商业渔船船长。

2012年,他看到了美国公共广播公司(PBS)节目《新星》,其中一集专门介绍了Eterna项目,于是他开始玩Eterna网站上的游戏。随着时间的推移,他的兴趣越发高涨,开始更多地参与其中,特别是Open TB项目。最近的一项工作需要开发大约100个设计,在体外计算Open TB特征,并合成和测试RNA。达斯说卡切勒的所有解决方案都很可靠,他指出,"卡切勒提出了文献中不存在的新设计策略"。

举一个涉及结核病的纸质检测方法的例子,我们设想当病人出现活动性肺结核时,触发分子计算器,将纸上的一条线变成红色。而我们同时希望有其他的计算器,在有活动性结核病的时候,使红线消失。但所有的方案都失败了。卡切勒继续开发新的方法,使这些分子可以被调整为在病人有活动性肺结核的时候打开或关闭。它们具有同样的基本的分子组成，但卡切勒开发了一种新的策略，能够从本质上切换它们以使其向任何一个方向发展。这是一个令人兴奋的全新想法。

卡切勒说，他每天投入大约10个小时，持续6天，以想出解决方案。当被问及他的想法来源时，他回答说："可以肯定的是，我对事情有自己的看法。我不是一位训练有素的科学家，这也并非一件坏事。这不是我的工作——它更像是一种爱好，是在我空闲的时候喜欢做的事情。"

2018年12月，卡切勒从宾夕法尼亚州西部的巴特勒县社区学院获得了社会工作的副学士学位，并就读于 Slidy Rock 大学。即使他拥有丰富的 RNA 设计知识，他也计划学习社会工作，但仍会继续参与 Eterna 项目——确保他仍然是一名公民科学家。

开发新疗法并重新利用现有药物

生物医学研究涉及更好地了解人体复杂性的永无止境的探索。随着知识的进步，将发现转化为有助于治疗（或预防）疾病的新疗法的机会也在增加。但即使科学的突破显而易见，也并不总是能向临床转化。斯坦福大学 SPARK 项目的重点弥补了这一差距，该项目由斯坦福大学化学与系统生物学系乔治·史密斯（George Smith）和转化医学教授达利亚·莫齐里-罗森（Daria Mochly-Rosen）创立。

SPARK 的想法源于莫齐里-罗森多年来对一系列从未商业化的发现进行的观察。

无论有多么辉煌的前景，早期项目在开发过程中都存在失败的内在风险。此类新生项目在达到重要里程碑之前不太可能吸引业界的兴趣，而且美国国家卫生研究院、基金会或私营企业对这一关键过渡的资助的资金也很少。

凯文·格里姆斯（Kevin Grimes）可以谈论药物开发的挑战。他目前是斯坦福大学化学和系统生物学教授，也是 SPARK 的联合主任，还曾担任医疗保健顾问并曾经在生物制药公司工作：

> 在我从事工业工作期间，我看到了一些非常有前途的治疗技术，这些技术没有人会开发，仅仅是因为没有申请适当的专利。制药公司需要一段时间的市场独占期才能获得足够的投资回报。如果你正在考虑投资数亿到数十亿美元，这是开发一种新疗法的平均成本，而且你没有可以持有的专利，那么投资者会将他们的资金投入其中吗？制药公司对投资者负有责任，无论好坏，以实现利润最大化。如果仿制药公司可以直接做仿制药，他们就不会投资于治疗的开发。

莫齐里-罗森亲身体验了这一现象。她是一名职业化学家，2000年，她的实验室发现，在心脏病发作后使用一种特定的肽抑制剂可以将实验动物的死亡组织大小减少70%。这一发现可能意味着可以达到显著降低心脏病患者发生心力衰竭或死亡的可能性。学术期刊发表了有关该主题的文章，但制药公司却对此没有兴趣。

故事到此结束,但莫齐里-罗森开始与制药公司的代表交谈。他们认识到她的发现的重要性,但没有找到将其转化为药物的方法。她回忆道"他们基本上都告诉我不行"。相反,她与她曾经的一位学生一起寻找资金,她说她被拒绝了大约50次。"筹集资金需要很大的毅力、决心和谦逊。"她说,"像我这样的学者不习惯被告知'不'。"

但她一直没有放弃。在一次与倒垃圾的邻居偶遇时,她说:"我有一张使用药物的心脏照片和未使用药物的心脏照片,显示梗死面积有很大差异,我会把这些展示给人们。"于是邻居为她起草了商业计划,她的坚持得到了回报。2003年,她成功地从风险投资者那里筹集了2 700万美元。

她从斯坦福请了一年假,并聘请了几名斯坦福学生。"我认为我们都很聪明,我们可以弄清楚需要做什么。"她回忆说,"事实上,我们完全不知道需要做什么,学术界从未教过我们这些知识。业务部分实际上是最简单的,最困难的部分是药物开发的复杂过程。学术界的态度是,这不是智力上的挑战。所以,我们有点忽视了这一点。其实这在智力上极具挑战性。失败的方式有很多——比成功的方式要多得多。这不像学术界,失败是研究的基础,可以写在论文中作为成功故事。在这里却完全行不通。"

当莫齐里-罗森回到斯坦福时,她想帮助弥合她所说的工业界和学术界之间的"巨大鸿沟"。她得出的结论是,最好的办法是将双方的代表放在一个房间里定期相处。"这将有助于人们相互尊重,并有可能继续相互学习。"该计划始于5名来自行业的志愿者(包括风险投资家、监管科学专家、临床医生和基础科学家),他们都签署了保密协议并且不计报酬。莫齐里-罗森回忆道:"我只是请他们帮助我们选择正确的项目,并教给我们所需的知识。"

从2006年起,SPARK已经发展成为一个多层面的项目,并由莫齐里-罗森担任主管。有针对药物开发过程的研究生课程,但主要活动与SPARK学者有关,他们必须申请该项目,该项目面向斯坦福大学教授、临床医生、博士后学者和研究生开放。SPARK学者的选择标准基于3个因素:

- 提议的治疗方法是否解决了未满足的医疗需求(最好是重要的需求)?
- 它是否涉及一种新颖的方法?
- 该项目是否有合理的机会推进到行业合作伙伴关系或斯坦福大学的临床试验?

遴选委员会三分之二以上的人是湾区生物技术行业的高级管理人员,包括医疗保健投资者、公司高管以及在药物化学、监管科学和临床试验的设计和执行等领域具有丰富学科经验的科学家。委员会的其他成员由具有将他们的发现转化为新药的第一手经验的学者组成。该委员会每年收到大约60份提案,通常会接收10至12份。

被接受的提案获得了通常持续2年的适度产品开发资金。更大的价值通常来自行业专家提供的指导。大约有100名这样的导师参与了SPARK。他们在药物开发领域拥有专业知识,包括检测开发、临床试验设计、知识产权法、资金、监管要求和大学合规性等领域。"拥有多名顾问很重要。"莫齐里-罗森说,"因为没有一条通往成功的道路,但一条糟糕的建议可能会破坏最好的项目。"

在斯坦福大学校园举行的每周会议上,通常有30至40名行业顾问出席。这些会议在指导药物开发过程和了解个别SPARK项目的更新情况之间交替进行。莫齐里-罗森说,会议的一个关键要素应该是分歧。例如,一位顾问会建议使用早期版本的药物快速进入小鼠研究以展示概念证明,另一位顾问会说在药物优化之前在小鼠身上进行的研究是无用的,第三位建议在进行小鼠的概念证明之前对靶点进行验证。她说,寻求共识"意味着你不会冒险"。

尽管制药公司花了很长的时间来描述化合物的药理特性,并且认为在小鼠身上进行早期的概念验证研究是一条冒险的捷径,但莫齐里-罗森希望SPARK的研究人员会选择这种风险更大的选择。特定类型的药物靶点也可能存在固有的风险;工业界认为,通过小分子抑制蛋白质相互作用或纠正酶的基因突变是非常危险的项目。SPARK欢迎这些类型的项目,因为它们进入"空白区"——没有竞争,如果它们成功,那么影响将是巨大的。

每年启动的项目的最终目标是通过药物开发的应用科学推进它们,并将它们降低到可能发生两种情况之一的程度。一个理想的结果是将项目移交给商业合作伙伴,商业合作伙伴看到了承诺并愿意为进一步发展进行投资。另一个结果可能涉及看起来没有商业吸引力但对患者有益的项目。在这些情况下,目标是将这些项目带入斯坦福大学的诊所,或找到公私合作或其他非营利方式来支持开发。在后一种情况下,斯坦福大学成功的临床研究会得到许可协议;投资者或公司看到了该计划的价值,并找到了使其在商业上可行的方法。

除了对学者进行新药发现过程的教育外,SPARK在确定已获批准药物的新临床应用方面也取得了显著成功。正如格里姆斯解释的那样:

> 开发新药成本高、耗时长且风险大。将已经证明对人类安全的药物重新用于新的临床研究可以降低开发分子的前期成本,并降低药物产生意外副作用的风险。我们主要关注确定现有药物是否对感兴趣的疾病有效。近三分之一的SPARK项目采用这种方法。令我们惊讶的是,由于我们创造了新的药物配方、给药途径或其他可专利的方法,这些项目中有相当一部分获得了商业合作伙伴的许可。重新调整项目用途特别有吸引力,因为它们成本更低,并且可以更快地为患者提供有效的治疗。

药物再利用的一个例子涉及西地那非(伟哥)。辉瑞奥瑞吉公司最初开发西地那非作为治疗高血压和冠状动脉疾病引起的心绞痛的潜在药物。在临床试验期间,该药物对上述疾病并不是十分有效,但报告指出它对患有性功能障碍的男性有帮助,这为勃起功能障碍药物开拓了一个全新的市场。西地那非,后来被确定在高剂量给药情况下对肺动脉高压的治疗有益。

斯坦福大学皮肤病学名誉教授阿尔弗雷德·莱恩(Alfred Lane)发现了这种药物的另一个再利用机会。他正在照顾患有淋巴畸形的儿童(一种罕见的疾病并会导致淋巴管良性生长,由于其大小和位置,可能会对健康造成严重损害)。其中一名儿童正在接受西地那非治疗肺动脉,西地那非也被证明对肺动脉高压也有益处。莱恩指出,这个孩子的淋巴畸形明显缩小了。他希望格里姆斯设计一项临床试验,以评估西地那非在治疗这些患有淋巴畸形的儿童中的效用。格里姆斯描述了这些发现:

> 莱恩博士获得了美国食品药物监督管理局和斯坦福大学伦理委员会的批准,进行一项小型临床研究。辉瑞公司慷慨地捐赠了研究需要的药物。治疗20周后,研究的7名儿童中有6名淋巴畸形明显萎缩。根据一项支持罕见病治疗的特别计划,美国食品药物管理局现在正在财政上支持一项更大规模的确证研究。根据最初的学术出版物,世界各地的医生已经开始用这种药物治疗患病儿童。

斯坦福大学SPARK转化医学项目在将发现加速转化为新疗法的方面也取得了相当大的成功。在完成该计划的2年内,大约一半的SPARK项目进入行业初创公司或现有公司,并进入临床研究。超过一半的斯坦福大学SPARK转化医学项目涉及儿童和孕产妇健康、全球健康和孤儿疾病。

除南极洲外,每个大陆都有大约60个受斯坦福大学SPARK转化医学项目启发的项目。该计划的受欢迎程度突显了药物开发在全世界的挑战,并且非常需要简化人们受训进行开发的过程。

斯坦福大学SPARK转化医学项目在促进发现、临床应用和迭代方面的成功,在药物开发和批准过程没有跟上快速的技术进步的时刻至关重要。尽管该计划已经完成了许多工作,但在能够改善全世界生活的新疗法的开发方面还有很多工作要做。

加速健康技术创新

从历史上看,医生一直是新医疗技术创意的主要来源,而工程师的任务是将成熟的创意转化为实际产品。斯坦福拜尔斯生物设计中心的领导者希望调整这一顺序,使医生和工程师能够组成一个平等的团队一起工作,专注于解决未满足的医疗需求——并以跨学科的方式实现这一目标。

2001年,该中心为完成住院医师实习的年轻医生和获得硕士或博士学位的工程师设立了创新奖学金。从那时起,中心每年都会选出12名研究员。他们组成为期10个月、通常由2名工程师和2名医生构成的4人团队。该中心负责管理该研究金,寻找可能试图追求自己的医疗技术理念但未能成功的人。来到斯坦福后,这些研究员被分配到一个临床领域——通常他们没有接受过正式培训的领域。2001年创立该中心的保罗·约克(Paul Yock)说:"他们这样更具创造力,他们思考问题的方式受到的限制更少。"

在2个月的时间里,研究员们可以进入诊所和医院,观察医生、与护士交谈、采访患者,甚至可以在患者家中与他们共度时光,以更好地了解患者的需求。领导用很多话告诉团队成员,"在你面诊至少200个有临床需求的患者之前,不要回来"。

为什么是200个?"年轻发明家很容易爱上临床需求。"约克说,"因为为患者提供新技术通常需要10年时间和数千万美元,所以你选择时要非常小心。这就是为什么我们故意过度满足他们正在考虑的需求,然后我们迫使这些需求进行竞争。这使得每个团队从他们认为真正重要200个问题中选择2个或3个来解决。"一旦研究员确定了最重要的2个或3个需求,他们就会被要求针对这些研究出2种或3种新方法。然后,这些解决方案将竞争产生一个的最佳概念,以推进原型设计和测试。

研究员咨询了大约150名专家,作为该过程的一部分,他们探讨了几个可能成为障碍的问题,例如专利前景、报销途径和监管批准的可能性。当他们将列表筛选到一个想法时,重点转向最终如何开发产品以造福患者。例如,它会获得许可吗? 还是会成立一家公司来支持它?

这是一个非常彻底的过程——有时最后一步是团队决定不继续这个想法。"我们真的很喜欢这样,"约克说,"因为这些年轻的创新者需要知道在他们以后的职业生涯中如何做到这一点。"

事实证明,许多想法都值得追求。自2001年成立创新奖学金以来,受训者已经创立了50家公司,其中48家仍在运营。他们已经筹集了超过7.4亿美元的启动资金,这些发明已经惠及了150多万个患者。

其中一家公司是iRhythm。通常,诊断取决于患者与医生会面时发生的心律失常。有些人会佩戴一种称为Holter监测器的设备,该设备将多个电极连接到皮肤上持续24~48小时。但是电极很笨重,设备不防水,而且时间太短,无法检测到间歇性心律失常。Holter还需要从医院取回,以便医生访问它收集的数据。研究员们看到了对一次性产品的明显需求,这种产品既舒适又可以在一到两周内生成数据流,并能够迅速作出诊断。它还需要让付款人负担得起。

研究人员开发了一种用户友好的心脏监测器,称为Zio Patch。3英寸的贴片通过黏合剂贴在胸部,可以佩戴长达14天,提供不间断的心脏监测。然后,患者将Zio补丁邮寄到服务中心,下载数据并进行诊断。它对患者和医生来说更方便,并且通过减少转诊次数来节省资金。

2009年,美国食品药物监督管理局批准使用Zio贴片,事实证明它非常受欢迎。数十万人使用过它。2016年10月,iRhythm成为一家上市公司。该公司的创始人乌代·库马尔(Uday Kumar)曾表示,生物设计中心的方法对Zio Patch的成功至关重要。尽管他已经离开iRhythm,但他说:"我已经利用在中心学到的方法创办了多家公司,我更加相信这是进行健康技术创新的最有效方式。"

生物设计过程的有效性也在不同的全球环境中进行了测试。斯坦福-印度生物设计项目培养了一代研究员,他们开发了新技术,为资源有限的患者群体提供服务。新加坡和日本也制定了联合培训计划(传统上不以创新或冒险而著称的文化),两国的生物设计研究员在发明新的健康技术方面取得了相当大的成功,其中一些现在正在进入临床护理领域。来自全球项目的学员明白,在任何文化背景下进行成功发明的关键是有纪律地专注于研究特定环境中的需求。正如生物设计学院领导喜欢强调的那样:"DNA的伟大发现是一种具有良好特征的需求。"

数据如何改善医学教育并帮助衡量医生的表现

医学生应该受到怎样的教育?一名合格的医生需要掌握怎样的技能?这些至关重要的问题并不总是有简单的答案。但斯坦福大学外科教授卡拉·帕格(Carla Pugh)在这两个领域提供了宝贵的新见解。她一直是开发先进工程技术的先驱,这些技术生成的数据可为医学教育带来精确性,并评估医生如何有效地执行各种程序。

帕格同时拥有医学学位和教育博士学位,这种资质极为罕见(她是美国第一位同时拥有

这两个证书的外科医生）。在发现医学院教育的不足之处后,她决定继续攻读教育学位:

> 我是一个视觉学习者,这有利也有弊。在解剖学上,我有过目不忘的记忆。我可以从三维角度看东西。但积极的一面也是消极的一面:我希望我的书是三维的,但它们不是。我会花很多时间在图书馆里查看心管折叠和旋转的每一张照片——直到我能够连续画出这一系列的画面。教科书只会显示心脏导管的一两个部分,并期望读者能够掌握这些知识,这让我非常沮丧。所以我会查看其他书籍,深入寻找那些图片。

当她成为一名外科住院医师时,也有过类似的经历,这导致她想要帮助开发更好的教科书、更好的培训方式和更好的可视化方式,为解剖学或手术做准备。

在攻读博士学位期间,她学习了传感器技术,该技术可以根据运动和力生成数据,她意识到它还可以用于指导外科手术。她利用这项技术开发了一个模拟器(对患者进行真实模拟),并获得了一项专利、成立了自己的医学教学系统(Medical Teaching System,MTS)公司。"我的任务是找出我们如何利用技术彻底改变医学教育和外科教育的面貌。"第一个医学教学系统的产品在200多所医学和护理学校中使用。学生可以利用这些设备来模拟诊所的体验,教师可以使用生成的数据来衡量学生的表现。

帕格一直特别关注触觉的艺术和科学的触觉论。这意味着她知道如何触摸某物,知道某物的触感如何,并且能够辨别正常与异常之间的区别。这是医生的一项关键技能,尤其对外科医生来说。但正如帕格所指出的:

> 触觉的棘手之处在于我们没有可靠的教学方法,也没有测量方法。因此,我们没有办法确保能力。医生应该如何学习? 当你应该知道的一些最重要的东西无法在课堂上学到,无法在书本上读到,有时在紧急情况下无法体验到,事情发展得如此之快的时候,你该如何掌握知识体系?

这是她抱怨医生培训方式的一部分内容:

> 医生们经过多年的训练才成为顶尖的精英专业人士,但当你看看我们的训练,与其他专业人士相比就相形见绌了。例如,运动员可以获得即时回放、视频回顾以及多年的成绩数据和指标,以帮助他们确切地了解自己需要做什么。在医学领域,我们最好的方法是经过试验和检测,但这只是一种认知和陈述性知识的测验。我们没有针对实际操作技能的测试,而我们迫切需要这样的测试。

2016年,帕格创立了另一家公司,名为10 Newtons。它专注于培养对触摸过程的测量、分析和理解,重点是数据分析和数据可视化。而不是为教学建立模拟器(如医学教学系统),目标是建立传感器激活系统,允许收集大量数据和掌握学习曲线的表征。

10 Newtons开发了超过15种支持传感器的培训工具,其中许多也可用于患者护理。它们与视频和运动跟踪技术一起使用,这使得"数据采集方法……能够捕捉到每个接触点的实际临床表现"。这已经产生了一个全面的数据库,可以在乳腺健康、腹腔镜检查、盆腔检查和插管等领域产生关于医疗决策和临床表现的新见解。数据和培训工具的一个关键因素,是在程序期间额外关注决策的制定和团队的沟通。虽然大多数运动研究都集中在技术技能的指标上,但帕格和团队注意到,在复杂运动信号中缺乏运动(空闲时间)间接代表了程序规划和术中判断。为了便于对性能进行深入评估,她的团队还收集了传感器数据和视听数据。他们的目标是充分实现"量化医生"——使用可穿戴设备跟踪个性化的表现数据。这种方法使人们能够关注比技术技能更广泛的领域。

尽管医学界的其他人明确警告帕格不要研究医生的动手技能——因为方法多种多样——但她和团队一再发现,当达到预期的手术结果时,传感器数据显示出惊人的相似性,在临床乳房检查中尤其如此。

她和同事进行的一项研究表明,错过乳房病变的有经验的医生都有一个共同点——在进行临床乳房检查以定位肿块时未能施加所需的压力。这项研究是帕格于2015年在《新英格兰医学杂志》发表的一篇文章的基础,研究表明,在模拟环境中,如果检查者施加的力小于10牛顿(相当于轻到中度的背部按摩),那么他们错过乳房病变的可能性会高出7倍。"由于力的变化无法通过人类观察进行可靠的测量,"帕格和她的合著者写道,"我们的研究结果强调了传感器技术具有为现有的、基于观察的临床表现评估增加价值的潜力。"

帕格开发了一种名为BEST(乳房检查感官训练)触摸的模拟器,可以测量施加在逼真模型上的压力。该模型在胸腔底部有一个传感器,它可以实时反馈施加的压力大小。每个乳房上都有一个病变,用户需要根据指示进行查找。她指出:"最多10分钟内,对于大多数一开始做错的人来说,5分钟内,他们就能弄清楚,'哇,好吧。我不知道我应该这样做。'"

帕格说,让医学界提高绩效衡量标准最终将取决于技术。"现在有很多伟大的技术。传感器、运动跟踪、可穿戴设备、生理监视器等应有尽有。大多数这项技术都没有考虑到医学培训或人体性能测量。对我来说,这意味着有越来越多的机会重新利用现有的技术并扩大其使用范围。"她还认为,一旦医生能够获得即时回放和对其表现的视频评论——出于法律原因,这在很大程度上是他们无法获得的,"那么我们就真的能够将教育和评估提升到一个新的水平,这是最终的目的。"

开发更好的新诊断工具

尽管我们在医学领域取得了诸多进步,但在过去20年中,仍有一些领域的治疗方案变化甚微。以感染的诊断为例:医生通常不得不在确诊前决定如何治疗感染,这在医学其他领域几乎闻所未闻。这是亚当·德拉泽尔达(Adam de la Zerda)试图解决的问题。他是斯坦福大学结构生物学助理教授,也是一家名为Click Diagnostics的公司的创始人,该公司正致力于传染病的快速诊断。

对于这个问题德拉泽尔达有着个人经验。一天晚上,当他18个月大的女儿诺亚(Noa)玩耍回家后几个小时,开始出现胃痛且呕吐后无法缓解。德拉泽尔达打电话给护士报告症状后,他和妻子被告知需要将诺亚带到急诊室。

当他们到达时,医生和护士聚集在一起,他们给诺亚做了胸部X光片并从她的鼻子上取了拭子。她被连接到一个氧气监测仪上,虽然X光片没有显示她的肺部有任何异物,但担心她可能在玩耍期间吸入了玩具的一部分,虽然不确定具体是什么原因导致了她的疼痛。

当她的氧气水平开始下降时,医生建议在麻醉下进行手术,检查她的呼吸道是否有异物。德拉泽尔达和他的妻子选择了反对这一步骤,但医生们在接下来的24小时内多次找到他们并提出了同样的建议。

最终,鼻拭子检测结果出来,证实诺亚感染了一种非常常见呼吸道合胞病毒。德拉泽尔达回忆道,当时医院的场面发生了变化:

> 大家都冷静下来了。医生告知要给我们的孩子做手术并检查肺部。他们甚至开始讨论把她放回家,任由我们监护她。但如果我们在她刚进入急诊室的那一刻就知道她感染了病毒,整个事件就会非常不同。

Click Diagnostics旨在通过更快地诊断传染病来预防此类事件的发生。该公司专注于一种称为聚合酶链反应(PCR)的工具(它的发明者卡里·穆利斯于1993年获得诺贝尔化学奖),这是诊断感染的标准。PCR通常与一个非常大的仪器结合使用,这个仪器的大小相当于医学实验室里的一个小沙发。虽然PCR工具在诊断感染方面非常准确,但需要首先获得组织样本,然后将样本送往实验室进行检测,最后由实验室联系医生提供报告结果。运行PCR机器的成本超过10万美元,运行时间需要几个小时,并且需要由经过专门培训的人员来操作。

德拉泽尔达希望让PCR工具更容易操作使用。"我们希望让任何人,从卫生专业人员到任何地方的个别患者,都能进行PCR诊断,以寻找任何可能的感染并使他们得到良好和准确的结果。"他希望能将一个非常大、移动缓慢的仪器转换成一个小型手持设备,在不到30分钟的时间内生成诊断结果,从而实现这一目标。一旦成功,传染病的诊断将发生改变。

当患者还在医生办公室时,PCR结果就出来了,这样可以减少不必要的抗生素处方,因为医生会作出一个明确的诊断,表明是常见的上呼吸道感染还是病毒感染或细菌感染。此外,这种小型、廉价、快速、准确的感染检测手段可以改变患者对自己健康的掌控方式,让他们在家中就能检测出自己或亲人的常见感染。

随着这项工作的继续进行,德拉泽尔达在斯坦福大学的研究也有一个类似的诊断目标,即更快速地了解化疗等疗法是否能成功地治疗个别患者的癌症。为了实现这一目标,他致力于提高医学成像的精确度。人体内大约有25万亿个细胞,它们彼此之间不断通信,蛋白质和其他信号分子作为信息来回发送。他的目标是使人们能够实时监听到在10亿个细胞上进行的通信。德拉泽尔达说:

> 现今我们只能获得细胞相互通信的快照,这严重限制了我们对细胞的理解。我们知道细胞所说的单个"单词",但我们从未听过真正的对话。这意味着我们缺乏背景知识。我们不知道这些细胞是如何交流的,也不知道它们会如何反应。这样的分析忽略了其他数十亿个相互通信的细胞。这是一个非常不完整的情景。

通过监测细胞通信,还可以了解细胞对化疗等治疗的反应:

> 今天,我们通常需要2至3个月的时间来观察某人是否对化疗有反应。在这2到3个月里,患者正在经历非常糟糕的治疗,甚至不知道这些治疗是否有效。如果他们没有

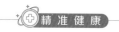

反应,那么我们将知晓并立即停止当前的治疗。

技术是应对这一挑战的基础。获得完整的图像取决于对组织的深入观察并在三维模型中对数十亿个细胞的同时监测。如今,最强大的工具只能捕获数千个细胞的图像。德拉泽尔达正在努力缩小这一差距,以便能够更详细地捕捉细胞通信。这样的技术一旦研发成功,就会有许多不同的应用。除了对治疗的有效性进行分析外,肿瘤的发现也将更早。更广泛地说,观察和监测细胞通信将增强我们对癌症生物学的基本理解,从而为癌症治疗提供更具创新性和更精确的指导。

利用跨学科创新促进全球卫生发展

斯坦福大学和硅谷的一系列活动和创新可以增加改善发展中国家人民福祉的机会。虽然大多数发展中国家在近几十年来取得了重大进展,但它们的医疗卫生条件亟待改善。医学上的突破可以(也应该)发挥着巨大的社会价值,可以使这些国家的人们受益。

斯坦福大学医学院高级副院长、全球健康创新中心主任米歇尔·巴里(Michele Barry)和医学教授本(Drs.Ben)和杰西·申森(Jess Shensen)及博士们重点关注了全球的医疗健康。该中心与斯坦福大学联手,主要为有利于发展中国家的跨学科项目提供资助。具体来说,申请者至少需要与两个除医学院之外的斯坦福大学的研究生院合作。巴里说:"我认为,如果不考虑疾病以外的更大因素,就无法准确地解决全球健康问题。""全球健康问题有许多社会、文化和商业等方面的因素,我们需要将这些因素结合起来,才能够精确地治愈或预测它。这就是为什么我们期待着跨越多个学科的项目。"

中心资助了一些非常具有创新性的项目。其中一个是"迷你实验室",用于认证药品,并允许非洲的小规模供应商管理安全的药品和库存。另一个项目资助了一个低成本的定点听力测量,以识别和预防结核病药物引起的听力丧失。中心资助开发一种20英尺的支架,用于帮助出生时患有畸形足的儿童。在全球,每750个新生儿中就有1个患有这种疾病,它被称为奇迹之脚。现在每年有21个发展中国家的大约5 000名儿童正在使用这种支架,这种支架因其创新和简易的设计而获得了多个奖项。"佩戴超级容易!"一位在巴西出生的孩子的母亲说,"这是完全不同的设备,比其他的都要好。"

该中心还使斯坦福大学的临床医生能够在资源有限的社区工作,以应对健康的挑战。每年,有50多名斯坦福大学的医生被送到资源匮乏的地方。巴里说:"我不认为你能成为一个真正很好的医生,除非你真正了解偏远地区的卫生状况、他们如何定义'健康'以及他们如何对待自己的健康问题。"住院医师和教师在发展中国家或美洲印第安人中有所保留地观察病人并进行研究,从而对跨文化健康问题有更准确的理解。

作为斯坦福大学的心脏病学研究员,安德鲁·张(Andrew Chang)曾在卢旺达工作,并在首都基加利的一家医院治疗病人。他还曾在乌干达对患有风湿性心脏病的女性进行过研究。这些经历给了他一个重要的见解:"在海外行医会让你意识到,在很多方面,人们都是一样的。"他告诉斯坦福医学中心:"同样的基本情绪——恐惧、遗憾、愤怒、悲伤——这些事情都是普遍存在的。当有人开始哭时,你会握着他们的手。"

另一个重点领域是巴里所说的"地球健康",他说:"如果一个人不看看自己的星球发生了什么,就无法实现人类健康。"地球的健康不仅仅是气候对健康的影响。它还涉及人类对地球自然系统的影响,如生物多样性、动物、水、基础设施和空气。

这一重点的象征体现在该中心对婆罗洲一个名为"和谐健康"的项目的支持。岛上猩猩的最后乐园之一——古农巴隆国家公园——周围的栖息地因砍伐而遭到严重破坏。该中心资助的一个项目为当地一个村庄的居民提供低成本的医疗保健,以换取他们停止伐木。这种影响是具有变革性的,伐木活动下降了88%,儿童死亡率和疾病率大幅下降,社区的整体健康状况有所改善,曾经从事伐木工作的居民中有一半以上现在从事农业生产。

巴里还致力于努力培养全球卫生领域的新一代女性领导者,尽管提供了大多数保健项目,但她们占该部门领导职位的比例不到25%。赋予妇女和女孩权力已被证明会影响健康,"让她们担任领导卫生职位是关键。"巴里说。

这项工作的一部分包括在世界各地推出新的培训机会,目标是在未来10年里通过一年的奖学金培养3 000名中高级职业女性,辅以现实世界的实践计划,可以有助于培养更具包容性的领导。"这不仅仅是为了培训女性的领导技能,"巴里说,"我也想在改变她们工作环境方面发挥催化作用。"

为药品定价带来透明度

互联网的好处之一是支持亚马逊等平台的出现,这些平台为公司提供了类似产品或甚至不相同的产品收费的透明度。可惜的是,这种透明度在医疗保健行业方面却进展缓慢。在这些行业,产品和服务的价格可能会根据一系列因素而产生很大差异。但有一家名为GoodRx的公司已经成功地收集了数千种药品的价格和折扣,所有的信息都发布在其定期更新的网站上。

该公司的起源可以追溯到2010年,当时该公司的创始人道格·赫希(Doug Hirsch)经常去一家药店开处方。药剂师告诉他,价格是450美元。他决定再去另一家药店看看,那里的价格是250美元。第三家药店的价格是350美元。"这让我大开眼界,"赫希说,"因为我只是假设那个穿白大褂和拿着电脑的人有一个固定的价目表。我也不知道药品价格会有什么变化。"

赫希有技术方面的背景——他之前是雅虎和脸书的高级主管——所以他找到了朋友特雷弗·贝兹德克(Trevor Bezdek),其创立了一家为医疗保健公司提供服务的科技公司。他们决定进一步探索,尽管他们没有医疗保险或药房的经验,但他们想知道是否有可能组织一个全面的药品价格数据库。他们发现,有14个州在法律上要求一个网站公布普通处方药的价格。"但有一半的网站被关闭了,"赫希回忆道,"另一半完全是错的。"

赫希和贝兹德克开始试图手动收集不同药品的现金价格——这一过程告诉他们,有几种方法可以让消费者支付远低于公布的价格。这让他们开始了为期7年的漫长旅程,以组织药品定价,了解药品定价的可变性,并向消费者提供信息,并使他们能够从各种定价选项中进行选择。

它的工作方式很简单。用户输入他们的邮政编码和他们正在寻找的药物。作为回报,GoodRx提供了该地区的价格列表,用于进行比较购物。使用这项服务是免费的,它也不要求用户提供任何个人信息——甚至连电子邮件地址都不需要。截至2018年夏天,每月约有800万人在使用这项服务。该公司自称为"处方药专家"。

药店最初对GoodRx表示怀疑,但他们已经变得非常支持他们。赫希解释了其原因:

> 想象一下,如果你是一名药剂师,你被要求开处方。你拿到药水瓶子,把标签贴在上面,并计算出这些药的价格,然后消费者就消失了。或者顾客在,但因为支付不起药品费用,就走开了,这种情况每年会发生2亿次。药店已经意识到,GoodRx可以帮助那些消费者,这让我们和药店建立了非常牢固的关系。

> 还有另一个好处——帮助人们找到药品的最低价格,这增加了他们购买和使用它们的可能性。据估计,患者不遵守其推荐的治疗方法会每年给美国医疗保健系统造成成本高达2 890亿美元的损失,同时也造成约12.5万人死亡。

和许多创新者一样,赫希和贝兹德克在寻求他们的想法反馈时遇到了阻力。从药品销售主管到医学院院长,说他们是在浪费时间。赫希说,这些人忽视的是,现在90%的处方都是仿制药,这可能会有很大的价格变化。"人们告诉我们,我们进错了游泳池,"赫希说,"但我们意识到,我们所在的游泳池实际上很大。"

做一件"不可能的事":使用植物生产"肉"

帕特·布朗(Pat Brown)有一个大胆的目标:消除食品系统中对动物的使用,并导致以动物为基础的食品工业逐渐消失。他计划如何实现这一点?通过创造能够复制肉类、鱼和乳制品的食物,并让消费者表明他们更喜欢这些,而不喜欢用动物制作的食品。他表示:"我们对与现有的行业共存不感兴趣。""我们希望通过更好的产品的公平市场竞争来完全取代他们的市场,并在2035年之前实现。"

布朗是"不可能食品"公司的创始人和首席执行官。这家公司的总部位于加利福尼亚州的雷德伍德市,自2011年成立以来,该公司已经吸引了7.5亿美元的资金(截至2019年5月)。它的投资者包括比尔·盖茨和谷歌的风险投资部门。该公司的产品是"不可能汉堡",它的设计外表和味道都像动物肉,尽管没有任何动物产品。截至2019年4月,这款"不可能汉堡"在美国、新加坡等5 000多家餐厅出售——这些餐厅包括Carl's Jr、White Castle和Burger King Carl's等连锁店——并计划在杂货店出售。

布朗的背景并不意味着有人会创办一家食品公司。他接受了分子生物学家的培训,并加入了斯坦福大学医学院,于1988年在此任教。他最初的研究集中在艾滋病病毒如何复制上,但他后来转向了对工具的开发,利用基因组序列系统地研究基因如何工作的,以及它们如何表现出细胞的特性。他将这些知识应用于理解、分类和诊断癌症，以及理解基础生理学。"我想象自己最不想做的一件事就是创建一家公司。"他说，"我对食物也基本上不感兴趣。我从来没有真正考虑过，如果你问我，我会说，'食物作为一个研究的话题是最无聊的'"。

但和许多成功的企业家一样，布朗也有逆向倾向，并渴望挑战已有的行业。在他职业生涯的早期，他遇到了所谓的"科学出版系统的严重反社会功能失调"。他对出版商对文章收费的做法感到愤怒，他帮助建立了一个名为PubMed Centrald的公共科学文献库。他还创立了世界上第一个成功的开放获取出版商——公共科学图书馆（PLOS）。

2009年，在斯坦福大学休假期间，布朗给自己设置了一个大胆的任务：找出世界上他可以帮助解决的最重要的问题。他很快就决定尝试消除食用动物对环境产生的影响。虽然他已经当了10年的严格的素食主义者，但他从来都不是这方面的传道者。"我觉得我的工作不是告诉别人该做什么。但当他得出结论，认为现有的体系"最有可能让我们陷入一场彻底的环境灾难"时，情况发生了改变。"我认为这不仅仅是个人选择——这是我必须弄明白的事情，才能改变世界。没有人认真地想要解决这个问题，所以我觉得'好吧，我会这么做的'"。

2010年，他在美国国家科学院和美国国家医学院的赞助下发起了一个研讨会（他是两院的成员）。这次活动汇集了几位公共卫生、营养、环境和经济方面的专家，布朗要求他们关注动物对食品生产系统中影响。虽然研讨会富有成效，但布朗意识到，仅仅就这个主题发表一份报告，不会对他想要改变的东西产生任何影响：人们的饮食基于动物的产品。

他还认为，试图让人们停止吃肉是徒劳的。他认为肉类消费是一种"文化习惯"，辅以对血红素化学成分的内在吸引，血红素是能够使肉类和鱼产生独特风味和香味的分子。"血红素催化反应产生的一些气味对食肉动物的行为有显著的影响，这表明它们对此有非常强烈的驱动力。"他得出的结论是：

> 解决这个问题的唯一方法是做一些类似于我对公共科学图书馆的事情，通过在市场上竞争，在自己的业务中击败现有的行业。而这个方法就是找到一种方法来满足人类对肉类的需求，而不需要使用动物来生产这些食物。

布朗接触了在斯坦福大学附近运营的多家风险投资公司中的3家，他说这是一个"非常业余的宣传"，重点是如何与动物的食品行业竞争。他最后的一张幻灯片强调了这是一个以技术为基础的价值1.5万亿美元的产业，且几千年来一直没有根本得到改善。"这3家公司都准备好了投资。我只是选了一个就去了。"

布朗的首要目标是环境保护。他说，消除以动物为基础的肉类工业是"我们避免——并有希望逆转——由于利用动物开发食物而造成的持续的环境灾难的唯一途径"。他说，这个食品生产过程"越来越被世界各地的环保主义者视为地球上最具破坏性的技术"。根据该公司的说法，畜牧业占了地球近50%的土地，消耗了25%的淡水，产生了15%的温室气体排放，并"破坏了我们的生态系统"。2019年，不可能食品公司雇佣的一家可持续发展公司比较了购买"不可能汉堡"和购买牛肉汉堡对环境的影响。分析显示，不可能汉堡可以减少87%的用水量，减少96%的土地使用，减少89%的温室气体排放，减少92%的水生污染物。

布朗说，更好的健康最终将通过与结束动物性食品生产相关的环境改善来实现，这将使不食用肉类和乳制品的人们的公共健康益处相形见绌。但他预计,随着人们转向"不可能食品"生产的产品,公共健康将得到改善。

基于最好的现有证据,我们认为我们发布的产品,对于消费者来说比其他产品更好。四分之一磅的"不可能汉堡"含有0毫克胆固醇、14克总脂肪,四分之一磅的肉饼含有240卡路里,而同样的牛肉饼含有80毫克胆固醇、23克总脂肪和290卡路里。在全球健康和营养方面,有近10亿人的健康和生长发育因蛋白质摄入不足而受到损害,全球有近20亿人患有临床上显著的铁缺乏症。我们正在开发的产品是蛋白质和铁的极佳来源。

"不可能食品"是近年来经历了可观增长的领域中较大的参与者之一,而且这种增长很可能会继续下去。正如CB Insights在2019年1月题为"我们的无肉未来"的报告中指出的,"我们可以期待在全球看到更多关于替代蛋白质来源的实验"。现在判断这些公司将有多成功还为时过早,但过去10年的经验表明,以新方式提供传统产品或服务的新公司会给传统的行业带来挑战,这是动物类食品行业中不能忽视的一点。

尽量减少医学研究中的错误

每年,科学期刊上发表的文章都超过500万篇。篇数如此之多,以至于超级计算机现在都被用来分析总结这些期刊中包含的结论,以帮助确保医学研究人员利用最新的信息。这听起来像是在以一种创新的方式来对患者的治疗和护理进行帮助和改善,但它确实提出了一个基本的问题:已发表的结论准确吗?

"我认为每一项科学研究都有错误。"斯坦福大学医学教授、元研究创新中心的联合主任约翰·约阿尼迪斯(John Ioannidis)说,该中心的重点是加强企业研究,以提高生物医学等领域科学研究的质量。他一直站在强调科学出版中事实错误的最前沿。2005年,他写了一篇著名的论文,题为《为什么大多数发表的研究结果都是错误的》(这是美国公共科学图书馆历史上访问次数最多的文章),其中,他指出了导致研究错误的一系列因素:

你有基本的驱动力去设想一些看起来不寻常的东西——越不寻常的东西看起来越不可能是正确的。要证明某件事真的不寻常而且之前没有人见过,证明的代价是相当高的。另一个问题是奖励制度,失败的人不会得到奖励。还有一种误解,认为发现不显著的结果就是失败。通常,不显著的结果其实是非常有用的。它们是在提醒我们,"这里的一大片范围你都可以排除"或者"通过排除这个,你就知道答案在哪里"。因此,负面的结果可以提供丰富的信息——远比一些"正面"的结果更丰富。第三个问题是资金有限。有很多非常聪明的人试图做研究,但是平均下来,他们每个人只能得到很少的经费。

约阿尼迪斯并不认为欺诈是导致研究错误的常见原因,而是处理复杂数据时遇到的问题,这些数据需要参与研究的每个人提供高水平的专业知识。例如,他指出了2013年发表在《新英格兰医学杂志》上的一项研究,内容是关于所谓的地中海饮食的好处。这项研究受到了相当大的关注，但在2018年6月，作者将论文撤回，因为他们发现参与研究的约14%的人没有被随机分配到两个不同的饮食组（地中海饮食和低脂饮食）。根据约阿尼迪斯的说法，显然并不是所有的人都具有如何进行重要试验的全部专业知识。可能还有数百人在研究进行的所有地点收集数据。有些网站只是违反了关于如何随机分配人们的非常基本的原则。

他说，应该有一些基本原则指导研究。一个是与其他研究人员的合作，这可以转化为更大的样本量和更多的监督。他还指出了复制的重要性——"如果你看到事情一次又一次地发生，它更有可能是准确的"。另一个重点是防止偏见，这可能具有挑战性。"我参与了一项研究，确定了235种不同的偏见。"约阿尼迪斯说，"因此，研究人员必须提前考虑这235种偏见中哪一种可能对他们正在进行的研究有所影响，然后找到一种方法，先发制人地消除它们，或者至少尝试限制它们的影响。"

最重要的可能是透明度，特别是数据共享。约阿尼迪斯说，虽然大多数生物医学研究人员不分享他们的数据，但"显然已经取得了进展"。在2000年至2014年发表的441篇生物医学研究论文的随机样本中，每一篇论文都没有提供原始数据。但在2015年至2017年发表的一份更为近期的随机研究论文样本显示，其中近20%的论文都有原始数据。

创新出了问题：关于塞拉诺斯的思考

在许多行业中，人们普遍认为，一种创新产品在进入市场之前将会经历许多失败，这是可以接受的。然而这些失败的后果往往是给消费者带来不便，但并非仅此而已。这是一个非常不同的与健康和卫生保健相关的创新环境。虽然试错是任何产品开发的一部分，但一旦产品在市场上使用，失败就会对用户产生深远的影响——疾病、伤害，甚至死亡。

在硅谷，人们一直在寻找可能成为"下一个大事件"的创新。乐观来自许多不同的因素，尤其是硅谷的产品和公司，近期的案例有谷歌、脸书和网飞，早期的包括惠普、思科、英特尔和苹果。

正是在这种环境下，硅谷出现了一家特别著名的初创公司：Theranos。该公司成立于2004年，承诺通过一种简单的血液测试来彻底改变医疗保健领域。该公司的董事会由年轻的女性创始首席执行官伊丽莎白·霍尔姆斯（Elizabeth Holmes）和许多著名人物组成，由此吸引了广泛的宣传和大量的资金。

我们现在知道，根据新闻报道，Theranos竭尽全力向监管医生、投资者、科学家和最重要的病人歪曲事实。这种欺骗行为无法持续，美国证券交易委员会于2018年3月宣布，将起诉该公司霍尔姆斯和另一名高管参与了"精心设计、长达数年的欺诈"：Theranos"欺骗投资者，让他们相信其关键产品——便携式血液检测仪器可以用手指滴的血进行全面的血液检测"（霍尔姆斯后来支付了50万美元的罚款，并同意在10年内不在任何一家上市公司担任领导职务）。霍尔姆斯还面临刑事指控，包括2项共谋实施电汇诈骗罪和9项电汇诈骗罪。2018年9月，公司通知股东停止运营。

人们对 Theranos 的了解大多来自《华尔街日报》的记者约翰·卡雷鲁(John Carreyrou)。他的著作《坏血:一家硅谷初创公司的秘密与谎言》于2018年5月出版,读起来引人入胜。但第一篇质疑 Theranos 的文章就是由斯坦福大学的约翰·约阿尼迪斯写的。这篇文章发表在2015年2月的《美国医学协会杂志》上,文章指出,Theranos 提出了一些大胆的主张,但从未将它们提交到同行评审过程。文章发表后,Theranos 的法律顾问联系了约阿尼迪斯,建议他与 Theranos 的创始人 Holmes 会面,希望他们两人可以合作撰写一篇论文。但当约阿尼迪斯要求 Theranos 公布其数据时,Theranos 表示没有兴趣。

约阿尼迪斯最初的怀疑已经得到了证实,当他为这本书接受采访时,在说服塞拉诺斯之后,他评论了公司的缺点:

回顾一下,Theranos 有什么问题? 我认为最主要的问题是缺乏透明度。他们的任何数据都不可用,也没有发表任何科学成果,甚至没有在科学杂志上发表任何建议。在2018年,生物医学研究不公布结果的情况是不可能发生的。我们需要看看它是如何运作的。如果有一台笔记本电脑,有人说:"嗯,这是一台更好的笔记本电脑,电池续航时间比其他电脑长5个小时。"这很容易得到证实。你只需要打开电脑,直到电池耗尽。但对于 Theranos 和普通人的健康状况来说,如果说某件事物对健康有好处,我们不能等80年直到有人去世。所以,我们需要透明度,而透明度并不是 Theranos 所追求的东西,情况甚至完全相反。

硅谷科技界的许多人感兴趣的另一个问题是 Theranos 董事会的组成。Holmes 已经吸引了几位知名人士,包括许多在政府和商业方面非常成功的杰出领导人,但其中几乎没有具有科学背景的人。

琳达·艾薇(Linda Avey)也有同样的担忧。但她对 Theranos 的怀疑源于她在帕洛阿尔托沃尔格林的一家血液检测诊所的最初经历。她和一位专业的熟人问了 Theranos 诊所的技术人员一些非常基本的问题,比如一次血液穿刺可以进行多少次检测。"那家伙有点不自在。"艾薇回忆道,"然后他就说,'好吧,这还没有解决。'整件事都让我觉得很奇怪。这是我第一次觉得不对劲。"

Theranos 事件引发了人们对硅谷文化的自我反省,以及在该公司产品从未得到同行评议科学支持情况下,该公司是如何吸引如此多的关注和金钱的。约阿尼迪斯说,该公司的做法应该被视为一个更大趋势的象征——不是欺骗和欺诈,而是在健全的研究实践和科学的严谨性方面的缺陷:

一旦像 Theranos 这样的巨人崩溃,所有对公司不满的人——尤其是前员工——都会说作弊行为非常猖獗。但我确实担心这种说法,因为它给人一种印象,即科学中出现的问题是由欺诈、精神病患者和反社会者造成的。我不认为这是真的。一般来说,当事情出错时,我们没有反社会者、精神病患者和骗子。确实有一些奋斗的人,他们可能会投入惊人的时间和努力,然后他们却做错了。我认为这是人类的问题,尤其是现在的科学是如此复杂,我们很容易出错。我认为,如果你拿今天的独角兽公司来说(估值超过10亿美元的私人控股公司),可能会有许多像 Theranos 这样的公司。他们不从事欺诈行为,但他们还有其他重大问题。其中一些是不可避免的。我们不能指望一切都会有结果,一切都会一直运转不停。但是,我们可以通过提高我们对科学方法的改进来完成、评估、分享和传播研究的方式,来提高我们的成功率。

撇开Theranos事件来谈,很难夸大创新对人类健康的重要性。虽然创新的个别例子太多,但它们的累积效应已经改变了日常生活。衡量这一点的一种方法是考虑一个简单的指标。在20世纪初,美国的预期寿命只有47岁,单是疾病和饥荒就可能导致数百万人死亡。2017年,大量创新为美国检测、预防和治疗疾病的进步作出了贡献,使预期寿命达到了78.6岁(尽管正如我在第1章中提到的,近年来这一比例略有下降)。在世界上的其他国家也获得了类似的效果——或多或少。

我们认为这些进步是理所当然的,但重要的是要记住,这些进步并不是不可避免的。在许多情况下,进步已经发生并将继续——这是男女共同合作(通常在学术医疗中心)挑战既定的想法和惯例的成果。本章中介绍的许多人都对这些想法和惯例提出了挑战或正在提出挑战,他们这样做有助于为改善人类健康的突破奠定基础,同时有助于推进美国乃至全世界对精准健康的愿景。

当我们思考今天正在进行的许多不同的发展时,我们不应该忽视,是什么帮助其中许多发展成为可能:对基础科学的理解,以及对继续解开人类生物学奥秘的追求。这也将是下一章的主题。

(翻译:钱东)

第4章 以发现为中心的基础研究：生物医学突破性进展的基石

在上一章中，我谈到了一些创新的要素，如多样性（diversity）、交叉融合（combination）、协作（collaboration）和机遇（chance）。这些要素适用于各行各业，但在生物医学领域，创新还有另一个举足轻重的要素：以发现为中心的基础研究，有时也被称为基础科学。在生物医学领域开展基础研究的目的是增加我们对生物体和重要生物系统的认识与理解。

基础研究的重要性再怎么强调都不为过。临床上，疾病诊断和治疗的每一项突破，都建立在我们对生物医学基本概念和原理的了解之上。换句话说，没有基础研究，就不会有转化医学，因为那将没有什么可以转化的。诺贝尔奖得主、化学家乔治·波特（George Porter）爵士认为，研究总是会发挥其价值，他将研究分为两种：已得到应用的研究和尚未得到应用的研究。我们中间许多人的学术成就直接促进了患者治疗方式的改进，这些进步往往都可以追溯到他们开展的基础研究对基本生物学机制和过程的贡献。同样，我的一项临床发现——前半规管裂综合征，也正与我和其他人开展的内耳平衡系统如何控制眼球运动的基础研究直接相关。

我把这一章放在这里，是因为在精准健康的预测、预防和治疗方面，我们的创新能力建立在我们不断探索生物系统运作机制的基础上。我们总有一种自然的倾向，将几乎所有的精力都集中在看似（而且通常的确是）迫切的需求上。这些需求可以是治好生病的患者，也可以是在现有知识的基础上寻求治疗方法，去尽可能地消除那些深受疾病折磨的人的病痛。毫无疑问，这些以及其他类似的追求具有不可估量的价值。但我们不能忽视一个事实，即这些需求的解决有赖于研究人员不断地揭开人体运作的奥秘，也就是从事一些基础研究。

探索、发现的真正价值往往在危机时期成为焦点。1945年，正是在这种环境下，一位名叫范内瓦·布什（Vannevar Bush）的杰出工程师对基础科学的价值提出了一个很有说服力的解释。当时他担任美国政府科学研究与发展办公室主任。在整个二战期间他一直担任这一职务，这使他对开放式研究的价值有着深刻的认识。他指出：

> 基础研究是在不考虑应用目的的情况下开展的，它使我们了解自然界及其规律。尽管这些可能无法为重要的现实问题给出完整而具体的答案，但它们提供了解决这些现实问题的方法。在此基础上，部分研究得到转化、应用，从而为我们解决了一些问题。虽然从事基础研究的科学家可能对其研究的实际应用一点也不感兴趣，然而，实际应用来自基础研究。如果长期忽视基础研究，工业发展最终将会停滞不前。

随着时间的推移，范内瓦·布什的话只会变得越来越贴切。基础科学知识将继续支撑、促成几乎所有的医学突破,而扩展基础科学知识将提高我们预测、预防和精准治疗疾病的能力。在生物医学领域开展以发现为中心的研究,现在正是最佳时机。正如第1章所述,现在许多科学和技术领域的科学家都在关注生物医学领域的问题和困惑。在本章中,我将强调基础科学的持久价值,并介绍几位立足于基础科学的生物医学先驱,他们的突破性发现极大地提高了我们对人类生物学的认识。

在这里,我的目的并不是进行全面的概述。相反,我希望通过简要概述这些发现和杰出的科学家,为大家介绍一些前沿的进展及其带给我们的启发。

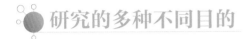

研究的多种不同目的

研究有许多不同的目的。已故的唐纳德·斯托克斯(Donald Stokes)曾担任普林斯顿大学伍德罗·威尔逊学院院长,他通过一个简单实用的描述,将研究目的归为三类(象限)。第一类以诺贝尔奖得主、丹麦物理学家尼尔斯·玻尔(Niels Bohr)的名字命名,斯托克斯将这类研究描述为"完全以追求深入理解为导向的基础研究,而不考虑实用性"。第二类以美国发明家托马斯·爱迪生(Thomas Edison)命名,此类是"完全由实用性指导的研究,而不追求对科学领域的各种现象有更深入的了解"。第三类以法国生物学家路易·巴斯德(Louis Pasteur)命名,其特点是"既注重深入理解,但同时也考虑到实用性的基础研究"。

本章中介绍了多位学者,根据他们的研究目的,其研究多属于第一类(纯粹基础研究)或第三类(应用驱动的基础研究)。此外,我还介绍了一些研究人员,他们的研究重点是开发先进技术,以帮助广大研究人员更好地开展基础研究,并从中有所发现。不管是突破性发现,还是先进技术,它们的共同点都是基础科学,正如接下来的两个例子所展示的那样。

基础科学带来的一项突破

苏珊妮·普费弗(Suzanne Pfeffer)是斯坦福大学的医学科学教授和生物化学教授,她的研究帮助我们不断深入了解帕金森病——这是一种慢性、退行性神经系统疾病,影响了1%的60岁以上人群和5%的85岁以上人群。普费弗教授所取得的成就向我们展现了对基础科学的长期投入是如何带来回报的。

对于绝大多数帕金森病患者而言,他们的病因并不是十分清楚。然而,大约10%的病例与遗传有关。这些患者携带遗传下来的突变基因,这些突变基因影响的蛋白质之一叫作激酶,它是一种通过向其他蛋白质添加磷酸盐来对其进行修饰的酶。

在过去30年里,普费弗教授一直在研究一组叫作Rabs的小分子酶。她称它们为"主调节器",因为这些小分子酶可以调节膜运输。2015年,欧洲的两位生物化学家联系上普费弗教授,讨论了他们对帕金森病的研究:他们发现Rabs是遗传性帕金森病中激酶的主要靶标。

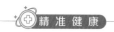

目前,普费弗教授正在与二人进行合作。有了他们二人的发现,再加上普费弗教授实验室在膜运输方面的知识,他们可以更好地了解帕金森病的分子基础。

普费弗教授说:"使这一切成为可能的是我们坚持了30年的基础研究。了解Rabs如何发挥功能极大地提高了我们的研究能力,使我们能够在它们被疾病相关激酶修饰时发现到底出了什么问题。此外,发现这些分子靶点有助于我们在大脑中找出病灶的确切位置,而制药公司已经在利用这一点来监测候选药物对帕金森病患者的有效性。"

普费弗教授说,他们取得的进展"证明了对基础科学的投入能够促进我们对疾病的理解——而且具有惊人的精确度"。

医学研究与意外发现

对于研究分子结构、帕金森病或其他任何方向的科学家而言,记住研究的一项基本原则对他们是有帮助的:研究是一个不可预测的过程,它没有严格的结构,而且有时其结果看起来是随机的。当科学家在寻找一个结果的时候,他们往往会发现其他结果。普费弗教授说:"我们没法计划从科学研究中得到什么。这里面有偶然的成分,还有运气。你永远也不知道下一个突破会在哪里诞生。如今,有太多偶然间获得发现的故事在医院中上演。这是因为人们往往只是跟着直觉走,了解我们需要了解的东西。凭借直觉与偶然,我们也一次又一次地收获了意外的成果。"

罗杰·科恩伯格(Roger Kornberg)是斯坦福大学的医学教授和结构生物学教授,他指出,支撑现代医学的四项最重要的发现,即X线、抗生素、基因工程和无创成像,并不是科学家为了解决具体的医学问题而创造出来的。相反,科恩伯格教授说:"它们是科学家为了追求知识本身、追求基础科学而意外发现的。人们往往不明白,其实追求知识就是发现的源泉。你无法预测解决医学问题的方法都从何而来,因为探索的结果是无法预料的。这四项发现,以及其他许多发现,都是这样诞生的。而我相信这也将是未来科学家探索新发现的方式。"

想想抗生素的意外发现吧。1928年9月,科学家亚历山大·弗莱明(Alexander Fleming)度完暑假后发现,一种叫作青霉菌的真菌污染了他的培养皿。但同时,这种霉菌抑制了细菌的生长——这一发现使青霉素成为全世界对抗传染病的宝贵武器之一。他后来写道:"当我在1928年9月28日的早上醒来时,我根本就没打算通过发现世界上第一种抗生素,或称细菌杀手,来彻底改变整个医学界。但我想,这正是我所做到的。"

更近的一个意外发现是革命性的基因编辑工具——CRISPR,CRISPR的发现推动了一个全新的科学与医学领域的建立。1993年,一位名叫弗朗西斯科·莫吉卡(Francisco Mojica)的博士生在检查从西班牙一个沼泽地里采集的细菌时,注意到一种重复的DNA模式,而且重复的DNA之间有空隙。他后来称这种情况"非常意外、令人惊讶和奇特"。在随后10年中,莫吉卡更深入地研究了这一发现。虽然其他人后来在他建立的基础上开发出CRISPR,但他说他研究的主要动机一直是为了知识,而不是技术应用。"我必须承认,技术应用不是我的目标。我只是想知道那些奇特的现象是怎么回事。"

这种对知识的渴望一直是(而且现在仍然是)世界上最杰出的科学家的品格。当然,这也是斯坦福大学许多教授的品格,他们的研究极大地扩展了我们对人体内部运作的理解。以下是我对其中一些教授及其发现的概述。

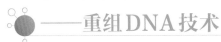

使基因克隆成为可能的分子生物学新发现
——重组DNA技术

1953年,年仅27岁的保罗·伯格(Paul Berg)确立了自己先驱科学家的地位。他是圣路易斯华盛顿大学的一名生物化学家,用一位科学作家的话说,"年纪轻轻的他已经是非常踏实、高效而又细心、准确的科学家了"。

他曾就一个困扰生物化学界多年的问题向两位资深的科学家质疑:哺乳动物细胞如何合成一种叫作乙酰辅酶A的分子(这种分子参与长链脂肪酸的生产)？这两位科学家——其中一位当时即将获得诺贝尔奖——曾提出一个设想,而Berg对该设想进行了研究。通过几个月的研究,他发现二人的设想完全是错误的,因为他们使用的酶在制备过程中混入了杂质。

此外,这项研究令他发现了一种新的化合物:酰基腺苷酸。他说:"ATP能以特定的方式与多种脂肪酸和其他含羧基化合物发生反应,从而产生一个活化的酰基,后者继续参与二次反应并产生多种化合物,其中包括酰基腺苷酸。"

这是一个重要的发现,酰基腺苷酸已成为生产许多不同生化代谢物的基础。多年后,伯格说这一发现比他职业生涯中的其他任何发现都令他感到自豪,"这是原创性的研究,我当时预料不到它的结果,而这项意外收获就在我刚成为一名科学家的时候出现了"。

在这项研究的过程中,伯格还发现了许多参与蛋白质合成的酶。他是第一个从细菌和圣路易斯一家酿酒厂的酵母中提纯这些酶的人。这些酶的作用是在氨基酸组装成蛋白质之前将其激活,并将一个氨基酸附着在tRNA分子的"尾巴"上,形成氨基酸-tRNA,每种氨基酸-tRNA都参与蛋白质链的组装。

1959年,伯格来到斯坦福大学协助建立起生物化学系。他的研究重点是基因功能,但是,正如他所指出的:"关于基因如何工作和基因本质的一般范式都已经确立。我们知道基因是什么,我们基本上知道基因的结构是什么。我们也知道DNA是如何转录成RNA的。"然而,所有这些都是通过使用细菌和感染细菌的病毒了解到的。伯格想知道的是,细菌基因表达的方式是否和更为复杂的真核生物以及人类细胞是一样的。他意识到,为了搞清楚这一点,他必须改变研究的重点。因此,他不再用大肠杆菌研究参与蛋白质合成的酶,而是转向了真核生物中遗传系统性质的研究。"这是一个需要解决的大问题。"他多年后回忆说。

在随后的几年里,伯格利用SV40肿瘤病毒及其DNA研究了将新基因引入哺乳动物细胞的方法,并取得了许多进展。为了实现他们的研究目的,他和他的同事们开发了一种在体外将两个不同DNA连接在一起的方法——也就是重组DNA技术,伯格也因此在1980年获得诺贝尔化学奖。

重组DNA标志着遗传学新时代的开始。悉达多·穆克吉（Siddhartha Mukherjee）在《基因传：众生之源》中写道："重组DNA将遗传学从科学领域引入技术王国。基因从此不再是抽象的传说。它们可以从尘封千年的生物体基因组中解放出来。基因也不再只是研究对象，它们已经成为研究的工具。"

事实上，重组DNA在生物技术、医学和各项研究中占据了最重要的地位。它促进了科学家对胰岛素、人类生长激素、凝血、乙型肝炎和艾滋病的研究，并且是克隆DNA技术的关键性推动因素——这是一项以基础科学研究为基石的突破。正如伯格所指出的：

> 克隆技术彻底颠覆了遗传学。它使科研人员可以分离人类基因或其他任何基因，并且能对基因大量扩增，从而对其进行分析。此外，研究人员还可以开始在这些克隆的基因中制造突变，以研究相应基因的功能及特点。这一突破使之后所有的遗传学进展成为可能。如果我们无法克隆单个DNA片段、对DNA进行测序，并开发出将DNA按正确顺序组装的算法，基因组项目就不可能完成。而这一切都来自重组DNA技术。

通过重组DNA技术，研究人员还发现了肿瘤基因。今天，几乎所有我们了解到的遗传学知识都源于这项基本技术，有了这些知识，科学家能够设计新的实验，解决新的问题。重组DNA并没有扰乱科学，而是改变了我们对分子生物学的思考方式。

生物技术的诞生：从基因克隆到蛋白表达

生物技术是过去几十年中极具活力的领域之一，为临床医生提供了许多全新的治疗方法，为推进人类健康和福祉作出了很大贡献。然而，人们有时会忘记，这个行业创立的基础是学术医学中心两位研究人员的一项发现，他们是斯坦利·科恩（Stanley Cohen）和赫伯特·波伊尔（Herbert Boyer）。

这一发现诞生于20世纪70年代初，当时科恩是斯坦福大学的遗传学与医学教授，波伊尔是加州大学旧金山分校的生物化学教授。科恩教授的研究主要集中在质粒（环状双链DNA分子）上，1972年他和两名同事开创了一个帮助我们了解质粒结构和抗生素耐药性的方法，即去除细菌中的质粒DNA，然后通过将每个质粒DNA重新植入细菌对其进行复制。

大约在同一时间，波伊尔教授的实验室也有一个同等重要的发现。正如科学史学家萨利·史密斯·休斯（Sally Smith Hughes）所描述的那样，"（波伊尔教授）实验室的一位研究生分离出了一种可以在特定部位切割DNA分子的限制酶（也就是即将被广泛使用的EcoRI）。……令人兴奋的是，研究人员发现……EcoRI并没有均匀地切割DNA分子的双链。相反，它是交错地切割，因此形成了两个突出的DNA单链，每条单链都能与互补的DNA链结合，就像一条尼龙搭扣与另一条尼龙搭扣结合一样"。

休斯指出，使用"黏性末端"来连接DNA片段的方法已经存在了约10年，但这个操作过程相当费力。而波伊尔实验室发现的酶改变了这一状况，因为它"在拼接DNA片段在形成重组分子方面提供了一个实质性的飞跃"。

科恩和波伊尔并不认识，直到1972年11月，他们都到夏威夷参加了一个主题为质粒生物学的会议（科恩是大会组织者之一，并邀请了波伊尔）。在大会上，科恩介绍了他们将质粒DNA植入大肠杆菌的研究，波伊尔则讨论了他们实验室在EcoRI方面的工作。

在一天的会议结束后，二人一起散了步。最后他们与几个同事一起去了威基基海滩附近一家韩国人开的犹太熟食店。在那里，二人一边吃着三明治、喝着啤酒，一边谈着他们的研究课题。在交谈中，他们意识到，将他们的两项发现融合有可能成为基因工程的基础。他们设想了一种生产足量单个基因以对其分离和研究的方法。其中，EcoRI用于将DNA切成多个片段。然后，通过将DNA片段与质粒连接，并将二者的结合体导入大肠杆菌，DNA片段上携带的基因可以得到扩增和克隆。如果成功，这个方法还将使科学家在细菌中合成人类蛋白质成为可能。在随后的一年中，他们开展的实验成功地克隆了DNA分子。这段经历现在已成为科学史上的一段佳话。

科恩、波伊尔及其同事的发现为生物技术的诞生奠定了基础，并推动了医学治疗和疫苗的发展，为增进人类福祉作出了贡献。基因克隆技术也将疾病诊断的精确度提高到了一个新的水平。

虽然人们经常强调二人的发现所带来的商业机会，如基因泰克公司的成立（波伊尔是该公司的共同创始人），但我们应该记住，简单而又强大的方法、技术往往是从基础科学科研中发现的，而这些基础科学建立在分子生物学和生物化学等领域的开创性工作的基础上。

正如科恩所写下的："我们开展DNA克隆实验是源于对解决基本生物学问题的渴望，而不是大多数人认为的追求实用性或追求'临床转化'。当时我在研究质粒获得抗生素耐药基因以及脱离细菌染色体生存的基本机制；而波伊尔在研究限制、破坏外源DNA的酶。当我们的研究成果在《美国科学院院报》（PNAS）发表后，引起了科学界相当大的轰动——其他许多研究人员几乎立即开展了研究，以重复、扩展我们的发现。"

1995年，休斯对科恩进行了一次采访，也充分反映出他对基础科学的重视。

休斯：开发后来的重组DNA技术并不是你的最初目的。

科恩：没错。

休斯：你原本要做的是探寻科学，而为了实现这一目标，你需要先研制出这种特殊的方法。

科恩：对。

休斯：也就是说开发重组DNA技术是因为优先顺序，而非出于应用性吗？

科恩：是的。

休斯：我认为现在回过头来看，我们总是倾向于把技术视为主导，实际上是科学在主导。

科恩：我想这是很重要的一点，至少对其他一些曾在（该领域）研究的人来说也是如此。在我看来，我研发这项技术是出于需要，以便我们能够研究抗生素耐药的质粒。

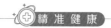

基因表达调控机制的一项新发现

每个人的基因组中大约有 2 万个基因。基因在细胞中表达的过程之一是 DNA 将遗传信息传递给信使 RNA，这一过程也被称为转录。安德鲁·法厄（Andrew Fire）、克雷格·梅洛（Craig Mello）及其同事研究了线虫中基因表达的调控，诺贝尔奖委员会是这样总结这项研究的：

mRNA 中的遗传密码被称为"正义"序列，向蠕虫注入编码其肌肉蛋白的正义 mRNA 分子对其行为没有影响。而注射与 mRNA 配对的"反义"RNA 也没有影响。但是当法厄和梅洛同时注射正义、反义 RNA 时，他们发现蠕虫表现出奇特的抽搐运动。在完全缺乏肌肉蛋白功能基因的蠕虫中也可以看到类似的运动。这是怎么一回事？

当正义和反义 RNA 分子相遇时，它们会相互结合，形成双链 RNA。会不会是这种双链 RNA 分子沉默了与其遗传密码相同的基因？为了验证这一假设，二人给蠕虫注射了含有其他几种蠕虫蛋白遗传密码的双链 RNA 分子。在每个实验中，注射双链 RNA 均会导致含有相同遗传密码的基因沉默，该基因编码的蛋白质不再合成。

经过一系列简单而又考究的实验，法厄和梅洛推断双链 RNA 可以使基因沉默，这种 RNA 干扰具有特异性，仅沉默那些遗传编码与其匹配的基因，而且 RNA 干扰可以在细胞间传播，甚至可以遗传。此外，只要注入极少量的双链 RNA 就能达到这样的效果，因此二人提出，RNA 干扰（现在通常缩写为 RNAi）是一个催化过程。

1998 年，《自然》杂志发表了这一发现，使我们对基因调控的理解发生了重大变化，它"揭示了调控遗传信息流动的自然机制"。也正如在宣布诺贝尔奖时，英国著名的医学研究委员会中，一位遗传学家告诉英国广播公司的那样："这项研究彻底改变了我们对生物过程及其调节的整个思考方式，这是非常不寻常的，它为生物学打造了一个全新的领域。"

法厄现在是斯坦福大学分子与遗传医学教授以及病理学、遗传学教授，他所取得的科学成就为研究人员开辟了新的研究方向，并为新的 RNA 治疗方法打开了大门。2018 年，美国食品和药物管理局（FDA）批准了第一个直接基于 RNAi 的治疗方法。当时的 FDA 局长、医学博士斯科特·戈特利布（Scott Gottlieb）对其高度评价，称这种疗法是"进步大浪潮的一部分，这些进步使我们能够抑制或逆转病情、针对根源来治疗疾病，而不再是仅仅减缓其进展或治疗其症状"。

复杂蛋白质结构的解析

罗杰·科恩伯格（Roger Kornberg）诞生于科学家家庭，他自己也是一位科学家。他的父亲亚瑟·科恩伯格（Arthur Kornberg）是斯坦福大学生物化学教授，并于 1959 年获得诺贝尔生理学或医学奖。高中时期，科恩伯格曾在诺贝尔奖得主保罗·伯格(Paul Berg)的实验室工作(他的研究如上所述)。在斯坦福大学获得化学物理学博士学位后，科恩伯格研究了一个十分重要的问题：将DNA转化为信使RNA的酶——即RNA聚合酶，它的结构到底是什么样的。为了破解该酶的结构，他研究了超过20年的时间，但最终努力得到了回报，他成为第一个揭开该酶三维图像的科学家。这一突破也使他在2006年获得了诺贝尔化学奖。他和他父亲也因此成为第六对双双获得诺贝尔奖的父子，此外还有一对是母亲/父亲和女儿获奖——玛丽·居里/皮埃尔·居里和伊雷娜·约里奥–居里(Marie Curie/Pierre Curie and Irène Jo-liot-Curie)。

科恩伯格的发现扎根于基础研究，他的发现证明了对研究的投入是能够带来极大收获的。如果没有RNA聚合酶，人类基因组中包含的所有DNA将毫无用处。了解RNA聚合酶如何指导转录，有助于我们了解这一过程出现什么样的问题，从而导致出生缺陷、癌症等疾病。

如今，科恩伯格仍然奋斗在研究一线。在发现了RNA聚合酶及其结构之后，他还发现了一种分子计算机，这种分子计算机的存在是RNA聚合酶发挥调控作用以及在正确的时间、地点选择性表达正确基因的基础。他和同事们至今仍在研究分子计算机的组成部分。他说："这十分有趣，因为如今我们发现，分子计算机的几乎每一个组成部分突变都会使个体患癌的风险增加。也许这并不令人惊讶，但令人瞩目的是，这些组成部分都是未来治疗的候选或潜在的靶点。"

布莱恩·科比尔卡(Brian Kobilka)是另一位研究蛋白质结构的先驱。他是斯坦福大学心脏病学主任，也是分子和细胞生理学教授，他获得了2012年诺贝尔化学奖。他的研究不仅证明了基础科学研究的价值，还向世人展示了毅力的力量。

科比尔卡教授的研究重点是(而且现在仍然是)G蛋白偶联受体(GPCRs)。GPCRs是一种蛋白质家族，负责人体对激素和神经递质的大部分反应。它们还负责视觉和嗅觉。此外，如今市面上有相当一部分药物——可能多达30%——通过与GPCRs相互作用来发挥药效。

科比尔卡教授在做博士后时就对GPCRs产生了兴趣。他在斯坦福大学成立实验室的时候，他的目标之一就是对其结构有更深入的了解。在当时，晶体学是实现这一目标的唯一方法。为了开展晶体学试验，他首先设计了可以生成足量GPCRs的程序。最终，他顺利地进行试验，但是一直没有什么进展，直到17年后才有了重大突破。

经过17年的不懈努力，科比尔卡教授和他的同事最终成功地解析了第一个肾上腺素受体非活性状态下的结构。2011年，他们又捕捉到了一个激活其细胞内蛋白，即G蛋白时，肾上腺素受体的结构。这些都是重大的突破。正如他后来写的那样，它们"前所未有地提高了我们在分子层面对GPCR信号传导的了解"。此外，这些发现还有潜在而重大的临床应用价值。因为受体是许多药物的靶点，所以了解受体的结构有助于研究人员开发出更精确的治疗方法。

当被问及在研究过程中其他人的看法时，科比尔卡教授说："大多数人认为17年一直研究同一个问题是很漫长的。"而且他承认，如果他一开始就知道通过晶体学研究受体结构会有那么艰难，"我可能不会去做"。但他一心一意地投入，加上他形容自己的"不理智的乐观"，使他不停前进。"当有些事情没能成功时，你会有点沮丧；然后在一天的工作结束的时

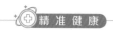

候,你在家里会想,'哦,也许这样会成功的'。你总是相信有些事情会成功。"

他就是这样一个乐观、执着的人。

计算结构生物学领域的创立

迈克尔·莱维特(Michael Levitt)是斯坦福大学癌症研究所的冠名教授,也是结构生物学和计算机科学教授(特邀教授),还是公认的计算结构生物学领域创始人。他是使用计算机来分析和预测重要生物分子形状的先驱,其工作为蛋白质结构变化的计算分析研究打开了大门。2013年,他与另外两名科学家——马丁·卡普鲁斯(Martin Karplus)和阿里赫·沃谢尔(Arieh Warshel)被授予诺贝尔化学奖,以表彰他们在开创"结合量子力学和经典力学,用计算机计算化学反应的方法"方面作出的贡献。

莱维特教授回忆说,在他14岁时,他对计算机能下象棋感到很惊讶。再后来,他对蛋白质十分着迷,正如他所描述的:"所有生物都是由蛋白质这种微型机器建立起来的,蛋白质具有非常精细的结构——就像精细的手表一样。蛋白质也有活动部件,但这些部件不是由金属组成的,而是由氨基酸组成的。蛋白质在我们体内可以做任何事——不管它们是酶、结构蛋白、受体或信使。这始终让我感到很困惑。如果有人写了一个科幻故事,说这就是生命的运作方式,那一定会显得很荒谬。"

为了更好地研究蛋白质,莱维特教授把他的两个兴趣融合在了一起。他的早期突破之一诞生于1967年,当时他与阿里赫·沃谢尔(Arieh Warshel)合作,开发了他们的第一个计算机程序,这种程序可以对小分子和整个蛋白质结构进行能量最小化计算,为更多重要的发现奠定了基础。正如医学院在宣布诺贝尔奖时评价的那样,"莱维特开创的计算机模拟和分子建模技术以尽可能准确的方式再现了大分子的结构、热力学以及动力学特性,极大地扩展了我们可识别的蛋白质结构,并打开了研究这些蛋白质功能的大门"。

莱维特教授的发现是基础理论研究提供医学应用价值的一个典型例子。药理学是研究药物如何与生物体相互作用的学科,而莱维特教授的发现令药理学领域受益匪浅,它们促进了人源化抗体的应用,后者正是贝伐珠单抗和曲妥珠单抗(赫赛汀)等抗癌药物的作用基础。

如今,莱维特教授和科恩伯格教授加入了一家名为InterX的公司,该公司目前正在努力降低大分子量子力学处理的成本。莱维特教授说:"我们的一个目标是用量子力学设计、处理药物,使之与蛋白质或核酸结合得更紧密。因此,我们现在不再只是把药物看作简单的小弹球,而是更深层次地看到药物中实际含有的电子、质子和中子。这将使我们生产出设计得更精妙的药物。"

揭秘神经元之间的沟通方式

托马斯·苏多夫(Thomas Südhof)是斯坦福大学医学院分子与细胞生理学教授。2013年,苏多夫教授被授予诺贝尔生理学或医学奖,以表彰他在大脑神经元沟通机制方面的发现。然而,他接受的科研训练来自一个截然不同的领域。苏多夫教授年轻时曾在得克萨斯大学西南医学院迈克尔·布朗(Michael Brown)和约瑟夫·戈尔茨坦(Joseph Goldstein)的实验室工作。作为受过全面科研训练的内科医生,布朗和戈尔茨坦研究并解决了胆固醇和血液如何被调节的问题。苏多夫教授在他们的实验室做博士后期间,布朗和戈尔茨坦发现了参与这一调控的机制,并因此获得了诺贝尔奖。他们的这项发现为他汀类药物的诞生——过去50年中上市的重要药物之一——奠定了基础。苏多夫教授回忆说:"我从他们那里学到的东西之一是基础研究在处理医学问题方面的重要性。"

此外,苏多夫教授还学到了解决那些既能加深我们对人类生物学的认识,还具有实际意义的问题的重要性。这些收获促使苏多夫教授在结束实验室培训后开始从事一些完全不同的工作:

> 我断定大脑是未知的。对于这些年来我们能了解多少,我有点过于乐观了,但我认为,也许通过探索大脑,我可以作出一些不同于以往的贡献。因此在1986年,我决定研究大脑内细胞之间如何相互沟通。

苏多夫教授的这项工作探索了神经科学的一个基本问题,但这一探索耗费了20多年的时间。他研究的重中之重是突触,这是神经递质从一个神经元向另一个神经元传递信息的地方。他的几项发现已极大地推动了我们对突触间信号传递的认识——这具有重要意义,因为这些传递是大脑一切活动产生的核心。然而,与科学领域的许多优秀工作者一样,他没有灵感一闪的神奇时刻,而是在知识的积累上稳步前进。正如他所说:

> 在我的职业生涯中,没有能一下子改变这个领域的重大发现。相反,我们在20多年里以渐进的方式逐步取得了许多进展。我认为这是科学进步的一个普遍特征,即在理解一个事物如何运作时,单一的实验很少能解释一个重大问题,这通常需要一系列的工作和努力。

如今,苏多夫教授对学习和记忆特别感兴趣,因为他认为,"这是我们能在动物身上测量出来的东西,其损害也是我们在阿尔茨海默病中看到的早期病变之一"。尽管他已经取得了许多成就(2013年他还获得了拉斯克奖),但他仍然坚定不移地相信基础科学的价值。他说:"像神经解剖学或生物化学这样的学科,它们不能使我们深入了解机体功能或为我们提供治疗方法,但它们奠定了我们所做一切的基础。"

对大脑认识的重大突破

　　大脑是人体中我们了解较少的器官之一,也是最复杂的器官。大脑中有大约1 000亿个神经细胞,这些细胞通过高度精确的电信号和一系列生化信使进行着各种计算。这些因素解释了为什么从阿尔茨海默病到精神疾病,我们对神经系统疾病治疗方法的研发一直进展甚微。这也意味着现有的治疗手段是一刀切、不够精确的。卡尔·迪赛罗斯(Karl Deisseroth)是斯坦福大学生物工程、精神病学与行为科学的教授,他一直在努力解决这一问题。他的研究极大地加深了我们对脑正常及异常功能的认识,并启发了我们如何以更精确的方式来治疗神经系统疾病。

　　迪赛罗斯教授曾就读于斯坦福大学医学院,但他当时对神经系统疾病并没有太多兴趣,直到他参加了一次精神科的轮岗。那时,他遇到了一个患有分裂情感障碍的病人,这种病的症状通常包括幻觉、妄想、抑郁和狂躁行为等。这个病人能够清晰地描述他的另一个世界。而这次经历彻底改变了迪赛罗斯教授的生活:"在那之后,我知道我想研究精神病学。"于是,他开始了在斯坦福大学的成人精神病学住院医师培训,并如饥似渴地学习有关大脑运作的知识。2015年,《纽约客》刊登了对他的采访,他告诉记者:

　　　　是未知强烈地吸引了我。我知道对这些疾病哪怕想要有一点点的了解都有很长的路要走。心内科医生可以向病人解释心肌受损是怎么回事,但对于抑郁症,你说不清楚它到底是什么。医生可以开各种各样的药,植入电极刺激各脑区来观察相应的行为改变,但是,我们仍缺少在组织水平上的认识。

　　正因其对大脑的痴迷,迪赛罗斯教授想更多地了解大脑。在他职业生涯的早期,他曾用电极刺激单个神经细胞,然后记录其反应。但是这种方法不够准确。这启发了他去寻找一种与电有相同反应时间,但更具针对性的工具。他发现,光就是这种最有效的工具。他说:

　　　　因为大脑中没有光,所以细胞通常不会对光作出反应。但如果有办法改造细胞,使细胞对光有哪怕一点点的反应,都将产生巨大的影响。由于其他没有被改造的细胞不会受到影响,所以我们或许可以通过光来特异性地开启或关闭这些细胞的功能。

　　这是迪赛罗斯教授创建光遗传学的基础。光遗传学的内容之一是向神经细胞赋予光敏感性。他于2004年开始进行实验,在此期间,科学界同行对他的设想能否实现产生过强烈的怀疑。但是5年后,光遗传学这一设想成为现实——这是一个重大变革。迪赛罗斯教授的同事罗伯·马林卡(Rob Malenka)说:"光遗传学彻底改变了神经科学,使神经科学家能以严格且精确的方式操纵神经活动,而这在15至20年前是我们无法想象的。"

　　光遗传学为我们研究大脑提供了诸多益处,其中最主要的一个,是我们能够以前所未有的精确度操纵细胞、调控其行为。迪赛罗斯教授说:

光遗传学的发展使我们现在有许多办法去操纵数以百计的细胞大小的光点。所以我们现在可以像管弦乐队的指挥一样演奏一些很复杂的模式,并从中观察动物的相应行为。

在过去10年中,数千项利用光遗传学知识的发现被发表。在光遗传学的指导下,相应的临床试验也相继展开。这些发现和试验帮助我们揭示症状背后真正的病因,而这是神经科学和精神病学中一直以来所缺少的。迪赛罗斯教授说:

我们现在可以知道什么是重要的,因为我们可以把一些可能的因素调高或调低,然后观察相应症状的变化。这是很振奋人心的,因为它可以指导各种各样的治疗。

正如他所言,光遗传学已被用于指导许多疾病的治疗,包括药物滥用和抑郁症。

在一项最近的实验中,光遗传学为药物成瘾的治疗提供了新的思路与见解。研究人员发现,刺激可卡因成瘾大鼠的大脑前额叶区域,可使大鼠停止寻找可卡因。如今,通过经颅磁刺激,这一发现正被应用于一种无创、安全、经临床批准的治疗方法。

一等到把光遗传学的关键要素确定下来,迪赛罗斯教授就开始填补其他一些空白。他说:

对于我们用光控制的神经元,我们的了解还不够。虽然我们知道它们在哪里,也对它们的遗传特征等略知一二,但这些细胞如何连接,我们尚不清楚。我们也不知道它们是什么类型的细胞。

这使他产生了一个想法:找出可以深入了解这些细胞的分子特性和连接方式的方法,然后将光遗传学与之结合起来。他曾写道:"我的目标是使完整、成熟的哺乳动物大脑变得透明,同时可以对其中的各种分子进行详细的标记。"

在他职业生涯早期,他曾使用水凝胶,这是一种类似明胶的透明三维聚合物,它可以保持水分,交换如营养物质和细胞标记等的小分子物质。在开发出光遗传学之后,他开始好奇水凝胶是否有新作用。他原本可以建立一个凝胶,然后在凝胶上播种细胞进而形成一个组织。但他想从一个被光遗传学改造过的小鼠大脑开始入手,然后把这个大脑变成一个凝胶。

他的想法是创造出一个非常强大的凝胶-组织混合体,在组织内的各个地方同时建立凝胶,然后将所有他感兴趣的生物大分子锁定在凝胶上,如蛋白质和核酸,再将所有他不感兴趣的成分去除,如脂质,只保留大脑的重要特征。这就是现在所说的水凝胶组织化学(HTC),最初HTC的第一种形式被称为CLARITY。迪赛罗斯教授说:

这项技术创造了一种清楚地观察透明大脑的方法。众所周知,连接纤维穿行于错综复杂的大脑内部。有了这个方法,我们既可以确定各个连接纤维的轨迹,也可以确定其分子特性。

其效果相当于了解了计算机电路图中的每一个细节。他说:

我们对大脑不再只是略知一二,现在我们对它了如指掌。而且不仅仅是以静态、枯

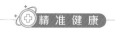

燥的方式,现在我们还知道它们的动态以及在行为中的重要性。

迪赛罗斯教授的研究贯穿了一个主题,那就是为神经科学带来更高的精确度。经颅磁刺激(TMS)是长期以来治疗抑郁症的主流方法,在此背景下,他提出了他想要改进的问题:

> TMS的群体效应是很小的。这是一项患者非特异性的治疗,因为目前科学界不知道该怎样使之具有特异性。TMS中用到的线圈往往被放在患者背外侧前额叶皮层上。但具体到底应该放在哪里?治疗指南要求医生把线圈放在特定脑功能区(可引起拇指抽搐的相应脑区)的前5厘米处——对每个患者都是如此,无论其头颅或脑组织大小。可是,所有患者都有一致的疗效是不可能的,除非是奇迹。

如今,一种叫作"弥散纤维束成像"的技术被用于观察人的大脑。这种成像技术可以辨别一个人是否有从脑表面的某个位置发出、连接到内部特定区域的神经纤维,如负责奖赏处理的伏隔核(又称阿肯伯氏核)。另一方面,迪赛罗斯教授的光遗传学实验使得研究人员可以非常精确地调整神经元的活动,这些神经元在大脑特定的神经束中发挥作用,因此通过调控其活动,我们可以了解特定神经束所产生症状的来龙去脉。这与弥散纤维束成像技术相结合,为新的治疗方法打开了大门。基于神经束在每个病人中的位置和轨迹,目前,迪赛罗斯教授和他的同事正在探索靶向特定神经束的方法。

开拓物理学等其他学科的新疆域

朱棣文(Steven Chu)教授有一个令人瞩目的职业生涯,其中涉及了多门学科及多个领导职位。他的一些高光时刻包括担任斯坦福大学物理学教授、劳伦斯伯克利国家实验室主任和美国能源部长等。1997年,他获得了诺贝尔物理学奖。如今,他是斯坦福大学物理学教授、分子与细胞生理学教授。

他毕生的工作促进了我们对许多领域的认知,其中包括原子物理学、高分子物理学、生物物理学、生物学、生物成像和能源技术等。史蒂夫·奎克(Steve Quake)曾和朱教授一起完成本科毕业论文,并以博士后的身份回到他的实验室工作。二人都利用了卓越的物理学知识,从不一样的角度和有利的观点处理生物医学问题。

在职业生涯早期,朱教授就对如何用光来抓住原子很感兴趣。然而,弱相互作用力的存在迫使他首先开发出利用激光来冷却原子的方法——这是一个违反直觉的想法,因为将光射向原子本被认为会提高其温度,而不是降低其温度。但是朱教授和他在贝尔实验室的同事发现,激光大大降低了原子移动的速度——从每小时4 000公里降到了每秒仅几厘米。或者,正如朱教授所形容的,"从超音速喷气式飞机降到了疾跑的蟑螂的速度"。

1986年,使用这种所谓的光学黏胶,朱教授成功地用一束聚焦的激光将原子牢牢抓住。当诺贝尔委员会将当年的诺贝尔物理学奖颁发给他时,委员会特别提到了他和其他人在"开发激光冷却和捕获原子的方法"上所做的工作。随后,朱教授证明了激光冷却和捕获原子可以大大提高原子钟和其他超精密物理测量方法的精准度。同样在1986年,除了发现了上述的"激光光阱",他和另一名科学家亚瑟·阿斯金(Arthur Ashkin)还发现,光学镊子可用于捕获水中的微米级颗粒,一年后,阿斯金证明了单个细菌和病毒都可以被光学镊子夹住。

紧接着,朱教授尝试将他的发现用于生物医学领域。1987年来到斯坦福大学后,他使用激光光阱抓住了一个DNA分子。此外,他发现,能够操纵单个DNA分子的光学镊子还能够测量一个肌球蛋白分子对肌动蛋白丝施加的力,后者是负责肌肉收缩的分子系统。正如他解释的:"同斯坦福大学教授吉姆·斯普迪奇(Jim Spudich)、鲍勃·西蒙斯(Bob Simmons)和杰夫·菲纳(Jeff Finer)一起,我们使用了两个引入光学显微镜的光学镊子成功地抓住了肌球蛋白分子的两端。"这项使用光学镊子来研究单个DNA分子的实验标志着一个重大突破。朱教授在生物医学领域的另一个贡献是他证明了荧光共振能量转移(FRET)可以用来测量显微镜下单个生物分子的动力学。

光学镊子和单分子FRET的应用改变了以往的生物学研究。通过关注单分子系统的功能,"你开始能看到一些在之前根本无法观察到的东西。"朱教授说。(朱教授在单分子FRET方面正与斯坦福大学的布莱恩·科比尔卡教授进行合作,以揭示受体分子的动力学。)如今,许多生物学家都在使用光学镊子,因为用它可达到更高的精准度。例如,有了光学镊子,斯坦福大学生物系的史蒂文·布洛克(Steven Block)教授能以单个核苷酸的精度、细胞内实际发生反应的速度研究RNA聚合酶如何将DNA转录成信使RNA的问题。2018年,阿斯金因将光学镊子引入生物学领域而获得了诺贝尔物理学奖,光学镊子在生物学中发挥的价值也得到了有力的验证。

目前,朱教授在继续推进单分子光学成像研究的同时,还在研发超声成像的新方法。这种方法用两种不同的超声频率来产生一个以差频振动的信号。他们已经发现,这种所谓的非线性差频超声波产生的图像能更清楚地显示与胶质母细胞瘤相关的肿瘤。如若这种差频成像与目前已有的检查方法结合使用,将有望为我们提供更加精确的诊断。

朱教授认为,生成小于1毫米、深20厘米的高质量图像正逐步变成可能。他说:"超声是最便宜的成像技术,而且成像效果将比传统的X光好得多。它们可与磁共振相媲美,但一台超声机的价格仅约为15万美元,而一台磁共振机需要800万美元。"他还说,这将是一个"非常重要的进步",因为该仪器能够在几分钟内以较低的收费为病人快速成像,而且没有任何辐射,"它真的可以改变既往的临床诊断方法"。

加深对大脑发育的认知,对抗大脑衰老

斯坦福大学终身教授兼生物学、神经生物学教授卡拉·沙茨(Carla Shatz)对大脑如何通过学习、体验而变化的过程非常着迷。她花了40多年研究这一奥秘,其发现极大地扩展了我们对大脑发育的认知,尤其是出生前脑的发育。

在沙茨教授19岁那年,她的祖母因中风导致右侧躯体完全瘫痪。然而,当时没有任何治疗方法,她的祖母也未得到有效治疗,而这坚定了沙茨成为一名神经科学家的决心。除了

中风,她还想深入了解大脑的方方面面,她曾说:"我对大脑发育过程中神经环路如何连接特别好奇。儿童的大脑看起来像一块神奇的吸水海绵,所以他们学习语言和其他东西十分容易,而对于成年人——特别是我——学习没有口音的法语是如此困难,因此我特别想知道这是为什么、背后的机制是什么。"

沙茨教授意识到,如果能够了解大脑发育的早期,即"海绵"时期潜在的细胞和分子调控机制,那么就可能有办法在成年后重新激活这些机制,以帮助中风患者的脑功能恢复,或减缓正常衰老所带来的认知功能下降,甚至减轻阿尔茨海默病的病理变化。

沙茨教授的研究基于成人视觉系统的一个突出特点:视觉从眼睛传到大脑的过程中,来自左眼和右眼的信号传入通路在大脑皮层中是分离的。而还在发育中的大脑则正缺乏这种特点。沙茨教授的研究成果为我们了解这种精巧的双眼结构如何发育作出了巨大贡献。例如,她的研究表明,神经活动对这一过程至关重要,且排除了大脑神经环路是由引导分子连接的假设。

沙茨教授的第一个重大发现诞生于20世纪80年代初,这项研究探索了胎儿发育期间眼睛和大脑之间的相互作用。她发现,成人的眼睛-大脑连接在发育早期并不存在,是在发育过程中不断对神经环路进行"修剪"而逐渐形成的。鉴于婴儿的大脑不仅仅是成人大脑的缩小版,它还有一套随着学习和使用而不断变化的动态神经回路,她渴望了解发生这一修剪过程的潜在分子机制。更具体地说,她想知道修剪是否在出现视力之前,甚至是在出生前就已经被激活。

她曾说:"我和我的同事猜测,也许这种修剪很早就开始了,因为从基因上讲,对大脑中每一处回路的连接进行分子标记是非常奢侈的。而且我们认为,如果这种修剪是真实发生的,那么就应该有办法阻止这一过程,避免成人神经环路的形成。"

他们的几项实验揭示了早期修剪的必要性,这令沙茨教授走向了另一个研究方向:修剪过程是如何开展的?他们已知细胞发送电信号是为了进行远距离的交流。因此,他们开始在大脑发育早期监测这些电信号,并推测他们也许可以通过这种监测,了解一些关于修剪过程和神经环路塑造的内容。他们使用了当时研究神经活动以及信号传导的新技术,监测并记录了50至100个神经元在同一时间下的活动。

1991年,这项研究发现,在出生前,眼睛就不断向大脑发送连续的测试信号,以检查眼睛和大脑之间的通路。如果有异常的连接,那么将被清除。相反,如果该信号被阻断,那么这些异常连接会被保留下来,而本该形成的成人眼睛-大脑连接将无法形成。我们知道,药物滥用会改变神经信号传递,而这一发现为我们研究药物滥用如何影响发育中的胎儿大脑提供了重要线索。

这一突破也为她的进一步探索开辟了新方向。例如,作为一种化学和电学过程的信号传递是如何导致环路重塑的?同样,为什么有些连接会被去除,而另一些连接会被保留?这些过程中涉及的分子和机制是什么?

在研究这些问题的过程中,沙茨教授和她的同事又有了一个重大发现。他们当时正在探索大脑在整个发育过程中选择丢弃哪些连接、又保留哪些连接直到成年的机制。他们发现,当神经元同时放电时会产生稳定的连接,而不同步的神经元会被消灭。沙茨教授用两个短语来描述这些现象:"同步放电的细胞连接在一起","不同步放电的细胞不再连接"。

这一发现的突破性在于其展示了信号从眼睛传递到大脑的非随机性。附近的神经元同时放电,而这可以加强神经连接。这表明,大脑发育过程中的信号发生比人们通常认为的要早得多,甚至在出生和出现视力之前就已经产生了。(科学家们之前一直认为这是出生后从对世界的学习和体验中开始的。)

随着沙茨教授和她的同事开始研究大脑如何实现这些过程,上述发现又衍生出另一个发现。他们观察到,在活动依赖性发育过程中,对免疫系统功能至关重要的MHC I类分子家族参与了神经元之间突触连接的修剪(即"不同步"规则)。但是,当时的传统观点是这些分子在大脑中不起作用。

因此,他们这一发现一直不被人接受,以至于在1997年,当沙茨教授和她的同事写下他们的发现,并提交给一家受人尊敬的期刊时,编辑回信称她一定是搞错了。她说:"编辑说了很多,他说每个人都知道MHC I类分子只存在于免疫系统中,肯定不在大脑中,也不可能会在神经元中。"但是次年,这篇论文在《自然》杂志找到了归宿,而且MHC I也一直是她研究的主要内容。2012年,她和她的同事发现,抑制MHC I分子可以减轻中风造成的脑损伤。

展望未来,沙茨教授十分乐观。她指出,在未来科学家有可能研发出一种药物,这种药能使大脑恢复到发育早期的状态,并使大脑具有在发育过程中的神经可塑性和改造能力。她说,现在,揭开修剪过程的分子调控机制已成为可能。

作为MHC I分子研究的一部分,她和她的同事在免疫细胞中MHC I作用的基础上,来寻找与其相互作用的基因。他们发现了一个候选基因,并称之为PirB,其中的"r"代表"受体",而受体是药物公司最喜欢的东西,因为有了受体,他们就有可能以受体为靶点,通过用药物阻断受体来抑制其功能。她说:"我们可以根据我们对PirB结构的了解制作小分子的药物,用药物阻断来自PirB的信号传递,进而阻止PirB受体工作,而不用通过基因工程。然后我们可以给小鼠服用这种药丸,观察小鼠大脑的可塑性及其突触会发生什么变化。"

于是,沙茨教授和她的同事在一只成年小鼠身上进行了试验——给它服用了7天的药物。他们发现,成年小鼠的大脑中出现了新的突触——这是一个她认为"十分有前景"的结果。他们还发现,服药后成年小鼠的大脑变得更像"海绵",这让人联想到年轻小鼠的大脑。但是,她告诫说:"我们并没有确切知道这种药物是如何工作的,因此还有很多工作要做。尽管如此,我想未来我还是有可能会服用某个版本的药片,最终学会不带口音的法语。这真是太不可思议了!"

了解衰老的奥秘

安妮·布鲁内特(Anne Brunet)是斯坦福大学的遗传学教授。她的研究内容是一个影响到每个生物体,会导致许多疾病发生并最终导致死亡的过程。这个过程就是衰老,她评价其为"生物学中难解的谜团之一,或者说是生物学中的下一个前沿领域"。

为什么一个年轻有活力的健康个体会随着时间流逝而逐渐变得年老衰弱、对许多疾病的易感性增加? 布鲁内特教授和她的同事试图找出其内在的机制。不仅如此,他们还对环境因素很感兴趣,如饮食、性行为和环境压力,他们想知道这些是如何影响衰老的。在他们的研究中,他们试着解决多个问题,其中包括:

- 衰老的机制是什么?
- 与其他类型的细胞相比,干细胞更容易还是更不容易衰老?
- 脊椎动物和无脊椎动物的衰老过程有什么不同?

他们研究的其中一项内容是短寿命动物的衰老(因为使用短寿命动物可以在较短的时间内完成更多的实验)。她的实验室(以及许多其他实验室)最喜欢用的生物之一是线虫。线虫只有1毫米长,生活在土壤中,在短短30天内就经历了生命的所有阶段——出生、成长、青年、壮年、衰老和死亡。25年前的一项研究发现,调节蠕虫衰老的基因在小鼠甚至人类中发挥着相同的功能,这一发现"为衰老遗传学拉开帷幕",布鲁内特教授说。例如,胰岛素-FOXO途径不仅可以调节线虫的寿命,还参与调控包括人类在内的哺乳动物的寿命。

布鲁内特教授研究线虫还因为它是一种奇特的物种。线虫分为两种不同的性别——雄性线虫和雌雄同体线虫,后者与雌性生物相似但具有自我繁殖能力。奇怪的是,雄性线虫会显著缩短雌雄同体线虫的寿命,这种现象被称为雄性诱导死亡。雌雄同体线虫不只死亡得更快,它还表现出严重的早衰。雄性造成的这些损害部分是通过信息素实现的,因此,即使没有交配,它们的存在本身就会影响雌雄同体线虫的寿命。

但以线虫为研究对象也有其局限性:线虫没有骨骼、血液、干细胞和适应性免疫系统。因此,布鲁内特教授的实验室引进了另一种生物:非洲鳉鱼。他们用非洲鳉鱼搭建了新的脊椎动物模型来研究衰老。鳉鱼可以在短短2周内达到性成熟,并在人工饲养的环境中繁殖,它们的寿命为4到6个月。鳉鱼有一个特别的技能,即"假死"。自然条件下它们生活在池塘里,但是,一旦雨季结束池塘就有可能干涸。然而,该物种的生存能力还是很强的,因为其胚胎可以休眠(类似于冬眠)好几个月,有时甚至几年,并保持完整。布鲁内特教授说她对这种特殊的生物保存形式"非常感兴趣"。"在生物学中,科学家往往通过研究一些极端的情况,才能够发掘出一些对我们了解重要问题有帮助的东西。"

布鲁内特教授的最终目标是更多地了解人类衰老,但她说,实现这一目标所面临的挑战之一是公共政策问题:美国食品和药物管理局(FDA)不认为衰老是一种疾病。因此,科学家和医生无法开展临床试验去衡量衰老的几个标志能否被改善。相反,他们只能关注一些特定的与年龄有关的疾病。但正如布鲁内特教授指出的那样,衰老是许多疾病的主要危险因素,包括心血管疾病、糖尿病、癌症和关节炎等,它使所有其他因素都相形见绌。

尽管有许多挑战,研究人员还是在了解不同生物体的衰老方面取得了一些进展。衰老曾经被认为是不可逆转的,但事实证明,它是一个可塑的过程。例如,通过抑制高营养感应途径和激活低营养感应蛋白,科学家延长了一些生物体的寿命。再如,饮食干预(例如限制饮食)与药物干预相结合的干预措施,也被证明是可以减缓衰老过程的。尽管许多"返老还童"的干预措施是在小鼠身上测试的,但布鲁内特教授及其同事最近在一篇综述中总结了几种有益于人类健康和长寿的方法,其中包括四天一周期、每月重复两次的低/正常热量摄入。

不过,还有很多东西亟待探索。布鲁内特教授说:"我们对衰老的认识仍然处于入门阶段,我们真正了解的只是冰山的一角。衰老是一个异常复杂的过程,它违背了许多生物学的传统规律。"因此,人类对衰老的探索任重道远。有趣的是,在法国长大的布鲁内特教授偶尔会被人问到她最喜欢的抗衰老方法是什么。她的答案很简单:"红葡萄酒"。

斯坦福大学神经病学与神经科学教授托尼·怀斯-科雷(Tony Wyss-Coray)是加深我们对衰老过程的理解的另一位先驱。他的研究探索了衰老过程中血液对大脑的影响。他研究的重点是针对那些与衰老密切相关的疾病,找出其预防策略,避免其对机体产生影响。

怀斯-科雷教授在他的祖国瑞士接受了免疫学科研训练。他来到美国做博士后,并萌生了深入了解阿尔茨海默病的想法。然而令他沮丧的是,在该病患者死亡之前,科学家无法获得对该病分子层面的理解。这促使他去探索血液中是否蕴藏着这种疾病的秘密。他说:"大脑有大约400英里长的血管,是血管化程度较高的器官之一,它使用的血量占心脏泵出全部血液的大约20%。"

怀斯-科雷教授的研究表明,血液的组分不仅随疾病变化,而且随着年龄的增长而变化,且后者的变化更为显著。碰巧怀斯-科雷教授的隔壁实验室,即斯坦福大学神经病学教授托马斯·兰多(Thomas Rando)的实验室中,有一个相关的实验模型,该模型研究了血液变化是否会影响大脑还是说其仅仅是由衰老引起的。作为该研究的一部分,兰多教授将年轻小鼠和老年小鼠的血液循环在体侧缝合在一起,从而使二者的血液连接在一起,进而使其共享血液循环、血管一起生长(一种被称为异种共生的过程)。几周后,奇迹般的事情发生了:年老的肌肉干细胞变得像年轻的干细胞,并再生出了和年轻肌肉十分相像的肌肉。

怀斯-科雷教授为了验证他的猜想,与兰多教授开展了合作,他们进行了相同的小鼠实验:使用一只年轻的小鼠(相当于20岁人类)和一只年老的小鼠(相当于65岁人类),但观察的对象是年轻小鼠血液对大脑的影响,而非肌肉干细胞。"结果真的很令人惊讶。"怀斯-科雷教授说,"从分子、细胞到电生理学,再到认知功能等多个层面上,我们观察到年轻小鼠的血液,特别是其液体部分——血浆,对老年小鼠的大脑产生了有益的影响。"反之,老年小鼠的血液对年轻小鼠的大脑也产生了负面的影响。这项实验颠覆了以往大众所接受的观点,即老年大脑中的细胞改变是造成突触可塑性降低和学习、记忆功能损害的唯一机制。但实际上,可溶性因子,如老年血液中的蛋白质,也是罪魁祸首。

2014年,怀斯-科雷教授参与撰写的一项实验结果表明,即使没有使两只小鼠共享循环系统,也可以实现上述效果。在该研究中,通过注射年轻小鼠的血浆,老年小鼠的大脑同样得到了改善。这为科学家研发类似的临床治疗方法提供了可能。

在2015年的TED演讲中,怀斯-科雷教授详细介绍了他们的发现:"我们发现这些老年小鼠的大脑中有更多的神经干细胞产生新神经元。此外,这些老年大脑的突触活动、神经元之间的联系均有所增加,而且有更多参与新记忆形成的基因表达。相反,与炎症相关的基因表达减少了。我们还发现,将年轻小鼠和老年小鼠的血液循环连接在一起后,并没有细胞进入到这些小鼠的大脑中。因此,我们推断,进入老年小鼠大脑的调控物质一定是可溶性因子。如果是这样的话,那么我们可以十分简便地去收集血液的可溶性部分,也就是所谓的血浆,通过将这些年轻个体的血浆注入这些老年小鼠体内,我们可以重现这些返老还童的效果。"

基于他的研究,最终怀斯-科雷教授与其他人共同创办了一家名为Alkahest的公司,该公司致力于将其科研发现转化为治疗方法,以应对衰老所带来的一系列认知障碍。该公司在2019年初有70名员工,他们的目光集中在阿尔茨海默病的治疗方面。他们的研究已经发现了一些特定的蛋白质,其中有的加速衰老、诱发年龄有关疾病,而有的则效果相反。

在此基础上,该公司进行了一项18名阿尔茨海默病患者参与的临床试验。他们每周接

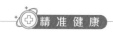
受一次一单位年轻个体的血浆注射。这种治疗没有任何副作用,二期临床试验也于2018年展开,主要针对的是阿尔茨海默病和帕金森病。

现在预判结果还为时尚早,但这项研究提高了神经退行性疾病患者病程减缓,甚至逆转的可能性,这是前所未有的。展望未来,怀斯–科雷教授正在研究大脑与血管之间如何相互作用。他和他同事的研究重点是找出随着个体的衰老,其血液中会对大脑产生影响的分子。目前,他们正在对数百名患有认知障碍或有这种风险的人进行随访。

怀斯–科雷教授强调,想要研制出减缓甚至是逆转衰老所造成影响的神奇药丸,我们还有很长的路要走。但他的研究的确为我们减轻阿尔茨海默病的不良影响带来了希望。阿尔茨海默病是一种影响美国500万人的疾病,是第六大死因,而目前没有有效治疗方法。他说:"我们如今了解到的远比10年前多得多。但是我们仍然有很多东西需要学习,即便如此,我还是很乐观的,我相信这是一场我们一定可以获胜的战斗。"

● 揭开再生的根源

海伦·布鲁(Helen Blau)是斯坦福大学医学院基金会教授,也是Baxter干细胞生物学实验室主任。自1975年拿到哈佛大学博士学位以来,她的研究取得了多项突破,并首次为我们提供了可靠的证据,她证明了在特定组织中发挥特定功能的哺乳动物细胞,其分化并非不可逆转,而是可逆的。细胞可塑性的发现,为科学家利用细胞修复组织损伤打开了大门。(布鲁教授的贡献被展示在了斯坦福大学医学院的"发现之路"活动中,该活动旨在纪念斯坦福大学的科学家们在医学上取得的进展。)

布鲁教授的大部分研究都贯穿着同一个主题——再生。她从小就对再生很感兴趣。她的父亲是美国政府驻欧洲的首席历史学家,这也使得她在国外长大,并有在不同的学校学习的经历,其中包括在德国海德堡上高中,在英国约克上大学。她还有丰富多彩的经历。她9岁时与一个奥地利家庭生活在一起,14至17岁时和一个法国家庭生活在一起,后来又在瑞士阿尔卑斯山的一所国际学校学习了几个月。她曾经写道:"显然,这些不同的地方改变了我,包括我的口味、行为和语言。那么,为什么细胞的环境不应该有同样的效应呢?"

再生也是她本科毕业论文的主题,这篇论文研究了肝脏的一个突出特点:损伤后惊人的再生能力。她说:

> 切掉肝脏的两个大叶后,原本的小叶会通过再生而变大。虽然肝脏各叶的比例完全改变了,但整个肝的最终质量保持和原始质量一致,但不知为何,肝脏自己知道什么时候停止再生。我对这一现象十分感兴趣。但直到今天,我们仍然不知道这一现象背后的机制。

布鲁教授于1978年加入斯坦福大学,此后不久,她便开始研究一个在人类生物学中如真理般存在的观点:人类细胞的分化状态是不可逆的。布鲁教授想知道事实是否真的如此,她记录了她的思考过程和后来进行的研究:

　　莎士比亚在《哈姆雷特》中写道,"我们的宿命早已在冥冥之中注定"。但解剖学和组织学可以用命运来解释吗? 在20世纪80年代,我还是斯坦福大学的助理教授。经过很多年的细胞培养和显微镜下观察,我始终无法相信一旦细胞分化,它们的命运就此注定了。为什么分化是"单向的"? 为了研究细胞分化到底是否可逆,我们开展了异核体实验,将人类已分化细胞与小鼠肌管细胞融合。结果是令人振奋的:曾被认为是终点的人类细胞分化状态是可以被逆转的,这也证明了细胞命运的可塑性。我现在都还记得我那时的激动之情。

　　这是一个里程碑式的发现,2016年美国国家科学院评价其为"生物学的范式转移"(注:范式转移是指一个领域里出现新的学术成果,打破了原有的假设或法则,从而迫使人们对本学科的很多基本理论作出根本性的修正),不仅如此,它还登上了1985年《科学》杂志"生物学前沿"栏目的封面。如今,它是细胞和发育生物学的基本原理,也为当前干细胞生物学和再生医学时代的到来奠定了基础。

　　为了验证人类分化细胞的可塑性,布鲁教授设计了几项实验来研究人类肌肉基因能否在通常不表达它的细胞中得到激活,她选择了代表3种不同胚胎谱系的细胞:外胚层的皮肤角质形成细胞,中胚层的成纤维细胞,以及内胚层的肝细胞。她发现,当小鼠的肌肉细胞与人类的非肌肉细胞融合后,以往沉默的人类肌肉基因被激活,并开始表达肌肉蛋白。

　　这一发现的关键在于她设计了一个巧妙的方法,将不同类型的细胞融合在一起,形成了稳定、不分裂的多核异核体。其中,异核体无法增殖、分裂是避免基因表达变化的关键,因为如果双物种细胞发生分裂,那么染色体会因分裂中的混乱而丢失。这种丢失将使我们难以辨别新表达的基因是由于失去了转录抑制因子还是由于存在转录激活因子。

　　此外,异核体设计的一个重要特征是核比例的偏差,如小鼠肌肉细胞核数量超过人类的非肌肉细胞核。这种促进肌肉生成的核比例和基因剂量对于非肌肉细胞中沉默肌肉基因的激活至关重要。

　　总之,这些实验结果彻底颠覆了我们以往认为分化细胞是不可逆的观点,证明了高度分化的细胞仍具有可塑性。此外,它还表明,分化是调节因子之间时刻保持平衡的结果。布鲁教授关于基因剂量这个关键性因素的发现,即重编程核的过量是必要的,也为20年后山中信雅(Shinya Yamanaka)的研究铺平了道路,后者发现4种胚胎转录因子的过量表达可以激活分化细胞内的多能基因表达谱。如今,诱导多能干细胞(iPSCs)的诞生使干细胞在人类疾病的模型、药物发现和干细胞治疗等领域得到广泛应用。

　　随后的几年里,布鲁教授不断加深我们对再生的理解。她与诺贝尔奖得主大卫·巴尔的摩(David Baltimore)强强联手,共同撰写了一篇考究的文章,文中布鲁教授将细胞可塑性从人类扩展到其他所有生物。他们还强调了一个事实:分化细胞中基因表达的维持不是被动的结果,而是需要"主动管理"和持续调控。1991年,他们将这些发表在《细胞生物学杂志》上,并由此提出了一个不同寻常的观点:分化状态需要持续的调节才能得以维持。这一革命性的观点现在已成为公理。

　　布鲁教授并未止步于此,而是将这些发现用在肌营养不良症的最常见类型——杜氏肌营养不良症的研究上,以探讨为什么具有与人相同遗传缺陷(即缺乏肌营养蛋白)的小鼠只是变得轻度虚弱,而不会出现对人类来说致命的渐进性肌肉萎缩和心脏衰竭。肌营养蛋白是一种结构蛋白,它将细胞骨架与细胞外环境连接起来,对肌肉的收缩功能至关重要,而杜氏肌营养不良症正是由于缺乏肌营养蛋白所导致的。布鲁教授注意到,由于一些未知的原因,小鼠的端粒(即染色体上的保护帽)比人类长得多,因此她好奇这是否可能是造成种间差异的原因之一。于是她的实验室创建了首个具有人类端粒长度的杜氏肌营养不良症小鼠模型。他们兴奋地发现,在该模型中,本病的所有特征都表现了出来。

这项发现产生了新的重要结论:小鼠的端粒长,则对杜氏肌营养不良症等严重的人类退行性疾病具有保护作用,而端粒短,则导致干细胞库减少,而后者是促进慢性退行性骨骼肌持续修复所必需的。换句话说,端粒长的小鼠,其肌肉干细胞可以继续分裂,并使受损的肌肉再生,达到远远超过人类细胞停止分裂时的肌肉水平。此外,布鲁教授的研究首次揭示骨骼肌营养不良症是一种干细胞疾病。她后来说:"结果表明,仅仅针对肌肉纤维的治疗是不够的,甚至可能会加剧疾病。必须把肌肉干细胞的治疗一并纳入考虑范围内。"

在另一项研究中,布鲁教授汲取了进化生物学的教训,从蝾螈中学习。这是一种医学研究中不常使用的动物,但它有一个生物特性是哺乳动物所缺乏的:它们的心脏和四肢可以通过一种被称为去分化的机制得到再生,即细胞重新进入细胞周期。如果蝾螈的部分心脏被切除,那么它可以再生出一个完整的心脏。科学家发现,去分化是由视网膜母细胞瘤(Rb)蛋白的失活所引起的,而Rb是细胞周期的抑制剂。正如布鲁教授解释的那样:

> 为了应对组织缺损等损害,蝾螈的骨骼肌和心肌细胞会重新进入细胞周期并进行分裂、自我复制,从而使组织再生。通过对比蝾螈和哺乳动物的基因表达谱,我们发现,在哺乳动物的进化过程中出现了细胞周期的另一种抑制剂,将其命名为p19,而它在蝾螈中不存在。利用单细胞激光捕获技术,我们跟踪了单个经过处理的细胞,并清楚地看到Rb和p19的功能被清除后,哺乳动物肌肉细胞可以像蝾螈那样在培养基中复制……如果我们能对去分化加以应用,我们也许能够再生出心脏组织,并预防心力衰竭。

此外,她的再生战略还包括"恢复那些无法收缩的肌肉的功能"。这项工作源于她目前对于如何最大程度地刺激肌肉干细胞以增强肌肉组织力量的研究热情。她说:

> 我们已经研制出了一种新方法,该方法激活驻留在组织内处于静止状态的肌肉干细胞,从而提高肌肉的质量和功能。在我们的衰老小鼠模型中,我们发现,给药方案中仅注射一次药物就能引起长期且有力的肌肉力量增长。

布鲁教授对潜在的临床应用特别感兴趣,她指出,有数百万人随着年龄增长患上进行性肌肉萎缩和肌无力,尤其是那些因疾病或受伤而无法活动的人。然而,目前还没有治疗肌肉萎缩的分子疗法,与肌肉疾病加在一起对美国造成了巨大的经济负担,每年的相关医疗费用超过180亿美元。因此,布鲁教授与其他人联合创办了一家名为Myoforte的公司。Myoforte的重点是研发布鲁教授最近发现的药物组合,利用身体自身的愈合机制来加强再生过程。

迈克尔·朗克(Michael Longaker)是斯坦福大学教授、干细胞生物学和再生医学研究所的副所长,他研究的核心内容也是再生。作为40多项授权专利和专利申请的发明者,他有很多感兴趣的领域,其中一个是关节炎和关节磨损。这在一定程度上是因为他之前当运动员时,曾亲身经历关节磨损和撕裂。他在高中时是一名跳远运动员兼篮球运动员。进入密歇根州立大学后,他没有停下打篮球的脚步(在大学期间他的球队赢得了全国冠军,并且他的队友之一是未来的 NBA 明星"魔术师"埃尔文·约翰逊)。

朗克教授从哈佛大学医学院毕业后,于 2000 年进入斯坦福大学。因为他对关节炎十分感兴趣,所以他想知道因过度使用和老化而逐渐被破坏的软骨是否可以再生。这个问题令他把目光投向骨骼干细胞,这是一种可以分化为骨、软骨和基质(骨骼内的海绵状物质)的细胞。

2015 年,朗克教授在《细胞》杂志上发表了一项具有里程碑意义的发现。文中,他和其他几个作者详细阐述了他们在小鼠体内发现的可生成骨、软骨以及骨髓关键组分的骨骼干细胞。此外,他们还发现了一些可能参与骨骼干细胞产生的化学信号。这篇论文发表时,他提出了一些上述发现可能衍生出的应用,他说:"骨科医生看到患者的关节中有撕裂的软骨时,由于软骨不能很好地愈合,所以不得不将其取出,但缺乏软骨又会使患者未来患上关节炎。这种情况每年上演数百万次。但是,这项研究结果提出了一种可能:我们可以在患者自身组织中创造新的骨骼干细胞并利用它们生成新的软骨。"

在此基础上,朗克教授和同事开始了人类骨骼干细胞的探索之路。通过 FACS 技术(详见后文),他们发现了小鼠骨骼干细胞中被激活的基因开关。他们观察到,这些干细胞在大量再生后可以退化到一种更为原始的细胞类型,这种细胞类型具有更强大的再生功能,通常在人类女性受孕几周内出现,是骨骼、软骨和某些结缔组织形成的基础。通过比较小鼠骨骼干细胞与几种人类细胞的基因表达谱,他们最终成功地发现了人类的骨骼干细胞。这项研究于 2018 年发表在《细胞》杂志上,《斯坦福医学》的一篇文章总结了他们研究的重要性:这一发现首次揭示了哺乳动物成体干细胞可以沿着正常发育时间线的反方向去分化,从而进行细胞、组织再生,响应环境中的信号刺激……这些发现为我们使用自然状态下的成体干细胞(通常仅产生有限且密切相关的子细胞)在全身范围内开展更广泛的再生提供了可能,就像蝾螈可以再生出完整的四肢或尾巴一样。

这篇论文发表后,英国南安普敦大学一位未参与该研究的干细胞生物学家在《科学家》杂志中说道:"多年来,关于人类骨骼干细胞的真面目一直存在争议。直到今天,这项研究明确地证明了它的存在,以及它是可以自我更新的。虽然我们还有很多未知要去探索,但这项研究使我们在该领域向前迈进了一大步。"

在一项相关研究中,朗克教授和同事发现,他们可以通过调控细胞所处的微环境,使人类骨骼干细胞分化为骨或软骨(这种调控包括重新编码人类脂肪细胞或诱导多能干细胞,使其具有骨骼的特征)。虽然朗克教授的发现还没有转化为临床治疗方法,但它具有潜在而深远的价值。美国每年大约开展数百万次关节镜手术,而这可能是我们今后注射骨骼干细胞、生成新软骨的途径。

朗克教授希望人类骨骼干细胞将成为关节镜和再生医学的"变革者"。朗克教授说:"美国人口老龄化十分迅速,每年开展近 200 万次的关节置换手术。如果我们能将这种干细胞用于相对非侵入性的治疗,那么将会为个人、社会带来巨大的效益。"而且,骨骼干细胞的潜力还不止于此。这项发现为我们提供了一个机会去反思我们以往对骨骼、组织和器官发育过程的认知是否完善。"我们能回到过去,在一个器官形成后激发更广泛地再生吗? 这尚无定论,但目前的发现至少为这种可能性打开了大门。"

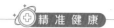

突破性技术是生物医学进展的催化剂

新技术的发展往往会领先并加速生物医学界具有变革性、范式转移意义的发现的诞生。技术上的突破与生命系统的新发现往往是紧密衔接在一起的,许多研发创新技术的科学家和工程师同时也是使用这些技术来进行发现、突破的人。的确,对知识的追求往往是探寻突破性技术的动力。下面我将介绍几个这样的例子。

细胞分选和制药方法的进展

有时,对知识的追求和克服困难的必要共同造就了一项发现的诞生。伦·埃尔森伯格(Len Herzenberg)就是这样的例子。在他生命中的大部分时间里,因患有遗传性眼疾,显微镜下的一切对他来说都是模糊不清的。这让他开始思考,能否制造出一台机器,让他可以像其他人一样清楚地看到显微镜下的东西——但又不仅止于此,而是更进一步,能让他和其他人定量地看到细胞内和细胞表面的东西(并且不会眼疲劳)。他问道:"细胞间的差异有助于我们阐明它们的功能,但我们如何能够测量这种差异?"

当时,人们已经知道抗体是一种出色的靶向剂,即使面对细胞上或细胞中数以万计的复杂蛋白质,它也能与特定蛋白质形状特异结合。埃尔森伯格还知道,如果在这些抗体上附加一个荧光分子,然后用它们来标记细胞,那么只有当细胞含有或表达荧光抗体所靶向的蛋白质或其他分子时才会发光。这使他思考如何去开发一种机器,能够自动分析出被检细胞是否含有与荧光抗体结合的特定蛋白质或其他分子,而这样的机器将可以用于测量细胞中特定蛋白质的相对含量。

埃尔森伯格知道荧光检测器是存在的,所以他与相关的学者讨论了这种检测器,并开始将他的想法转化为现实:构建出一种机器,它可以使细胞快速通过光检测装置,并测量它们的激光诱导荧光水平。由于细胞通过低功率激光束时会偏转光线,埃尔森伯格意识到他可以同时记录细胞的其他信息及偏转光线的特征,如细胞的大小和内部颗粒。有了这些信息,他对自己下一阶段的发明目标就很明确了:确定一个细胞是否具有他希望出现的特征,并使用细胞分选技术从血液和其他组织中提纯他想要的细胞。

他的妻子莉·埃尔森伯格是他实验室的合作伙伴之一,也是斯坦福大学遗传学系的教授。她回忆说:"这是很重要的。在伦看来,在显微镜下观察并获得对细胞的印象并不是科学。相反,当谈到生物化学和细胞生物学时,他相信两个关键原则。第一,你必须能够定量地测量分子和细胞中的变化;第二,你必须能够将细胞从复杂的混合物中分离出来,以便你能单独研究它们。"

20世纪60年代初,埃尔森伯格得知了一个信息:美国政府位于新墨西哥州洛斯阿拉莫斯的国家实验室中,科学家们制造了一台机器,该机器可以根据颗粒体积对大量细胞大小的颗粒进行检测和分类。于是,他去了趟洛斯阿拉莫斯,但那里的两位负责人告诉他,他们实验室没有让这台机器测量荧光的计划。但正如他后来回忆的那样，他一再坚持，"最终他们同意给我一套工程图纸，并允许我在它的基础上，设计一台可以区分出用荧光抗体标记细胞的新机器。当我把这些图纸带回斯坦福大学时，我并不知道我开始了一项持续终身的工作，这项工作至今仍是我们实验室的一项主要任务"。

"那时候的科学就是这样。"莉回忆道，"科学家对于分享并不吝啬，他们把分享自己的知识看作一种责任、一种使命。"

埃尔森伯格利用这幅图纸成功开发了一台被称为荧光激活细胞分选仪（Fluorescence Activated Cell Sorter，FACS）的机器。斯坦福大学医学院发表的一篇文章恰如其分地评价了FACS的价值：就像硬币分拣机可以将杂乱无章的零钱分成一堆一堆整齐的25美分、10美分、5美分和1美分一样，FACS可以根据附着在细胞表面的荧光标记来分拣细胞，并在此过程中保持细胞的活力。

此外，由于研究人员可以使荧光标记靶向并附着于特定细胞产生的分子，所以FACS可以挑出稀有的免疫干细胞以深入研究，或者识别干细胞以及其他在癌症或艾滋病等疾病中数量不断变化的细胞群。该技术也被称为流式细胞术，它功能强大，具有无限可能，只有用户想不到的，没有它做不到的。

随后，埃尔森伯格夫妇与医疗技术公司Beckton-Dickinson展开合作，这家公司于1976年开始销售商用的FACS，并在几年后生产出商用荧光标记单克隆抗体试剂，这使FACS的广泛、定量使用成为可能。目前，FACS技术已经走进了全世界的实验室。2013年，预计有超过4万台FACS正在使用中。这项技术使现代免疫学、干细胞研究和蛋白质组学的诞生成为可能。它还改善了白血病的诊断，并大大提高了我们对癌症、艾滋病等疾病的治疗水平。

FACS也是其他几项科学突破的核心。单克隆抗体技术最初由英国剑桥的塞萨尔·米尔斯坦（Cesar Milstein）博士发明，他通过培养免疫细胞来产生可以分泌所谓单克隆抗体的杂交细胞。

20世纪70年代末，埃尔森伯格夫妇把目光投向单克隆抗体技术，他们使用FACS技术来开发并生产单克隆抗体，并产生了突飞猛进的发展。目前，美国食品和药物管理局（FDA）已经批准了70多种单克隆抗体投入临床使用。FACS和单克隆抗体技术可以帮助我们更好地进行临床诊断和治疗。正是通过这些技术，研究人员发现HIV会导致T淋巴细胞的减少，后者是免疫的基础。此外，这些技术还被广泛用于患者HIV病毒生长和临床状况的监测。

后来，埃尔森伯格夫妇开发了一个产生功能性抗体的方法，许多公司利用这种方法生产嵌合抗体，以治疗类风湿关节炎、克罗恩病以及治疗呼吸道合胞病毒感染等多种疾病。他们的这项发现在1998年获得了斯坦福大学的专利，而且这项专利的使用费已经超过了斯坦福大学其他任何一项专利所产生的使用费（包括谷歌的专利）。这些版税不仅仅是经济效益，还是资助其他研究和推动科学发展的一大贡献。

斯坦福大学病理学和发育生物学教授欧文·韦斯曼（Irv Weissman）在埃尔森伯格去世后说道：

> 如果没有埃尔森伯格夫妇，现在活着的数万人早已不在人世。如果没有伦·埃尔森伯格，通过FACS评估单细胞，并从骨髓等组织或白血病等癌症中识别和分离单细胞，整个概念框架将永远不会出现。埃尔森伯格夫妇不仅仅是这个领域的核心人物，几

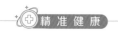

十年来,他们就是这个领域的全部。

埃尔森伯格夫妇还培养了许多未来的科学家,其中一位叫加里·诺兰(Garry Nolan),他是斯坦福大学成果丰硕的发明家之一。他是8家公司的创始人,同时拥有45项美国专利。他的研究涵盖了许多不同的方面(目前他正在研究埃博拉病毒的免疫病理学),而所有这些都建立在基础科学之上。

诺兰是斯坦福大学教授,他曾研究如何在细胞的复杂环境中寻找药物作用的地方,而他较早的创新之一就源于此。他提出了一个简单的假设:"药物本质上只是一种可以与蛋白质空腔(即药物结合口袋)结合,并改变蛋白质功能的形状。"他的另一个假设是:"病毒的唯一目的是复制、增殖。"他说:"这是理查德·道金斯(Richard Dawkins)的自私基因论。也就是说,病毒并不关心它们所入侵的细胞及其细胞状态。它们只关心自己能否增殖以及宿主细胞是否支持其增殖。我的想法是我们可以逆转这个过程,使病毒通过把细胞变健康来达到自己的目的。我们可以为病毒设计一个进化瓶,让病毒从进化中学到,只有当它把一个病态的细胞变成健康的细胞时,它才可以随意地复制、增殖。这将迫使病毒寻找进化空间来完成自身的进步,从而纠正病态细胞的生物学状态。"

病态细胞转变为健康细胞后,通过分析健康细胞中的病毒,研究人员将能够发现是什么促使了这种改善。诺兰教授说:"对于研发新药而言,这是一种非常省事的方式,因为你让生物学帮你找到了答案。原本致命的病毒在我们的重新设计下,帮助细胞变得更好,这就好比是进化的反过程。"

这一研究的成功,使诺兰教授在1996年创立了Rigel公司,这家公司出售用于常规药物设计的蛋白质靶标。如今,Rigel已是一家上市公司,它的重心是研究、设计和提供新型小分子药物,以治疗免疫疾病、血液病、癌症和其他一些罕见疾病等。2018年,美国食品和药物管理局(FDA)批准了该公司的第一种药物Tavalisse,该药用于治疗患有慢性血小板减少,且对既往治疗反应不佳的患者。

接下来,诺兰教授着手研发了一种类似于过滤器的仪器,以精准定位上述过程中变得更健康的细胞。他找到了多伦多大学一位发明质谱仪的教授。通过质谱仪,科研人员可以使用带有同位素的标记抗体来观察单个细胞,而不是带有传统荧光探针的抗体。质谱仪的使用使我们能够测量更多细胞同时附有的标记数量,从每个细胞约5个增加到约50个,并且使我们能够以更详细、更准确的方式对免疫系统进行分析。正如诺兰教授所形容的那样:

假设只有5种描述人的方式:身高、体重、发色、性别和种族。那么如果我的钱包被偷了,在警方报告中仅有这些信息是不足以抓住小偷的。但如果我可以使用100种不同的特征来描述可能的小偷,那么我就有更多的信息来识别小偷。同样,质谱仪这一基本技术使我们能够对免疫系统、癌细胞以及其他任何种类的细胞进行明确、详细地分析,它比上一代的技术高出一筹。

于是,为了"制造一个更好的FACS",诺兰教授将FACS与质谱仪结合,发明了一项称为质谱流式细胞术(CyTOF)的技术(他曾在埃尔森伯格夫妇实验室参与研究最初的FACS)。在2011年,这项技术刚被公开后不久,一位法国科学家写道:"我从来没有对哪一项技术的进步如此敬畏过,但是在我眼里,CyTOF对于FACS来说,就像现代计算机对于打字机一样。"CyTOF为免疫学带来了更高的精确度，如今它被数百个实验室使用，以协助破译与白血病、卵巢癌和类风湿关节炎等疾病相关的免疫信号。

一种帮助我们更好地了解生物样本的工具

基础科学的发展也大大推进了我们对分子结构的理解。在并不遥远的过去，要想准确地了解分子结构，唯一的办法是制作一个晶体，将分子固定在一个特定的形状（被称为构象）。但是一种叫作冷冻电子显微镜（cryo-EM）的技术正在加强生物样本的可视化，并可能为我们发现新药提供有用的信息。

cryo-EM的用途是创建病毒、分子和复杂细胞器的三维图像，其中细胞器既可以是细胞内部的也可以是从细胞中提取的，如合成蛋白质的核糖体。cryo-EM的这个功能是通过在自然或特定生物化学环境中将这些物质冻结实现的，有了cryo-EM，科学家们可以更清楚地了解这些物质是如何构建的，以及它们发挥的作用。一位学者曾指出，这种通过计算方法将数千张图像拼接在一起的过程类似于创作定格电影，甚至像在细胞中进行虚拟"切片"，就像微型CT扫描一样。

斯坦福大学光子科学、生物工程以及微生物学和免疫学教授华邱（Wah Chiu）说，"这项技术是极其重要的，在生物学中，一切都是动态的，总是在不停地移动和变化。但是有了cryo-EM，我们可以在蛋白质和其他一些生物纳米机器组装、发挥功能和分解时捕获它们的快照。"

这使得我们观察到仅在少数时间出现、但对其功能至关重要的构象成为可能。例如，当一种酶发生催化反应时，它会与其底物结合并发生形状变化。而这时，cryo-EM能以原子级别的细节捕捉这些正在发生的变化。有了这些重要信息，科学家就可以设计有效的药物，来改变可能影响细胞健康的酶活性。

近年来，cryo-EM技术取得了非凡的进展。2017年，3位研究cryo-EM的科学家获得了诺贝尔化学奖。在宣布该奖项时，诺贝尔委员会评论道："正是因为冷冻电镜的发明，研究人员现在可以在生物分子运动过程中将其冷冻，并将他们以前看不到的过程可视化，这促进了我们对生命化学过程的基本理解和对药物的研发。"

cryo-EM是技术推动形成新发现的标志。经过了40年的生物分子成像研究，用于cryo-EM的显微镜变得越来越强大。但更重要的是它处理大量数据的能力不断得到发展。使用晶体学，一次可以获得一个晶体结构的数据。但是，通过cryo-EM结合图像处理技术，我们可以获得数千甚至数十万增量的数据。如今，综合这些数据并从中得出结论已成为现实。

华邱教授指出，cryo-EM提供的更高质量分子图像使两类人群受益：一类是学术科学家，他们想要了解分子在各种各样影响其功能的化学环境中有什么样的基本化学特性。另一类是制药公司，cryo-EM可以帮助他们将分子执行其最重要功能的过程可视化，他们被这点深深吸引，因为这可以帮助他们研发出更有效的药物。

一直以来，cryo-EM是研究人员了解病毒和神经退行性疾病的关键技术。2018年一篇基于cryo-EM的研究揭示了寨卡病毒含有药物结合口袋的潜力,这一发现将有助于研究人员开发抗病毒药物和相关疫苗。而在2017年,研究人员使用cryo-EM显示出错误折叠的tau蛋白,这些蛋白取自一位已故的74岁阿尔茨海默病患者的大脑。这项研究发表在《自然》杂志上,揭示了与阿尔茨海默病有关的tau蛋白异构体的结构,并为更精确的治疗奠定了基础。

本章所述的众多发现提醒我们,探索发现的历史其实也是个人的历史。为了确保未来的新发现不断涌现,并最大限度地增加发现的机会,我们必须注重培养下一代的学术带头人。这意味着要支持那些正在进行科研探索的教师,同时也要培养学生对探索发现的热情。

培养下一代生物医学带头人

对于那些要将毕生致力于基础科学的人来说,有最大限度的自由去探索、发现,而不会因为基金申请体制的变化而受到随意限制是很重要的。在美国,资助生物科学专业研究生教育的传统模式包括用培训拨款和机构资源来支付学生入学后1到2年的相关费用。之后,学生要自行承担开销,或者是寻找学院的导师,导师可以从自己的研究经费中拿出一部分来补助他们的学费等开销。

这种资助体系充满了困难和不正当的导向。比如说,一个学生的科研兴趣可能与一位导师关注的领域一致,但这个导师的课题基金中可能没有足够的钱来资助这个学生。于是,学生不得不根据导师的基金情况来选择他们的研究方向,而不是选择他们感兴趣和有吸引力的领域。然而,这种情况并不少见。一个学生即使是在一个与其研究兴趣密切相关的实验室,导师的资助往往也只与一个特定的课题相关联,因此,如果学生的研究兴趣发生变化,那么他将很难改变自己的研究课题。

我和斯坦福大学的同事们认为,这种资助生物科学专业研究生的现状是不可取的。2013年,我们作出承诺,要完全用培训拨款和慈善金来资助学生的4年研究生学习生活。其结果是变革性的。目前,录取的新生人数已经由50%上升至60%多。这一举措也帮助医学院实现了学生群体多样化的目标。

无论是致力于研究生命系统基本真理的下一代,抑或是下一代医学科学家,接受基础科学教育都是至关重要的。为了帮助他们对基础科学产生认识,萌生对探索、发现的热情,斯坦福大学的两位诺贝尔奖获得者保罗·伯格和布莱恩·科比尔卡花了3年时间在斯坦福大学和其他医学院接受基础科学教育和进行生物医学研究,然后针对其中的问题带头制定了一个新的解决方案。

在与其他同事的合作下,他们创建了一个"探索课程",从2017年开始,该课程对每一位医学生开放。现如今,参加该课程的学生可以进入一个"课程分割路径",将基础科学课程分散在3年而不是2年中学习,从而最大限度地增加其纵向研究的时间。这为全日制研究腾出了2个夏季和1个学术学季,另外还有4个学季中50%的时间是研究时间。

攻读"探索课程"的学生可以在实验室和医院内得到充分锻炼,为未来从事医学科学家等职业做好准备。而且参加这个课程不会增加他们的经济负担,因为他们可以获得"医学学者项目"提供的补贴。学生们还可以通过新的"Berg学者项目",选择增加第6年的时间来攻读硕士学位,该项目由Burroughs Wellcome基金会资助,或者他们也可以加入MD/PhD项目(医学科学家培训项目)。当然,像这样的创新方法还需要不断完善和测试,以确保培养出足够数量的医学科学家来为大众提供精准健康。

深入参与斯坦福大学课程变革的医学教授乌茨(PJ Utz)说:"我们的目标是招收和培养那些想成为带头人和想成为研究人员的学生。"我们的重点是让学生沉浸在研究中,这与其他许多医学院的情况大相径庭,那些医学院把4年的课程压缩为3年,而其代价往往是牺牲了学生的研究时间。而斯坦福大学的医学生在医学院学习期间,除了攻读医学博士学位外,还经常学习其他领域、攻读其他领域的学位,这已经有很长的历史了。

我敏锐地意识到,时间和金钱的双重压力会迫使学生和管理者要求医学院加快课程学习速度。但我也知道,有研究经验的医生在临床工作中会更加出色。正如乌茨教授说的那样:"那些了解医学分子基础、能够像科学家一样思考的学生进入临床后几乎就是侦探般的存在。想想看,一个病人带着一堆症状来看病。医生必须了解其病史,然后提出假设,再根据假设设计实验——实验室检查、X线、CT扫描等——来验证这个假设。当检查结果出来时,医生要看自己的假设是否正确。我发现,那些在分子医学方面有较好基础的医学博士生进入临床时,往往会非常好奇。他们不只是认为病人有什么问题。他们会思考:'为什么患者会出现这种情况? 我们能否根据对患者疾病或相关基因的了解,设计出一种精准治疗他们的方法? 接下来我们是否有特定的药物用于治疗?'"

乌茨教授说,尽可能早地让学生对科学产生兴趣是很关键的——不管是在医学院、还是本科阶段,甚至是高中阶段(在过去20年里,乌茨教授一直为高中生举办暑期研究活动)。乌茨教授引用了科比尔卡在医学科学家发展的演讲中常用的一句话:"如果他们没有得到研究的乐趣,他们以后就很难再回到科学领域了",因为他们将全心全意投入到自己选择的职业。"这就是为什么我们设计了这些新课程,既让学生们培养这种兴趣,同时也为他们提供了分子基础和科学基础来发现和提出临床问题,这项技能会使他们成为更优秀的医生。"

* * *

正如我在第1章中提到的那样,自20世纪初以来,人们的预期寿命有了显著提高。当时,美国的平均死亡年龄是47岁,而全球平均死亡年龄仅为31岁。2017年,美国的预期寿命为78.6岁,全球平均预期寿命为72岁。虽然有很多不同的因素促成了这一提高,但其中最重要的因素是医学治疗方法的巨大进步,以及卫生条件的改善和人均收入的提高。

但是,在取得巨大进展的同时,我们每天都会收到来自世界各地的提醒:我们在人体以及治疗疾病的方面仍有许多未知。这突出了科研人员及其工作机构继续在基础科学上投入的必要性。

罗杰·科恩伯格警告说,如果对科研的投入减少,"我们将无法挖掘出任何一件构成今天现代医学基础的发现。我们也将失去解决尚存重大问题的能力,包括癌症、阿尔茨海默病和其他许许多多的问题。这些问题的解决有待于研究人员扎根于基础科学,并坚持不懈地探索。"

正如我在本章开头提到的,基础科学往往与提供即时解决方案的愿望相冲突。找到正确的平衡点,确保我们播下的种子可以在未来几年或几十年内发芽,这将是医学和科学界在21世纪面临的关键问题之一。

(翻译:陈竹)

第5章 展望未来：利用精准预测预防疾病

精准预测是精准健康的基础，也是协助预防疾病的工具。如果医生（乃至所有人）能够利用数据和其他证据来预测个体健康状况的走向，就可以精确干预，从而预防疾病、促进健康。越早发现异样，好处就越多，即使不能完全防止疾病发生，也能让疾病被早诊断、早治疗。

精准预测的能力正在稳步提高。当前的精准预测能力比我刚进入医学领域时提高了许多，但还远远称不上完美。当前的诊断学技术过于间断，它们提供的信息犹如看半小时电影却只能看清数秒的片段。我们每个人患病易感因素的知识不应局限于医务人员，而应该人人可知、人人可行。

我想，未来我们将利用精准健康持续监测我们的健康状况。健康监测可以在出生前就开始，包括分析每个胎儿的基因图谱、家族图谱以及预测疾病风险。健康监测一直持续，利用穿戴设备收集每个人的环境、行为、心理、生化数据。由此产生的数据将生成一场"实时电影"，为我们提供生物学反馈和指导，我们每个人和医务人员可以就此采取行动。

利用上述数据，结合科学进展，同时维系好重要的医患关系。此外，医务人员及病患个人都能将重点放在疾病的预测（确定未来疾病的趋势与标志物）和预防上。

医学可以从航空业中学到什么

斯坦福大学弗吉尼亚和D.K.路德维希癌症临床研究所教授、放射科主任桑贾夫·山姆·冈比亚（Sanjiv Sam Gambhir）指出，现代医学和健康产业可以从航空业等其他行业中学到预测疾病的宝贵经验。

在过去几十年里，飞机发动机每隔几个月就要接受检查，以便进行维护和维修。随着发动机结构复杂化，维护工作也变得越发频繁，以至于飞机每次着陆时工作人员都需检查发动机。今天，这种维护几乎是恒定的，包括在飞行期间。

现代飞机通常装有数百个传感器，可以测量许多不同的参数。这些参数不仅包括温度和压力信息，甚至还有从排气管中出来的碎片（如纳米颗粒）信息。在飞机飞行的过程中，传感器每30秒的数据都会得到一次分析，并且这些数据被反馈到地面的"健康"门户网站。

如果飞机出了什么问题，维修人员会在飞机着陆后立即解决。健康门户网站甚至可以在没有飞行员参与的情况下进行微调。如果发现了严重问题,网站还可以通知飞行员,在必要的时候,飞行员可以将飞机安全地降落至地面。2009年至2017年间,美国没有发生与商业航空公司客机坠毁有关的死亡事故,监测工作的改进正是其中一个原因。卫生保健和医药行业可以从航空业对预测的关注中学到宝贵的经验。

10多年来,创立并领导的斯坦福大学加那利癌症早期检测中心(Canary Center for Cancer Early Detection)的研究人员一直致力于提高预测癌症发病的能力。他们希望将研究重点从简单地开发更好的癌症疗法中转移开来,因为这些疗法实施得太晚,往往是在癌症相对晚期时才应用。

对于大多数癌症,如果发现得很早(0或1期),5至10年的存活率为95%。令人遗憾的是,很少有人能在早期发现癌症,大多数人是在第3或第4阶段发现癌症(就卵巢癌而言约占70%)。随着癌症的进展,它变得更加异质化,每个细胞看起来都与每个邻近的细胞不同。因此,无论采用何种治疗方法,都无法杀死所有的癌细胞,因为所有细胞都是不同的。但是,如果癌症被早期发现,它就比较同质化,治疗则更有可能成功,因为有更多的癌细胞可能被破坏。

预测和检测是一个巨大的挑战。考虑到人体大约有超过30万亿的细胞,如果只有其中一个细胞突变成恶性细胞,我们没有简单的方法可以知晓这一点。即使检测到突变细胞,明确这个细胞是否恶性(因为一些突变细胞可能无害)、是否会导致更多致命的细胞突变才是真正重要的。早期检测的一个关键目标是发现那些具有预测意义的癌症,即那些将持续危害患者的癌症。以上内容强调了早期检测以及帮助实现这种检测的工具的重要性。

唐·李斯特温推进早期癌症检测的运动

20世纪,投入到癌症的研究经费就高达10亿美元,但相对而言,人们对能够拯救生命的早期检测没有足够重视。由于早期检测被认为是一个棘手的问题,它几乎没引起科学家们的多少关注。在过去10年里,这种僵局已经开始发生改变,虽然有许多不同的原因,但大部分都归功于唐·李斯特(Don Listwin)。他是Canary基金会的创始人,该基金会使癌症早期检测在科学界和医学界得到了应有的重视。

李斯特温职业生涯的大部分时间都投入在技术领域。他是一家科技公司的创始人,曾是思科公司的第二号人物。他之所以对癌症检测感兴趣,是因为他的母亲两次被误诊为膀胱感染。事实上,他母亲患有卵巢癌,被发现时已经到了晚期,最终于2001年去世。

这一经历促使李斯特温给癌症中心进行了相当于现代意义上的陌生电访——他通过电子邮件询问癌症中心在早期癌症检测方面的工作。他收到了西雅图弗雷德-哈钦森癌症中心(Fred Hutchinson Cancer Center)开发主管帕特·麦高文(Pat McGowan)的回复。帕特描述了他们在生物标志物领域的工作,其中包括通过寻找血液样本中的非典型蛋白质或基因活动模式来开发早期肿瘤的"指纹"。李斯特温最终捐赠了200万美元以支持哈钦森癌症中心一位研究卵巢癌的科学家妮可·厄本(Nicole Urban),后来又捐赠了1 000万美元在哈钦森成立了一个卓越研究中心。

2004年,他离开了技术行业,成立了加那利基金会。该基金会专注于早期检测诊断(这个名字是基于加那利在帮助煤矿工人检测危险气体方面发挥的作用)。该基金会的网站描述了他如何将癌症作为"一个有待解决的技术和市场发展问题"来对待。

作为一名工程师和企业家,他认为只要有足够的领导力、智慧和时间,任何问题都可以得到解决。他认为癌症,以及我们研究这种疾病的方式是一系列的网络故障。而且他相信,让来自许多学科和机构的研究人员互相分享信息并一起工作的系统方法,将使我们最终战胜癌症。他认识到抗击癌症的方法,与他科技生涯中从建立移动互联网的本质到思科公司的接入业务等突破没有什么不同。在解释新技术和资金的转变如何能颠覆整个癌症领域的逻辑时,他曾说道:"把光纤替换为基因组学,把开关替换为对成像的关注就可以了。"

认识到学术医疗中心在促进新疗法想法产生方面的重要性,李斯特温希望加深学术界和工业界之间的联系,并让教授们启动初创企业。为了推进实现这一目标,2009年他资助成立了斯坦福大学加那利中心,其重点是研究和开发用于癌症早期检测的微创诊断和成像策略。

在过去几年里,斯坦福大学的教职员工就已经创办了5家公司。在哈佛大学、麻省理工学院、牛津大学、俄勒冈健康与科学大学、华盛顿大学和卡尔加里大学等高校,也已经(或正在)建立多个专注于早期癌症检测的加那利附属机构。

李斯特温说,当他第一次开始探索癌症研究时,大约只有5位科学家专注于早期检测。"现在有500人,几年后将达到5 000人",他认为这是他最大的成就。

李斯特温还想颠覆癌症研究资金的分配方式。他指出,大约三分之一的癌症结果归功于预防,三分之一归功于早期检测,三分之一归功于治疗的改进。然而,投入研究的资金中只有10%用于预防、5%用于早期检测,而剩下的85%都用于治疗。他认为部分原因在于早期检测被认为是难以处理的,"人们根本不相信潜在的进展。但在过去10年里,情况的确发生了变化"。

即使取得了这些进展,如何获得早期检测仍是挑战之一。癌症筛查通常需要进行一系列耗时且昂贵的测试,加那利基金会希望能改变这种状况。

如果不久的将来,癌症筛查就像尿液或血液检查一样简单,或者就像在每年看医生时做一次便宜的成像检查,那会怎么样?癌症的迹象可以在癌症严格意义上发生之前就被发现。而治疗将是如此微不足道,你甚至可能忘记你曾经患过癌症。这就是我们所设想的世界。我们希望早期癌症检测能够普及,而且始终是癌症防治的第一道防线。

今天,该基金会专注于资助两个主要领域的研究:基于血液的生物标志物研究和分子成像研究。生物标志物旨在揭示个体是否有患癌症的风险,或者他们是否已经患有癌症。影像学在识别癌症类型以及判断它们良恶性方面提供了准确性。该基金会还支持探索5种类型癌症的临床项目——乳腺癌、肺癌、卵巢癌、胰腺癌和前列腺癌。这项研究是按照跨学科的思路组织的,学科包括材料科学、工程学、生物学、计算机科学与技术和医学。李斯特温说道:"所有这些学科都有助于批判性思维。"

加那利项目进展的一个关键指标是风险投资家已经投资了致力于癌症早期检测的公司。李斯特温希望这些公司取得成功,并希望出现更多的研究中心能够研发出更精确的技术。"我最希望的是在未来15年里举办一场'破产'派对,相信那时我们在常规医疗实践中实现早期癌症检测的使命已经完成。"

改进后的新诊断工具问世

预测疾病发生的核心是识别健康偏移的能力,但这种诊断能力长期以来一直是美国医疗保健系统的短板。正如2015年美国国家医学院的一份报告所指出的,"几十年来提供的医疗保健一直存在盲点。诊断错误,比如诊断不准确或诊断延迟,存在于所有的医疗环境中,并持续影响着数量惊人的患者"。

针对这些短板,用于预测和预防的新诊断工具已经诞生。作为斯坦福大学医学院于2017年启动的精准健康和综合诊断中心(PHIND)的一部分,其中一些工具正在被开发。该中心的主任甘比尔说:

> 我们希望能够积极主动,而不是被动反应,我的想法是"我们能做什么使整个诊断领域更好地与精准健康保持一致?"我认为获得最大收益的方式是以一种广义的方式在多种疾病的主动健康护理研究方面发挥主导作用,尽管这需要几十年的时间才能发挥出来。

PHIND的工作背景是,每个人都有一套特定的生物决定因素,这些因素会影响患病的概率。尽管并非所有这些决定因素都能够被完全理解,但关于它们的新知识一直在被收集。例如通过进行各种代谢检测,同时详细研究基因组成,研究人员可以算出每个人感染某些疾病的相对风险。随着先进诊断方法的革命性发展,为每个人制定精确的预防方案有望成为现实。

于血液检测中回归基本

鉴于早期检测的重要性,特别是与癌症有关的早期检测,一些相关的程序和工具应运而生,但其中许多工具仍有弊端。例如,蛋白质生物标志物检测(如前列腺癌的PSA测试)和成像检查(乳房X光检查)可能产生许多假阳性结果。医疗检查通常是侵入性的,这可能导致并发症,而且没有医疗保险或生活在资源不足的社区居民可能无法获得这些检查资源。

但是我们也看到了在预测方面一个非常普遍的检测手段正在发生重要突破:血液检测。

史蒂夫·奎克(Stephen Quake)是这一领域的先驱,他是斯坦福大学生物工程学李·奥特森(Lee Otterson)讲席教授和应用物理学教授。他的研究是受他怀孕的妻子被迫接受羊膜穿刺术来检查胎儿染色体异常激发的:"我们不得不冒着婴儿的生命危险去问一个诊断性的问题,这让我感到有些震惊。"于是他开始探索血液检查是否可以替代这种将针头插入子宫,从未出生婴儿的羊膜囊中抽取少量羊水的穿刺检测方法。

由奎克领导的一个研究小组利用下一代测序技术来检测胎儿的基因组,并将其与血液样本中占主导地位的母体DNA区分开来。他们想出了如何测量非整倍体,即细胞中染色体数量异常(唐氏综合征最常见,其次是18三体综合征和13三体综合征)。这一突破使研究人员能够根据在母亲血液中发现的胎儿DNA来计算染色体。他们在2008年发表了一篇关于该主题的论文,证明了血液测试的有效性。

仅仅3年后,他们就完成了临床试验,并且向公众提供了这种血液检测的商业版本。从那时起,全世界有数百万妇女使用了这种测试(每年约有300万人使用)。根据奎克的说法,该测试的采用率可能是医学史上较快的医学分子检验之一。安全是原因之一,因为血液测试没有风险,而大约0.6%的羊水测试曾导致流产,且对母亲也可能是危险的。这种血液检测的另一个好处是准确。

2015年发表在《新英格兰医学杂志》上的一项研究显示,对近16 000名妇女在怀孕的前3个月进行测试,血液测试确定了38名妇女存在21三体综合征(唐氏综合征的标志物),而标准筛选测试仅在30名妇女中检测到21三体综合征。该测试还可以在怀孕10周时检测出染色体异常。

一位准妈妈在接受《华盛顿邮报》的采访时,描述了她喜欢这种测试的原因。"这是一个简单的抽血,我们没有看到有什么坏处。虽然我的丈夫和我还没有讨论过如果我们得到一个不好的结果会怎么办,但我想如果我们真的会收到不好的结果,难道我们不想尽可能提前知道吗?"

2017年,美国国家儿童健康与人类发展研究所(National Institute of Child Health and Human Development)所长戴安娜·比安奇(Diana Bianchi)明确指出了血液检测的影响:"就像谷歌或爱彼迎改变了搜索和预订房间的方式,无创产前基因组学正在改变世界各地产科医生的职业。"虽然羊水穿刺术仍被提供,但其使用量已急剧下降。根据斯坦福大学妇产科教授蔡珍(Jane Chueh)的说法,2008年斯坦福儿童健康中心的围产诊断中心进行了1 122次羊水穿刺,而在2018年,他们只进行了183次。

虽然染色体异常不能逆转,但血液测试可以使父母获得信息,可以在宝宝出生后立即为其提供专门的方案和资源,正如研究表明的那样,早期干预会使结果得到改善。而且医生也可以利用验血的信息寻找常受染色体异常影响的器官,并在患者分娩后不久就可以提供治疗。而如果不了解异常情况,那就只有在出现紧急医疗情况或婴儿发育迟缓时才会施行干预措施。

2018年,奎克在血液检测方面又取得了突破性进展。他与斯坦福大学和其他机构的研究人员合作,开发了一种血液检测,该检测可以预测怀孕发生早产的可能性,准确率达到75%至80%。在全球范围内,每年大约有1 500万新生儿发生早产,这个数字几十年来一直保持稳定,因为研究人员从未开发出一种可靠的方法来辨别有风险的妇女。在美国,每年约有9%的新生儿是早产,这是美国婴儿死亡率高的最大原因。

奎克的研究包括分析了38名已经经历过早期宫缩或早产的美国妇女的血液。这些妇女在妊娠中期或晚期提供了一份血样,其中13人最终早产。早产的主要预测因素是在母亲和胎盘中发现的7个无细胞转录RNA水平的基因。在宣布这一突破时,研究人员之一、斯坦福大学医学客座教授马兹·梅尔拜(Mads Melbye)说:"这些年来,我花了很多时间来研究早产。这是长期以来在这个问题上取得的第一个真正的重大进展。"

血液检测也被用作预测癌症。由斯坦福大学放射肿瘤学副教授马克斯·迪恩（Max Diehn）开发的一项测试揭示了一种叫作循环肿瘤DNA的生物标志物，它源于肿瘤，存在于癌症患者的血液中。在癌症患者中，健康的DNA会与少量的癌症DNA相混合。该检测的创新性在于可以对这种癌症DNA进行敏感性测量。

像迪恩这样的癌症研究人员将循环肿瘤DNA视为精准健康的一种变革性生物标志物。与之前的生物标记物相比，循环肿瘤DNA的一个重要优势在于它的特异性，因为它可以通过只存在于癌细胞中的突变来识别肿瘤DNA的片段。迪恩说："拥有一个跟踪癌症实际原因的生物标记物是理想的。"他指出这与前列腺癌的PSA测试不同，后者是一种由癌症制造的蛋白质，不是前列腺癌的原因。

关于循环肿瘤DNA还有两个值得注意的特点。首先，它可以应用于任何癌症，因为所有癌症都是由突变引起的。因此，它加快了为任何特定疾病开发生物标志物的速度。但往往有较多突变的癌症，如黑色素瘤和肺癌，比突变较少的癌症更容易用循环肿瘤DNA检测。

其次，循环肿瘤DNA可以被应用于病人管理过程中的几乎任何一个环节，甚至癌症早期的筛查和早期检测。因此在未来，个体进行抽血时，循环肿瘤DNA的发现可能会促使后续系列工作，以确定其来源并确定它是否属于需要治疗的癌症。这将产生巨大的影响，因为治愈癌症患者的最简单方法是在癌症扩散之前发现它。

一种寻找循环肿瘤DNA的血液检测也可以用于预判疾病的复发。迪恩和他的同事——斯坦福大学血液学和肿瘤学专家阿什·阿里扎德（Ash Alizadeh）和斯坦福大学放射肿瘤学住院医师阿德尔·乔杜尔（Aadel Chaudhur）对40名肺癌患者开展了一项研究，通过血液测试，他们能够区分哪些患者已经治愈，哪些患者可能复发。他们能够在扫描结果显示复发前5个月检测到循环肿瘤DNA。早期检测是至关重要的，因为它意味着积极的治疗可以更早开始，而治疗的延迟会导致更糟糕的结果。对DNA的关注也意味着可以为不同的病人量身定做不同的治疗方法，这是精准医疗的标志，而且所有这些都可以通过简单的血液测试来实现。

血液检查也是早期检测癌症的重点，因为早期检测对于治疗癌症和防止癌症演变为致命疾病至关重要。

GRAIL是一家成立于2016年3月的公司，致力于开发用于早期癌症检测的诊断测试。杰夫·胡伯（Jeff Huber）是该公司的创始人兼首席执行官，也是董事会的副主席。他在谷歌工作了13年，并担任该公司高级工程师，在广告、应用程序和地图方面作出了许多开创性的举措。

GRAIL的科学咨询委员会由来自几个不同行业的领导人组成，包括作者在医学院的一位同事克里斯蒂娜·柯蒂斯（Christina Curtis）。它已经从杰夫·贝索斯、比尔·盖茨和谷歌风投等投资者那里筹集了超过15亿美元的资金，这笔资金将用于资助两项有史以来规模最大的临床研究，涉及约10万人。

胡伯是医学院精准健康和综合诊断中心的顾问委员会成员，他说他的乐观主义源于基因组测序的存在和数字化生物学的能力。但他也坦率地谈到了未来的挑战：

> 在GRAIL，我们一直在争论基本的癌症生物学有多少是被真正理解的。迄今为止最令人雄心勃勃、进取探索的部分也许是2%。还有许多东西需要学习。

胡伯用两种强大的武器来治疗癌症。首先,他是一个局外人。虽然他在谷歌从事生命科学方面的工作,但他没有受过科学训练,更不是癌症研究人员。其次,他与这种疾病有着个人联系。2014年,他的妻子劳拉被诊断出患有晚期结肠癌,18个月后,她在47岁时去世了。

　　我们积极地处理我妻子的病例。我们在斯坦福大学有最好的医生,组建了一个来自全国和全世界的专家团队。这是一次有望能够找到治愈方法的全力以赴的行动。但是,即使有这样的技术水平和世界上最好的专家,它最终也是一场失败的战斗,因为癌细胞已经扩散并变得如此复杂。在我们完成这项研究的时候,劳拉可能是世界上被研究得最多的癌症病例。但是,整个经验表明,即使在开发癌症治疗方法方面已经投入了数十亿美元,我们离治愈或类似的方法还有很远的距离。

这一经历突出了一个事实,即癌症的一个基本挑战是检测。大多数癌症的筛查程序并不精确,这就是为什么大约80%的癌症在第3或第4阶段才被诊断出来,而这时往往已经太晚,无法挽救病人的生命。胡伯说,这种不幸的现实现在已经嵌入到医疗系统中,创造了他所说的"有意反应的系统"。

医生们接受的培训是,你不能治疗"不存在的东西"。病人必须有一个明显的问题或症状前来就诊。否则,就别管了。这就是为什么那么多的癌症被诊断得那么晚。而当结果是80%至90%的阴性时,人们就会死亡。因为癌症是在晚期被诊断的,这就是为什么制药业和治疗方法研究要在癌症被发现后,花费数十亿美元用于治疗。

为了解决这个问题,GRAIL的标志性产品(仍在开发中)是一种血液检测,被设计用来在早期阶段(此时治疗更可能成功)检测许多癌症类型。该测试将利用下一代测序技术来寻找癌症早期阶段脱落的片段DNA。检测结果不仅可以告诉患者是否患有癌症,还可以告诉他们癌症在身体的哪个部位。

检测癌症的众多挑战之一是准确性。例如,根据美国癌症协会(American Cancer Society)的说法,乳腺X光检查会漏诊约20%的乳腺癌。胡伯意识到了这一点,他相信GRAIL可以通过开发错误率低于1%的测试来解决这个问题:

　　我们正在寻找的潜在分析物是导致癌症发生和进展的DNA。而这确实是癌症的特征,没有任何其他物质有这种行为。鉴于我们正在检测的东西是癌症的独特特征,所以我们相信我们不会像其他人一样面临假阳性挑战。

GRAIL的目标是让他们的血液检测与医疗系统紧密结合。以下是胡伯的设想:当你进行年度体检时,你会去抽血,他们会告诉你基本的指标,比如胆固醇和葡萄糖,然后他们将进行GRAIL测试。通过GRAIL测试,我们将能够告诉你是否有癌症以及癌症的位置。我们的希望是,及早接受检查,在早期阶段发现癌症,这样对预后和结果产生很大的影响,并挽救你的生命。当今对实体瘤癌症的主要干预措施是手术切除。

在未来,随着我们部分基于正在产生的数据和该领域其他人的工作而对癌症生物学和免疫疗法的理解不断取得重大进展,我们希望干预和经验可以类似于接受个性化的免疫疗法处方或疫苗,你的免疫系统会醒来并完成其工作,而你自己可能就像得了一两周流感。如

果我们总体上取得成功,那么将来得到癌症诊断的可能性就像患流感一样:

> 我无法预测GRAIL会有多成功,甚至无法预测它是否会成功。像所有的创新一样,GRAIL在一定程度上受制于我之前讨论的创新的第3个"c"——机会(chance)。根据定义,这是不可能预测的,而且它肯定会被证明是难以捉摸的。但是,对胡伯所说的"找到一个不同的竞争环境"的关注表明,无论GRAIL实现什么样的进展,都可能与其他人取得的进展大相径庭。

有一件事是明确的:进步是必要的。即使经过几十年的研究,以及数十亿美元的研究投入,癌症仍然是美国和全世界的主要死亡原因。这正是需要创新思维的局面,如果GRAIL能够取得有意义的进展,那么他们的方法可能会成为对抗其他致命疾病的模式。

从过去向未来

血液检测并不是唯一植根于已有检测手段的新的预测工具。另一个正在开发的工具借鉴了一个多世纪前电话发明人亚历山大·格拉汉姆·贝尔(Alexander Graham Bell)的发现。

贝尔的研究表明,如果将阳光分割并让其照射到深色材料上,这些材料不仅会吸收光线,还会略微升温并发出声波。这是一个重要的发现,但似乎没有任何实际应用,直到大约15年前它开始被应用于生物问题。

例如,它被用于前列腺癌检测相关技术,该技术依赖于经直肠光声学。一个设备被放置在病人的直肠中,它将光波脉冲发射到前列腺中。然后,该设备利用光学成像和超声成像,"监听"从前列腺传回的声音,因为滋养癌症的血管可以吸收光线并产生声音。该设备的开发历时7年,涉及工程师、成像专家、商业人士、医生和外科医生的工作,在斯坦福大学加那利中心的赞助下进行。

支撑经直肠光声学的成像技术也已被用于帮助乳腺癌和卵巢癌的诊断。随着这些成像技术变得更加标准化,以及被更广泛地使用,我们有望减少对目前用于诊断的侵入性技术的需求。

甘比尔和已故的斯坦福大学放射学教授尤尔根·威尔曼(Jürgen Willmann)在肿瘤成像方面取得了另一项进展,这一进展依赖于一种被称为超声靶向微泡(targeted microbubble ultrasound)的技术。超声靶向微泡涉及将等效的"分子间谍"发送到体内技术的使用。它们进行细胞间搜索,"坏"细胞发出的信号会被监听这些信号的仪器检测到。

这些技术促使比人类细胞还要小的物质——微泡(microbubbles)得以应用。这些微泡表面经过化学修饰,它们被设计用来附着在血管上滋养早期肿瘤。肿瘤生长需要依靠血管的滋养。这些微泡在人体内游走,当它们遇到供养肿瘤的血管时,它们会附着在这些血管上。随着这一过程的进行,超声波设备向体内发送类似于"叫喊"的声波,研究人员等待气泡的回声。当声波向体内发送时,技术人员会建立微泡所在位置的图像。然后,他们将这些信息叠加在身体的解剖结构上,使他们能够在非常早期的阶段识别癌细胞。

2017年,《临床肿瘤学杂志》(*Journal of Clinical Oncology*)发表了威尔曼/甘比尔的研究——24名卵巢肿瘤患者和21名乳腺肿瘤患者静脉注射微泡。这些微泡只附着在供养肿瘤的血管上。值得关注的是它的精确性。威尔曼说:"目前超声检查的困难在于,它能检测到乳腺中的许多病变,但大多数是良性的。这会导致许多不必要的活检和手术。"他说,减少不必要的活检数量"将是一个巨大的飞跃",有利于全世界的人民。

为乳腺癌风险管理和筛查带来新的精确度

斯坦福大学生物医学数据科学系教授兼主任、放射学教授西尔维娅·普列里蒂斯(Sylvia Plevritis)开发了一种计算模型来研究肿瘤生物学和癌症结局。她的研究有助于阐明不同方法对筛查乳腺癌的价值,同时也开发了一种有价值的工具,为与改善乳腺癌生存结局相关的风险管理带来新的精确度。

对于一个专注于生物医学研究的人来说,普列里蒂斯有着不同寻常的背景。她的本科专业和博士学位都是电气工程(Electrical Engineering,EE)。她的博士生导师阿尔·麦克维斯基(Al Macovski)在斯坦福电气工程系有一个实验室,里面有一台仅供研究使用的临床级MRI扫描仪。通过她的研究,普列里蒂斯应用信息论原理,通过使用MRI重建了人类肿瘤早期代谢变化的图像。她早期的一些研究涉及MRI如何帮助推动乳腺癌的早期检测。这项工作使她在斯坦福大学攻读卫生服务研究硕士学位,并于1996年获得该学位。

在此期间,她与当时的斯坦福大学医疗保健经济学家艾伦·嘉伯(Alan Garber)(现在是哈佛大学的教务长)合作开发了一个模拟模型,以预测当时假设的MRI检查,特别是对于致密型乳腺的女性,如何能够有效地将其应用于乳腺癌筛查。

这项研究促使普列里蒂斯开发了一个模型,以模拟各种MRI乳腺癌筛查策略。她的研究对象是具有*BCRA1*或*BRCA2*基因生殖系突变的年轻女性。她模拟了一项试验,将女性随机分为MRI筛查组或乳腺X光筛查组,然后评估MRI筛查组额外降低的死亡率。她总结说,尽管MRI成本高且存在假阳性结果,但它可能是一种有效的筛查测试。这项工作是基于她2006年发表在《美国医学会杂志》(*Journal of the American Medical Association*)上的一篇论文。第二年,美国癌症协会在发布一项支持高危突变携带者乳腺进行MRI筛查的建议时引用了该论文。

普列里蒂斯基于这项研究提出了一个想法:创建一个决策辅助工具,可以帮助女性根据其特定风险和风险随年龄的变化作出更个性化的决策。该工具由临床同事、斯坦福大学肿瘤学系的艾莉森·库里安(Allison Kurian)开发,并于2011年推出,可用于确定25至69岁之间携带*BRCA1*或*BRCA2*突变的女性出现不同健康结果的可能性。这些评估是基于如女性的年龄,MRI筛查开始的年龄,以及她是否做过预防性卵巢切除术或预防性乳房切除术等因素。该工具的预测建立在*BRCA*突变携带者在癌症发病率、筛查、预防性手术和治疗效果方面的临床研究数据的基础之上。它还利用了美国人口中关于乳腺癌患者存活的情况,这些情况基于癌症分期、核分级和激素受体表达。

美国国家综合癌症网络(National Comprehensive Cancer Network，NCCN)、美国妇产科学院(American College of Obstetrics and Gynecology，ACOG)和美国乳腺外科学会(American Society of Breast Surgeons，ASBrS)引用了这一工具，该工具是帮助乳腺癌高危女性计算其面临风险的第一个方法。截至 2019 年 4 月，已有超过 44 000 名女性使用。"我收到来自全国各地女性的电子邮件，感谢我的这个工具。"普列里蒂斯说，"它帮助女性以新的和不同的方式思考自己的突变。这是我做过的令人满意的项目之一。"

普列里蒂斯还进行了一项开创性研究——关于乳腺 X 光筛查和辅助治疗是如何随着时间的推移影响乳腺癌死亡率的研究。2005 年，她与他人合著了一篇论文，揭示了乳腺 X 光检查和辅助治疗使乳腺癌死亡率降低了 37%，两者的相对降低幅度大致相等的结果。2018 年，普列里蒂斯作为主要作者发表了最新研究结果，其研究显示筛查和辅助治疗在 2012 年将乳腺癌总死亡率降低了 49%。对于所有乳腺癌，治疗占乳腺癌总死亡率降低的 63%，筛查只占 37%。此外，研究还表明，分子亚型对筛查和治疗的相对贡献存在显著差异。

普列里蒂斯说，治疗的收获是许多新技术的产物，这些技术有助于在诊断时破译肿瘤的奥秘：

> 我们正在以前所未有的方式对肿瘤生物学进行逆向工程。通过了解驱动肿瘤发生发展的内在和外在因素，我们可以找到它们的弱点并对其进行攻击。这不仅有助于发掘癌症治疗的新方法，也有助于早期发现，这在降低死亡率方面具有极大的前景，因为如果我们能够在肿瘤不那么复杂的时候更早地发现肿瘤，那么我们就有更大的机会进行根治。

普列里蒂斯还指出了疾病成像的"变革性"进展，称"我们正在从单细胞和亚细胞水平上解决人类肿瘤问题"。这一进展被称为多路原位成像技术，它使研究人员能够看到形成所谓肿瘤邻域的不同类型的细胞。人们不仅可以从提供有限视野的恶性肿瘤细胞中了解肿瘤，还可以从与恶性肿瘤细胞混杂并影响其行为的其他细胞类型的空间组织中了解肿瘤(加里·诺兰，他的工作已在第 4 章中描述)。"这些信息对于更充分地了解癌症和更有效地抗击癌症将是绝对关键的。"普列里蒂斯说。她还对在陈·扎克伯格生物中心(Chan Zuckerberg Biohub)和人类肿瘤图谱中开展的细胞图谱计划的潜力充满热情。将单细胞基因组数据与成像数据相结合，为观察正常组织和疾病提供了前所未有的视角。她相信，有了这些信息，我们将能够解决肿瘤微环境中的细胞间通信问题，这是肿瘤发生、进展和治疗反应的基础。"我认为这将成为一个游戏的改变者。"她说。

对遗传学的新认识和预测、预防、治疗疾病的新潜力

人类基因组图谱开启了我们理解人类遗传和疾病遗传倾向的新篇章。基于我们对基因组与环境因素以及其他健康决定因素之间相互作用的深入了解，新篇章仍在撰写中。

1990 年，美国国立卫生研究院(National Institutes of Health，NIH)以 30 亿美元的预算开

始图谱绘制过程,这是有史以来较为全面的生物研究项目之一。美国国家人类基因组研究所(National Human Genome Research Institute,NHGRI)所长弗朗西斯·柯林斯(Francis Collins)说,该研究的目标是"尽快提高理解所有疾病遗传因素的能力"。基因组研究的初稿在11年后发表,柯林斯谈到了已经取得的成就:

> 这是一本历史书,讲述了我们人类穿越时间的旅程。这也是一本手册,里面有一张非常详细的构建每个人类细胞的蓝图。同时,这还是一本变革性的医学教科书,其见解将赋予医务人员更大、更新的力量去治疗、预防和治愈疾病。

事实上,在过去15年中积累了几十年前无法想象的知识和理解。随着人类基因组测序成本的大幅下降(从第一个基因组的1亿美元降至今天的约1 000美元),全世界的人们都有可能对自己的基因图谱有着前所未有的深刻了解。

基因组测序也可以使预测能力显著提高。斯坦福大学医学和遗传学教授尤安·阿什利(Euan Ashley)是该领域的领导者,他指出了预测遗传学的潜力:

> 我们现在对社会中最常见的疾病,比如癌症和心血管疾病的遗传基础有了更多的了解。我们可以使用基因检测来更好地评估患者未来的风险。随着我们可以更好地了解哪些人可能面临患病风险,我们能更早、更精确地进行干预,并在疾病发生之前帮助预防疾病。

展现预测的力量的一个例子来自2013年在斯坦福大学露西尔·帕卡德儿童医院产下的一名婴儿。正如发表在《斯坦福医学》(*Stanford Medicine*)杂志上的文章所述,医生在子宫内检测到胎儿心律不齐,于是在预产期前10周进行了紧急剖宫产。这个名为阿斯特里亚(Astrea)的婴儿此后不久心脏骤停,并被诊断出患有一种罕见的心脏问题——长QT综合征(Long QT Syndrome)。

这种情况下,部分心律比正常时间更长,这会引发心律不齐、晕厥和心脏性猝死。医务人员对该患儿植入了起搏器和除颤器。令人费解的是,她的细胞中只有8%携带了长QT综合征(一个被称为嵌合体的例子)的突变,而且她能活多久以及是什么原因导致她的心脏骤停都是未知的。

为了确定她心脏问题的原因,一个来自各大学和私营公司的研究人员团队最终对她的基因组进行了快速测序。在她只有8个月大的时候,她接受了心脏移植手术,这有助于稳定她的健康情况。此后不久,研究人员与一家基因检测公司合作,在研究导致心律失常的基因时,研究了嵌合体的发生频率。答案是0.1%。

阿斯特里亚的案例可能回答了一个一直困扰研究人员的问题:大约30%的心律失常患者是无法用遗传学解释的。"也许还有仅存在于心脏的其他突变。"研究人员之一、斯坦福大学儿科助理教授詹姆斯·普里斯特(James Priest)说,"基因检测几乎都是在血液或其他容易获得的组织上进行的。因此,不难想象一个仅发生在心脏中而不会出现在血液中的嵌合基因变异。"他说,同样的推理也适用于身体的其他部位。"这确实是一种全新的现象。"普里斯特说,并指出了基因变异的嵌合体并未被视为这些疾病的原因。阿什利说,这一事件的收获是能够更准确地预测和治疗长QT综合征,因为现在已经了解了这种心脏病的遗传基础。

更精准地解读基因检测

与基因检测相关的挑战之一是解释检测结果。当结果显示基因突变为意义不确定的变异时,这一点尤其值得关注,因为这些突变的影响是未知的。"这真是一个大问题。"斯坦福心血管研究所(Stanford Cardiovascular Institute)所长约瑟夫·吴(Joseph Wu)和斯坦福大学医学和放射学教授西蒙·斯特泽(Simon Stertzer)说,"如果有人告诉我,我有一个可能导致心脏性猝死的基因变异,我会非常害怕。结果可能是患者终生不必要的担心,而事实上,这种变异可能是完全良性的。"在展示基因编辑工具与干细胞技术相结合从而帮助预测个体是否面临特定基因变异风险方面,吴一直处于领先地位。

2018年6月发表在《美国心脏病学会杂志》(*Journal of the American College of Cardiology*)上的一篇论文中,吴描述了他和他的研究小组如何确定一名39岁的*KCNH2*基因上具有未知突变的患者是否有发展长QT综合征的风险。该患者被转介给吴和他的团队,他们通过研究来自患者的细胞来探索这种变异是致病的还是良性的。他们使用基因编辑工具CRISPR修复了突变,这种突变涉及*KCNH2*基因中的一个缺陷核苷酸。他们将该缺陷核苷酸引入了一个健康对照基因,结果显示,长QT综合征的特征只出现在带有突变的细胞中,因此证实了患者患有这种综合征。

基因编辑的使用使像吴这样的研究人员能够在3到4个月内确定变异的致病性。如果没有这项技术,医生将别无选择,只能要求任何具有未知意义变异的患者多年来监测他们的健康状况——并希望这种变异最终是良性的。

吴说,研究结果"将有助于提高基因变异含义的解释和诊断的准确性,尤其是在个性化医疗和精准健康时代。目标是通过为'不确定意义的变异'携带者提供更清晰的结果,优化临床医生在治疗选择中的决策"。

通过基因组测试预测疾病

另一个例子来自斯坦福大学的另一名研究人员,其展示了基因组如何帮助预测疾病。迈克尔·斯奈德(Michael Snyder)是斯坦福大学的斯坦福·阿彻曼(Stanford W.Ascherman)名誉教授、遗传学系主任。他是可穿戴设备的早期使用者,这些设备可以监测他的健康状况(他通常会同时佩戴8到9个)。除了可穿戴设备,他还对人类基因组作为预测工具的潜力非常感兴趣。2010年,他与一个研究团队合作,对他自己的整个基因组进行了测序,详细程度前所未有。(研究人员还追踪了近20 000个编码12 000个基因的不同转录本,并测量了斯奈德血液中6 000多种蛋白质的相对水平。)基因组测序显示,他患高胆固醇、冠状动脉疾病、基底细胞癌和2型糖尿病的风险较高。

糖尿病的预测结果出乎意料,因为斯奈德没有糖尿病家族史,没有超重,也没有其他危险因素。在接下来的14个月里,他进行了20次血液分析,以更好地了解自己的免疫力、新陈代谢和基因活动。有一次,他的血糖水平在病毒感染后猛增,达到了糖尿病的水平。感染和血糖升高之间的明显联系是一个意外的发现。"我们并没有普遍将病毒感染与这种类型的糖

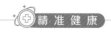

尿病联系在一起。"他后来说,"有可能病毒感染施加了额外的压力。"

对斯奈德来说,实时发现自己患上了糖尿病的意义重大,"通常我大约两三年做一次体检。所以在正常情况下,我的糖尿病在1到2年内都不会被诊断出来"。但在那时,糖尿病可能已经损害了他的肾脏和神经,并增加了他患上中风或心脏病发作的风险。相反,他改善了饮食,增加了1倍的自行车骑行里程,并开始跑步。6个月后,这些变化降低了他的血糖水平,他不再需要糖尿病药物治疗。

斯奈德说:"这是第一次有人使用他们的基因组预测疾病风险,然后采取行动扭转疾病的影响。"后来这一发现发表在学术期刊《细胞》(*Cell*)上。"而且它展示了精准健康的潜力,精准健康可以根据每个人的独特情况量身定制医疗健康管理。"

通过基因检测发现心房颤动

为了解基因测试的潜力,想想它是如何帮助预测和治疗心房颤动的吧!众所周知,仅在美国,房颤就影响了大约1%的总人口,每年导致约13万人死亡、75万人住院治疗。它通常会导致血栓形成,导致了15%到25%的中风。

心房颤动的特点是心律不齐,这是由心脏电信号的失调导致的,像美国心脏协会(American Heart Association)形容的那样,"即使病人在椅子上放松,也会像经历一场马拉松一样艰难"。心房颤动之所以发现不了,是因为它的许多症状如疲劳或呼吸急促,不会让我们觉得心脏是以危险的节奏在跳动。心房颤动同时也是一种在诊断性医学测试中可能不会出现症状的疾病,检查主要是使用心电图(ECG),它使用电极检测心脏的电信号。这就强调了预测措施的价值。

房颤会导致心脏顶部心腔的电活动非常混乱,这种影响会干扰日常生活,而最常用的治疗方法如有明显副作用的药物和侵入性操作,也会影响正常生活。

近年来,更精确的临床基因检测使研究人员了解到,许多基因与心肌结构的异常有关,而这些异常可能导致了电紊乱。这是很有意义的,因为如果我们知道一个人可能出现心肌异常,那我们就可以推断他们将接受什么样的治疗。

一个20多岁学生的亲身经历向我们展示了基因检测的价值。她患有心房颤动。当她的心脏病专家发现她的兄弟也有这种情况时,她被转诊到斯坦福遗传性心律失常诊所(Stanford Inherited Arrhythmia Clinic)。一项全面的基因测试显示,她患有一种遗传疾病,这种疾病存在其家族中的一种名为*RBM20*的基因中,该基因与可能引发心源性猝死的严重心肌疾病有关。尽管她没有表现出任何明显的心肌异常,但她的基因表明她很容易受到这些基因异常的影响。于是她接受了房颤治疗,而且植入了除颤器,这可能会挽救她的生命。

基因测试使这些成为可能。数字健康工具也可以在检测心房颤动方面发挥重要作用,笔者将在本章后面进行详细的介绍。

基因检测可预测患者对特定药物的反应

正如人类基因组图谱为基因异常和治疗机会提供了新的见解一样,它也促进了药物基因组学的非凡进步。药物基因组学是一门利用每位患者的基因信息预测特定药物有效性和安全性的医学分支。通过对患者的精确测量来准确地决定给他们开什么药，药物基因组学在推进精准健康前景方面发挥了关键作用。事实上，美国国立卫生研究院在其2016—2020年战略计划中特别指出，药物基因组学有助于推进其基本目标之一："加快并扩大其成就，从而鼓励更精确、更个性化的管理和预防疾病的方法的发展。"

每个人对某种药物的反应是一种遗传特征，就像身高、疾病风险和许多其他因素一样，这是一个构成药物基因组基础但鲜为人知的事实。超过90%的人类有一个会影响机体对服用药物反应的基因。如果不了解个体的基因，那么某种药物就有可能对某些人群无效。例如，大约7%的欧洲血统的人没有将可待因转化为吗啡的酶，因此可待因并不比安慰剂效果好。在美国，治疗90%常见疾病（包括哮喘、关节炎、高胆固醇血症、高血压、胃酸反流）的药物都受到使用者基因特征的影响。

1999年，美国国家科学院（National Academy of Sciences）发表了一份具有里程碑意义的报告，强调了以不同的形式存在了40至50年的药物基因组学的重要性。该报告声称，每年有44 000至98 000人死于医疗事故，并且该报告引用了一项研究，后者记录了1993年仅因用药错误就导致约7 000人死亡的事实。

如今，没有关于用药错误的确切数据，但2016年约翰霍普金斯大学医学院（Johns Hopkins University School of Medicine）的一项研究结果表明，美国每年有超过250 000人死于医疗差错。这使得医疗差错成为继心脏病和癌症之后的第三大死因。用药错误无疑会导致一定数量的死亡和残疾，因此对药物基因组学所揭示的知识的需求是显而易见的。

药物基因组学的最终目标是让医生利用每位患者的基因组成而开处方。这能使每个病人从药物中获益的可能性最大化，并最小化药物引起毒副作用或不良反应的可能性。为了帮助将这一愿景实现，一个关键步骤是确定重要的基因，找出哪些变异可以预测好的或坏的反应，并使医生在数据库中获得这些信息。

这项工作始于2000年，斯坦福大学和美国国立卫生研究院资助建立了药物基因组学知识库（Pharmacogenomics KnowledgeBase，PharmGKB）。它的创始人之一是罗斯·奥尔特曼（Russ Altman），他是药物基因组学领域的领军人物。如今该知识库的负责人是肯尼斯·方（Kenneth Fong）教授，他同时也是斯坦福大学生物工程、遗传学、医学和生物医学数据科学（计算机科学）教授。药物基因组学知识库的目录发表了有关人类遗传变异如何影响机体对药物反应的信息。虽然它起初只是一个研究工具，但随着时间的推移，医生开始寻求不同药物的用药指导。这促使奥尔特曼和世界各地的同事开始制定处方药的指南。

2017年，药物基因组学知识库在斯坦福大学开设了药物基因组学诊所。该诊所检查患者基因组中约200个对调节药物反应最重要的位点。然后，医生与每位患者会面1个小时，解释他或她的药物基因组学特征，并就哪些药物可能有效以及哪些药物可能有毒（特别是药物联合服用时）提出建议。有时患者或其监护人对他们正在考虑使用的特定药物有疑问或担忧。例如，术后疼痛缓解不佳的患者可能会寻求关于哪些止痛药最有效的建议。

药物基因组学知识库正在支持将药物基因组学引入许多不同的医学领域。对于癌症的治疗，临床医生将根据在特定癌细胞中发现的突变，来选择已被证明有效的药物。奥尔特曼以抗乳腺癌药物赫赛汀（Herceptin）举例，"如果癌细胞没有特定的基因图谱，赫赛汀就无效。

但是,如果这些细胞有相应的基因,那么赫赛汀会成为一种不可思议的疗法"。

精神病学一直是药物基因组学较热情的采用者之一,这反映了该行业在使用和避免使用哪些药物方面受到的指导很少。奥尔特曼说:"如果能告诉精神科医生,患者会很快代谢抗抑郁药物,或者这种药物会在体内停留很长时间,那么在开处方时,这些信息就非常有用。"

但是,在扩大药物基因组学的使用方面存在一些挑战。其中之一是,患者测试费用约为300到400美元,很少在保险范围内。另一个挑战是需要让更多的医生接受这些测试结果。正如奥尔特曼所指出的:

> 大多数医生都有一组他们一直在使用的20到30种的药物。他们对这些药物非常熟悉。现在我们要求他们扩大他们的治疗方案,因为我们说,"你对个别患者的药物使用偏好可能是不正确的。因此,我需要增加可供参考的药物"。这对他们来说压力很大,因为他们必须通过一些电脑系统获得建议。这可能会减慢他们的速度并影响他们决定开什么处方。由于许多初级保健医生最多只有1分钟的时间来开处方,因此任何药物基因组学系统都需要在30秒内提供他们所需的东西。这是一个挑战。

奥尔特曼说,一个相关的问题是许多医生觉得没有能力根据遗传学作出决定。"他们中的许多人不记得他们从医学院学到了什么,即使他们记得,遗传学方面的知识已经发生了太多变化,以至于他们的知识很可能已经过时了。"

他说,一个可能的解决办法是转移医生处方决策权,并将其交给药剂师。"这将是他们专业领域中令人激动的扩展。他们有足够的时间。他们自然理解药物基因组学的重要性,因为他们一直在思考关于药物的事情。"尽管这将要求一些州修改允许药剂师开处方的律法,但在加拿大已经开始这样做了。"在我看来,这在经济上是有意义的。"奥尔特曼说,"包括时间、工作流程等所有的一切。"

无论哪种方式,药物基因组学的影响力都可能越来越大。药物基因组学知识库拥有近1 000种美国食品和药物管理局(FDA)批准的药物的遗传信息,还有剩下的3 000种药物有待探索。这一过程正在顺利进行,尽管奥尔特曼预计这一过程还需要10到20年的时间才能完成。他的目标是让基因组序列成为每个患者医疗记录的一部分并用于临床,让临床医生根据药物靶点、转运体和代谢酶的遗传变异来选择药物。奥尔特曼说:"药物基因组学知识库拥有实现这一愿景所需的知识。"

与此同时,制药公司在探索早期有明确的动机去寻找基因的影响。这意味着在设计他们的试验时,要包括一项测试,以确保有可能受益的合适人选参与试验。然后,在提交药物审批时,他们可以指定该药物只能用于通过特定基因测试的人。如果他们在这一过程的后期了解到基因的影响,那么这一努力可能会白费,因为该药物不会获得批准。奥尔特曼说,这意味着越来越多具备遗传药理学背景的药物可能会在最初申请时获得批准。这可以加快药物批准过程,并有助于提高药物的安全性和有效性。

感受药物基因组学的益处

有一部分人不能很好地代谢某些种类的止痛药。居住在北加州的黛比·斯帕兹曼（Debbie Spaizman）就是其中之一。

大约10年前，她在经历了严重的肠道不适后被送进医院。在急诊室里，她服用了扑热息痛，但这对缓解她的疼痛毫无作用。她回忆说："它让我昏昏欲睡，头晕目眩，而且全身发痒。我觉得我对它过敏，并决定以后都不再服用它。"

但在2018年8月，她接受了一个鼻部手术。外科医生强调，术后她需要服用非常强烈的药物来缓解疼痛。"我真的很担心疼痛，并且疼痛还会干扰我的愈合能力。"

斯帕兹曼的担忧促成了她与主治医生梅根·马霍尼（Megan Mahoney）的会面。马霍尼是斯坦福大学的一名临床医学教授。马霍尼向她介绍了药物基因组学，并建议对她进行测试，看看为什么她过去对扑热息痛有如此负面的反应。该测试是斯坦福大学试点项目的一部分，需要脸颊拭子。

检查结果出来后，她会见了拉斯·奥特曼（Russ Altman），奥特曼向她解释说，她缺乏将氢可酮（扑热息痛中的一种元素）转化为吗啡的酶。奥特曼建议她服用一种不同的药物，称为盐酸氢吗啡酮，因为这种类型的药物不需要通过代谢来激活止痛。

"我把这些信息告诉了我的外科医生，然后他给我开了盐酸氢吗啡酮。我在术后立即服用了它，效果非常好。我没有任何使用其他麻醉药物时的那种游移不定、头晕目眩、醉醺醺的感觉。我的头脑清晰、敏锐、清醒。这个药也完全做到了它应该做的事。它消除了我的痛苦。"

斯帕兹曼现在是药物基因组学的热情助推者——"这是一项改变生活的研究"——药物基因组学不仅使她从手术中顺利康复，而且还使她的药物基因组学资料成为她现在医疗记录的一部分。"无论何时我需要用药，医生都能看到我不应该吃什么，或者哪种药物或剂量对我的特定遗传学最有效，这意味着当涉及我的健康和保健时，我少了一件事要担心。这是一个巨大的安慰。"

目前，新的数字工具正在不断得到开发，以帮助记录遗传学和其他人类健康问题的进展，接下来笔者将讨论这些问题。

新兴的数字医疗革命

数字医疗是精准医疗的一个关键组成部分，它正在开启无数种预测潜在疾病和促进健康的新方法。现在有各种各样的数字医疗设备和工具，它们可以分为两大类：一类是涉及以消费者为中心的设备和技术，另一类涉及以改善卫生保健服务为重点的设备和技术，包括人工智能（Artificial Intelligence，AI）和大数据。这两类数字医疗工具是密切相关的，因为以消

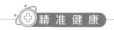

费者为中心的设备和工具通常会生成可以通过分析工具和方法来解释的数据。

这些以消费者为中心的设备负责一些最具创新性的数字医疗部署,其旨在开发针对患者的个体化医疗服务,重点是预测潜在发生的疾病。这就是所谓的可穿戴设备。《纽约时报》在2019年初重点介绍了一种设备,这是可以粘在皮肤上的小贴片,包含一个小阀门,可以将佩戴者的汗液输送到传感器中,传感器分析汗液并测量氯、葡萄糖和乳酸等物质的存在。由此产生的数据可以简要提供个人的健康情况,有助于预测不同潜在疾病的发生。该设备的开发者正在测试这种设备筛查囊性纤维化的能力。

苹果手表是另一种可穿戴设备,其预测疾病状况的能力已经成为这项具有里程碑意义研究的主题。这项研究是斯坦福大学和苹果公司合作进行的,旨在检测佩戴手表者是否发生房颤。苹果心脏研究程序(The Apple Heart Study App)能通过间歇性地监测心率脉搏传感器来测量不规则的脉搏。这项研究的注册时间从2017年11月持续到2018年7月,超过41.9万人同意参与该研究。如果监测到不规则的脉搏,那么佩戴手表者就会收到通知,并被要求与研究者进行线上联系。然后,他们会收到心电图贴片监测器,来记录他们长达1周的心脏电节律。

该研究的结果发表在2019年11月的《新英格兰医学杂志》上。他们指出,像苹果手表这样的可穿戴设备可以安全地识别出心率异常现象。该研究主要结果包括:

· 只有0.5%的参与者收到了不规则的脉搏通知。

· 在那些收到通知并在大约2周后接受心电图贴片监测的患者中,34%被发现患有房颤。

· 在心电图贴片监测期间,参与者的苹果手表将继续监测脉搏的不规则性。如果一个参与者被检测到一个不规则的脉搏,则84%的时间在同时进行的心电图监测上被确认为心房颤动。

这些研究结果突出了创新数字技术在创造更具预测性和预防性的卫生保健手段方面的潜在作用。此外,该研究设计提供了有关患者参与和干预的几个有价值的见解,这有助于进一步地研究设计。这项研究完全在线上进行,不需要参与者亲自在场,并且可以在相对较短的时间内完成大规模的招募。此外,这项研究为进一步研究可穿戴设备技术以及如何利用它预防疾病发生提供了思路。

人工智能和数据科学的应用

预测的力量也是医学和医疗保健领域令人兴奋、可能具有变革性的发展核心之一:利用人工智能(AI)和数据科学来促进人类健康。在过去几年里,关于人工智能的文章已经有很多了,比如李开复(Kai-Fu Lee)的《人工智能超级大国:中国、硅谷和世界新秩序》、马克斯·泰格马克(Max Tegmark)的《生活3.0:成为人工智能时代的人类》、阿米尔·侯赛因(Amir Husain)的《有感觉的机器:即将到来的人工智能时代》和埃里克·托波尔(Eric Topol)的《深度医学:人工智能如何让医疗保健再次人性化》。

但是,人工智能到底是什么意思呢? 就像许多我们专业术语中的一部分词语一样,不同的人对人工智能的理解不同。詹妮弗·威多姆(Jennifer Widom)是斯坦福大学工程学院院长

以及计算机科学和电气工程教授,她对相关专业术语进行了清晰而详细的描述:

> 人工智能包含开发系统,这些开发系统在被认为需要智能化的任务上可以实现人类水平的自动化。数据科学涉及开发可以应用于大量数据的工具和方法以获得洞察力、进一步发现和增进知识。机器学习被应用于人工智能和数据科学,利用现有的数据集"学习"操作或功能的计算方法,不需要明确的编程。

数据在当今经济中至关重要,经常被拿来与一个世纪前石油的重要性相比较,这当然也适用于数据在医疗保健中的重要性。基于数据支持的人工智能与数据科学一起,正在医学领域中发挥着越来越重要的作用:为医护人员提供决策支持,降低医生的出错率,以及通过分析海量数据集对人类健康产生有价值的见解。

人工智能还可提高我们对潜在疾病的预测能力,在解决全世界与个人健康有关的较大知识差距之一的方面,它发挥着特别宝贵的作用:数以百万计的人正面临着由尚未被发现或诊断出来的单基因疾病(所谓孟德尔病)引发的疾病风险。

遗传学家、斯坦福大学的生物医学数据科学和遗传学教授卡洛斯·布斯坦曼特(Carlos Bustamante)表示,人工智能将有助于识别那些存在孟德尔病风险但目前尚未得到准确诊断的人。随着电子病历系统的使用越来越普遍,人工智能可以利用过去10年建立的电子病历系统中医疗信息的历史记录,来帮助确定需进行此类测试和测序的候选者。

人工智能还可以帮助预测那些在未来1年里将在全民医疗保健支出中占据较高份额比例的人。斯坦福大学临床卓越研究中心(CERC)主任、医学教授阿诺德·米尔斯坦(Arnold Milstein)表示,这一发现意义重大,原因有3个。他指出,首先10%的人口通常会消耗70%的医疗保健支出。其次,这10%的人并不是一成不变的,他们中的大多数都是这一年新增的,因为今年排名前10%中的大多数人1年后要么康复,要么死亡。最后,如果通过预测算法提前确定随后几年医疗支出最高的患者,那么这些人可以获得临床医生的积极干预,从而免受其他方面的昂贵代价和医疗危机的影响。

米尔斯坦与斯坦福大学医学院的另一名教师尼甘·沙阿(Nigam Shan)合作,从2004年至2011年丹麦西部的全部人口中提取所需的多年综合健康数据库。利用人工智能,他们和博士生苏珊娜·塔曼(Suzanne Tamang)开发了一个算法,该算法比目前最有效的预测工具的准确率高了30%。

他们合著将这项发现发表在了《英国医学杂志》。一家新成立的公司从斯坦福大学那里授权了这项技术,并以他们的预测算法为基础,允许医疗保健组织和医疗保险公司预测可能消费医疗支出最大份额的个人,并帮助临床医生有针对性地干预,通过阻止昂贵和危险的健康危机来控制医疗成本。

米尔斯坦和斯坦福大学临床卓越研究中心也一直走在通过人工智能的计算机视觉形式来监测医疗活动的前沿。他和斯坦福大学的一些同事主导了一项研究——利用计算机视觉来监测减少院内感染的基础因素——即医生和护士洗手的频率(大约4%的住院患者在住院期间出现了院内感染)。该研究包括通过深度学习模拟神经网络,以识别个人何时洗手或使用消毒液。安装在洗手液上的传感器可以在医护进入或离开病人房间前捕捉到是否使用过消毒液的图像。然后,这些图像被输入到由斯坦福大学的研究人员开发的一种算法中。在斯坦福大学的露西尔·帕卡德儿童医院,它评估图像的准确率为95.5%,在盐湖城的山间LDS医院,准确率为84.6%。

正如米尔斯坦和斯坦福大学的一些同事在2018年《新英格兰医学杂志》上共同发表的一篇文章中所解释的,许多人工智能潜在的益处都与计算机视觉有关。

如果开发和推行成功,那么环境计算机视觉将有可能以超人的表现水平识别临床医生和病人的不同行为,并可以实时发送用户提前设计好的提示。这样的系统可以提醒没有执行手部卫生的医生或护士,提醒外科医生在复杂的手术过程中漏掉了重要的一步,或告知护士情绪激动的病人有拔出气管内导管的危险。使用计算机视觉持续监测床边行为,可以减少机械性的低价值工作,可以增强医生的能力而不是取代临床医生。

计算机视觉也一直是重要研究的核心内容,这些研究包括如何用软件来评估外科医生的技能。该程序的开发是通过让软件播放手术视频来捕捉术中进行的所有活动。

机器学习迈进检测和预测领域

人工智能和机器学习在整个医学领域产生新见解、展现更高精确度的潜力正在被实现,最近的4项研究预测了其在医疗保健方面的未来发展前景。

2019年1月发表在《自然医学》杂志上的一项研究展示了如何利用人工智能比临床医生更准确地诊断遗传疾病。在这项研究中,人工智能接受了患或没患有狄兰氏综合征(Cornelia de Lange syndrome,CdLS)患者的面部图像训练,这种遗传综合征会表现出独特的眉毛、耳朵和鼻子等面部特征。该程序以接近97%的高准确率识别罕见的遗传综合征,而由65名专家组成的小组检查了相同的图像,准确率仅为75%。这个人工智能程序与一个名为Face2Gene的应用程序相连,医疗保健专业人员可以免费使用。随着越来越多的临床医生把患者的面部图像上传,在1年多的时间内,该项目的检测能力从200种情况扩展到1 000多种。

另一项研究由谷歌公司团队于2018年发表,该团队对死亡率、再入院和延长住院时间的风险进行了预测。谷歌高级执行官杰夫·迪恩(Jeff Dean)也是该团队的一员,他们希望通过患者电子病历系统的数据来探究这些风险预测的准确性。他们收集了加州大学旧金山分校4年和芝加哥大学7年间超过21.5万名成年患者的近470亿个数据点。

但该研究的作者指出,开发预测模型的挑战在于创建一个带有特定变量的自定义数据集。此外,"分析模型中80%的努力是对数据集进行预处理、合并、定制和清理,而不是为了分析它们"。这极大地限制了预测模型的可扩展性。

机器学习和人工神经网络的最新进展使谷歌团队能够克服这些困难,并从数据中获得新发现。在机器学习中,计算机利用大量的信息来作出决策或获得新发现。机器学习的功能发挥离不开人工神经网络,其设计目的是模仿人类大脑中的神经网络,并帮助进行必要的学习,以作出类似于人类所作的决定。这些发现都非常重要。论文的作者写道,"在这3个风险预测模型中,通过机器学习神经网络预测比其他EHR模型具有更高的准确性,特别是再入院和延长的住院时间。我们的核心发现是可以通过直接的特征学习同时协调输入和预测医疗事件,而不是统一EHR数据,将其映射为一组高度精心构建的结构化预测变量,然后将这些变量输入到统计模型中"。这种"特征学习"有可能帮助医生对患者的诊断，并提供量身定制的治疗方法。

迪恩表示，谷歌及其母公司 Alphabet 正在努力解决医疗保健问题。考虑到问题的复杂性，迪恩说谷歌可以利用其固有的优势来推动整个系统的改进。

谷歌的起源是获取世界上的信息，然后将其组织起来供人们使用。很明显，医疗保健是一个特殊的领域，在这个领域中有大量的分散式信息，这意味着医疗系统存在很多的复杂性。但是如果能够将这些信息组织起来运用在病人护理中会产生惊人的效果，它可以延长人的寿命，还可以使病人得到更好的诊疗，也可以使医生更有信心地作出诊疗。

第三项研究于 2017 年 1 月发表在《自然》杂志，该研究探索了机器学习检测皮肤癌的能力，并将机器学习的检测结果与 21 位皮肤科医生相对比。这项研究的 7 位作者中多数人来自斯坦福大学，表明了由机器学习驱动的神经网络可以在以下 3 个关键类别中实现与皮肤科医生的准确性匹配，包括角化细胞癌分类、黑色素瘤分类和使用皮肤镜进行的黑色素瘤分类。作者写道，"这种快速、可推广的方法可以安装在移动设备上，并可对临床产生潜在的实质性影响，包括扩大初级保健实践的范围和增强皮肤科专家的临床决策准确性"。

这项研究源于斯坦福大学的计算机科学家在机器学习的支持下创建的一种皮肤癌诊断算法。他们建立了一个包含近 13 万张皮肤病变图像的数据库，然后改进算法来诊断潜在的癌症。塞巴斯蒂安·瑟伦是斯坦福大学人工智能实验室的兼职教授，也是该论文的合著者，他说："我们意识到，利用机器学习开发的算法不仅在诊断疾病方面是可行的，甚至还可以与皮肤科医生相当。从那时起，我们的想法发生了变化。当时我们说：'看，这不仅仅是学生的课堂项目。这是一个为人类做一些伟大事情的机会。'"

事实上，由于皮肤癌通常是通过视觉诊断的，拥有另一种容易获取的工具可以帮助改善检测和治疗。皮肤癌并不是个小病，在美国，每年新诊断出的皮肤癌病例超过 500 万例，皮肤癌早期的患者，5 年存活率预计为 99%，而皮肤癌晚期的患者，5 年存活率仅为 14%。

斯坦福大学医学和成像人工智能中心（AIMI）进行了第四项研究。该中心开发了一种深度学习算法，可以通过胸片检测出 14 种不同的胸部病理疾病。该算法和 9 名专业放射科医生对 420 张胸部 X 光片进行识别诊断，评估其准确率。

2018 年发表的一项 AIMI 研究表明，在 14 种病理疾病中，10 项病理算法的诊断能力与放射科医生相近，3 项病理诊断中算法表现更差，1 项诊断中算法表现更好。然而，最大的区别是评估这 420 张图像所需的时间。9 名放射科医生诊断平均需要 240 分钟，而通过算法诊断仅需 90 秒。斯坦福大学放射学助理教授马修·伦格伦（Matthew Lungren）解释了这一点的重要性：

世界卫生组织告诉我们，世界上超过 40 亿人，占三分之二的人口，无法获得放射科医生的诊疗。可以发现缺乏医学成像诊断专业知识的现象无处不在，即使是在英国国家医疗服务体系（NHS）和美国退伍军人管理局这样的现代医疗保健环境中。而在资源贫乏的国家，获得这一现代医学关键部分的机会和机会的差距也大得不成比例。这些诊断工具可以通过多种方式来改善病人的护理现状，并且可以作为一种筛查工具。在缺乏放射科医生专业知识的环境中，这些诊断工具使病情严重的患者可以获得更快的诊断和治疗，或作为临床诊疗者的次要意见。

另一篇与伦格伦合著并于2018年发表的论文描述了一种如何预测膝关节MRI检查结果的算法,其准确程度与放射科医师相当。这项研究还有另一个值得注意的发现:当放射科医生和骨科医生得到算法模型输出结果时,他们在前交叉韧带(ACL)撕裂的诊断上取得了显著的进步。在某些情况下,外科医生的表现甚至优于放射科医生,这是一个惊喜。伦格伦说,这些发现和其他类似的发现首次证明了人工智能加强临床医生诊疗的概念,可能会提示我们未来5到10年医疗保健领域的人工智能将如何推广。人工智能在医疗领域推广的关键目标并不是利用算法取代临床专家,而是临床专家如何在与特定的人工智能算法配合时变得更有效、错误率更低、作出更快的临床决策,并提高护理的质量。

同样,这项研究表明,每一个临床医生,而不仅仅是放射科医生,都有可能使用成像人工智能工具来解释医学成像检查结果,甚至有可能达到与放射科医生相当的准确性。伦格伦说,如果是这样,那么这种模式的转变可能会完全改变我们护理的方式。

如果医生可以在治疗病人时立即利用精确的人工智能模型,那么将极大地帮助他们作出决策。例如,如果有人出现急救情况和临床医生担心的肺炎,医生可以使用人工智能模型来帮助确定胸部X光片上是否存在肺炎,而不是等放射科医生的报告。鉴于人工智能工具的稳定性和可靠性,这种在患者护理中运用的人工智能模型"临床医生回路",未来将提高工作效率和患者满意度,节省时间,降低成本,并提高患者的整体护理质量。

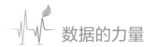 数据的力量

过去几十年,从数据中获得的信息包括诊疗记录、检查结果、药物和其他类别的数据,促进了基础研究和疗法的许多新进展。数据会越来越重要,因为它将有助于促使人们对健康和健康趋势的理解达到前所未有的水平。

大数据在帮助预测哪些患者易受某一疾病影响方面也是功不可没的。大数据科学已经在斯坦福大学和其他地方被用于预测高胆固醇疾病的风险、提前几天预测儿童哮喘发作、了解基因对药物反应的影响等方面。

数据可以帮助解决现代医学的一个基本缺点,即我们所知道的健康和疾病与医生在医院中提供的护理之间的脱节。医生会依靠自己有限的主观经验、研究和记忆来提供诊断和治疗。即使临床医生已经在顶尖领域工作了20年,他们也只能从大约1万名患者的经验中吸取经验。这种结果导致临床决策往往不是那么完善,常引发潜在的副作用,或是采用了不佳的治疗方式,或是进行了多种药物尝试,甚至是采用了不适当的护理方式。但是,借助医疗可穿戴设备、需求测试、更好的医院软件等更深入的数据,医生能够更精确地预测疾病的发病时间,帮助疾病预防,从出生前护理到舒缓治疗使患者能够得到更有利于健康的决定。

尽管大数据很有用,但也有一些重要的警告。来自斯坦福大学儿童健康及儿科和医学教授欧文·舒尔曼(Irving Shulman)、医学博士托马斯·罗宾逊(Thomas Robinson)指出,数据的有效性取决于如何收集和从何处收集。因此,预测模型结果的质量,以及可以将其应用于哪类人群,取决于所利用数据的质量和数据的来源。罗宾逊说:

> 如果数据不能代表所有类型的人,或者至少不能代表你希望预测的那一类型的人,那么你可能将错误的预测模型应用到错误的人身上。将来自一组人的数据的预测或决

策应用于不同类型的人,可能弊大于利。

他补充说,如果模型是根据不适用的人的数据创建的,就可能会有扩大差距和增大偏倚的风险。数据的适当使用也是一个问题:

> 人口中的某些亚群体遭受某些疾病折磨的风险更高,这将使某些实体、保险支付人、医疗保健系统和雇主试图远离潜在的高成本病人。

所有的这些都强调了从全国和全球范围内的广泛群体中,为这些预测模型提供足够的数据的重要性,这些群体代表了这些模型将应用于不同类型的人。此外,罗宾逊认为:

> 人们对数据的来源没有给予足够的关注。有一种错误的观点认为,如果你有很多很多的数据,这些数据会自我修正,弥补质量差和抽样中引入的任何偏差。然而,现实却恰恰相反。更多的数据只会扩大测量和抽样所带来的偏差。

可在后台进行操作的工具

一些最流行的数字医疗工具是可穿戴设备,它可以监测一系列的健康状况,可以帮助在疾病被发现之前早期预防疾病。虽然这些设备有巨大的价值,但相关研究也表明,很大一部分使用它们的人最终会停止使用。这一现实突显了在日常生活背景中运用预测工具的价值。

例如,现在有一种连接在马桶上的智能装置,可以分析人的尿液和粪便。该设备能识别与特定生物标记相关的健康指标,也能识别可以预测医疗状况的异常情况的证据。例如,肉眼很难发现的尿液中的微量血液可能是膀胱癌的前兆,尿液中的细菌可能是尿路感染的前兆。对于信息的传递,个人不必做任何特定的事情。数据通过Wi-Fi发送,该设备还可以区分使用同一智能马桶的不同个人,还可以根据特定个体的风险状况来监测特定的情况。

另一个类似的设备是智能胸罩。它将利用光声和超声技术来提供乳腺组织的连续成像,利用红外光和声波的结合来早期发现乳腺肿瘤。在未来,更多的衣服可能会包含这种成像,提供对佩戴它们的人的持续监测。通过对来自同一个人的多个测量数据,寻找数据随时间变化的趋势,以及结合来自不同设备的多个数据集,可以减少假阳性结果的出现。

一些工具已经上市,比如美国食品和药物管理局(FDA)于2016年9月批准使用的人工胰腺。该设备模仿了健康胰腺的葡萄糖调节功能,同时也改变了胰岛素的输送量。这有助于解决高血糖水平和低血糖水平。这个活动是自动触发的,佩戴该设备的人除了记得戴着它,不需要做任何事情。

另一种非侵入性工具——"贴片监测器",可以提供更好的房颤监测和检测。贴片监测器只有手掌大小,固定在一个人的胸部,可以佩戴2周,然后寄到实验室得到结果。甚至还有一些贴片,可以与手机进行通信,并在瞬间传输数据。与过去几年相比,这是一个巨大的变化,当时的监测意味着一个人需要被连接到一个有5到6个电线的装置上,这些电线必须一直随身携带,并且只能提供24小时的持续监测。这些设备非常有价值,因为房颤通

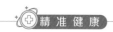

常没有明显的症状,因此许多房颤患者可能不知道自己受到了这种疾病的折磨。

如果对其他疾病也存在同样的监测形式,我们就可以用不同的方式看待疾病。我们会不断更新一个人的健康状况,并在需要时作出调整。它们将提供一个更全面、更细致的健康视角。

这些工具展示了技术如何驱动预测和预防,提供测量,然后创建闭环系统,例如人工胰腺,可以提供量身定制的干预措施。

 ## 连接"高触感"和"高科技"

尽管笔者在前文描述了数字医疗工具的所有优点,但卫生保健专业人员仍不能忽视与患者建立亲密关系的意义。这意味着要在实验室检测和放射扫描所揭示的信息之外寻找信息。这要求医生不仅要知道该问什么问题,而且要善于准确地听别人说什么。正如著名心脏病专家伯纳德·洛恩(Bernard Lown)20年前所写的那样,"要想成功地治愈疾病,医生首先要接受的训练就是学会倾听","细心倾听本身就是一种治疗,因为你会遇到许多精彩的故事"。事实上,患者分享的信息是整体医疗保健的一个重要组成部分。有了高触感和高科技的支持,可以帮助医生更有效地预测和预防疾病。

我看到一个这样的例子,一个34岁的女人正在接受来自斯坦福医学初级网络护理的治疗。她之前一直在科技行业工作,后来转到一家初创公司工作。她刚刚结婚,没有健康问题,但她的体重一直在上升。2017年10月,她的初级护理人员进行了多种筛查测试,如胆固醇和糖尿病,但结果都正常。

她同意参加"精准医疗"的试点项目,因此她得到了几台设备来追踪自己的健康状况,比如血糖监测器、血压袖带、体重计和数字计步器。这些设备对她进行了数月的监测,最终所有设备都监测到她处于糖尿病前期。这一预测信号促使她改变了饮食习惯,并更有规律地锻炼,且延长了睡眠时间,从而预防了糖尿病的发生。

精准医疗的基本目标之一是准确预测每个人的健康状况以及偏离健康的风险。为此取得进展或者实现这一目标,将有可能极大地改善全球数十亿人的健康状况。但是,实现预测疾病的潜力与"精准医疗"的另一个关键组成部分的进展密切相关:在疾病暴发前预防疾病,这是下一章的重点。

（翻译：郑雪瑛）

第6章　预防是通向健康和幸福的途径

本杰明·富兰克林(Benjamin Franklin)强调了一个重要概念,1735年,他在文章中提到:"一盎司的预防胜过一磅的治疗。"虽然因为当时费城还没有有组织的消防部门,他的表述侧重于消防安全,但这一原则是"精准健康"的基础。在预防方面投入时间和资源可以带来巨大的收益,例如可以避免疾病,人们可能会更快乐、更有生产力。预防的最终目标是帮助人们活得更长久、更健康,斯坦福大学教授、美国预防医学工作组主席道格·欧文斯(Doug Owens)说:"我们知道有许多干预措施和做法可以做到这一点,而挑战在于如何确保人们接受这些干预措施。"

但在美国的医疗保健领域中,预防是一种没有得到充分利用的工具。造成这种情况的原因是多方面的,但其中有一个因素非常突出。"目前利润动机通常与预防不符。"洛克健康公司的首席执行官比尔·埃文斯(Bill Evans)说。为了改变这种状况,他说:"需要有一种补偿模式,让创造价值的实体获得足够的回报。比如对于药物来说,这是一件很容易的事情,因为一旦知道你生病了,如果很明显药物起了作用,付款就会随之而来。"

美国医疗保健系统的重点是治疗,而不是预防,这是导致该国健康状况不佳的原因之一。慢性病在很大程度上是可以预防的。事实上,根据2017年发表在《美国医学会杂志》上的一项研究,美国因心脏病、中风和2型糖尿病而死亡的人中,有近一半是由不良饮食习惯导致的患病。虽然看到亲人因疾病致残或过早死亡的代价是无法估计的,但我们已经知道每年治疗这些疾病患者的实际成本:超过2万亿美元,约占所有医疗保健支出的75%。

鉴于传统上最大的商业机会来自提供治疗和开发新药,因此预防是医疗保健行业面临的极大挑战之一。将重点转向预防需要对美国医疗保健系统的运作方式进行重大反思,这意味着要以传统上追求治愈相同的精力和热情来接受预防措施,因此创造专注于健康和帮助人们苗壮成长的新商业模式需求日渐显著。为了实现这一目标,医疗保健行业需要与其他行业合作,以解决行为变化以及社会和环境因素等健康的最大决定因素所带来的棘手问题。

虽然美国的医疗保健在预防方面取得了一些进展,但其进步的步伐一直很缓慢。但正如我将在这一章中展示的那样,关于预防所值得注意的想法——其中许多集中在饮食上——正在逐步进行研究和实施。

通过食用健康食品来对抗疾病

在第2章中,我主要讨论了一系列社会决定因素对个人和群体的健康产生巨大的影响。其中3个特别重要的决定因素是收入、住房和教育。有相当多的证据表明,如果在提高收入、扩大可负担得起的住房选择和改善教育表现方面取得进展,健康结果将得到改善。但这些方法都不能快速解决问题,而且每一项都在很大程度上超出了卫生专业人员目前的认知范围。

然而,仍有大量的构想专注于帮助预防疾病的发作。其中的许多观点都是基于有"医学之父"之称的古希腊医师希波克拉底于2 500多年前表达的一种思想:"让食物成为你的药物,让药物成为你的食物。"我想稍微修改一下这个建议,即食用健康食品不仅可以帮助人们变得健康,还可以帮助人们保持健康。

但是,怎样才能鼓励人们食用健康食品呢?或者,换句话说,我们可以做些什么来减少在世界各地导致了诸多疾病的不健康食品和饮料产品的消费呢?

传统的做法是强调健康食品的好处,或者强调经常食用不健康食品的危害。这种方法的优点很明显,但也有局限性。首先,调查数据显示,在美国,人们认为"健康"的食物味道不佳(在2018年的一项描述食品杂货产品的研究中,"素食"和"减肥"得分最低)。

斯坦福健康体重中心(Center For Health Weight)主任托马斯·罗宾逊(Thomas Robinson)总结了单纯强调健康食品的好处所面临的一个最根本的挑战。我在上一章介绍了他的工作:

现有的改变行为的方法几乎无一例外都是从假设人类会为了自己的最大利益而理性地行动——他们会对预期的成本和收益进行明确的计算,并在各种方案中作出理性的选择。此外,目前现有的行为改变方法可确定的是对健康的潜在益处(或避免健康状况不佳)往往是在未来才发生,这进一步降低了其作为激励因素的价值。

这衍生了无数的干预措施,这些干预措施的重点是说服人们为了自己的利益采取并保持新的饮食和体育活动行为。然而不幸的是,纵观社会心理学、认知心理学、行为经济学、神经科学和相关领域这几十年来相互矛盾的研究结果,这种理性选择假设一直存在。这些研究清楚地表明,人类的决策和行为远非理性,而是受到环境因素、认知偏差和局限性的影响。

2013年,时任世界卫生组织(World Health Organization)总干事的陈冯富珍强调了与扭转不健康饮食习惯相关的挑战的严重性:"没有一个国家成功扭转了所有年龄段的肥胖流行状况。"

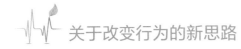

关于改变行为的新思路

肥胖症的流行说明了尝试新方法的必要性。罗宾逊主张采用他称之为"隐性干预"的方法,它利用个体已经存在的内在动机,使其以一种有益的副作用的形式获得健康益处。"'隐性'一词并不意味着欺瞒。"罗宾逊解释说,"但从参与者的角度来看,(干预措施)无论是看起来还是感觉上,都不太像健康干预措施。"隐性干预不是强调与健康相关的信息,而是选择策略并纳入设计元素,以增加参与干预活动本身的内在动机。

在一项隐性干预研究中,罗宾逊和他的团队对生活在加州奥克兰的8岁到10岁的低收入非裔美国女孩及其父母或监护人进行了研究。其中一组接受了传统的健康教育,包括健康的习惯、体育活动和营养摄入;而另一组则提供隐性干预,其形式是文化定制的课后舞蹈课程,以传统的非洲舞蹈、嘻哈和舞步为重点(课程每周提供5天,但上课与否是自愿的)。

他们的想法是,这些女孩和她们的父母主要是出于乐趣、社交和文化方面的原因而被吸引到这些课程中来的,那么任何潜在的健康益处都是额外的好处。参加课后舞蹈班的"副作用"是体育活动的增加以及在一天中的大部分时间里远离屏幕和零食。

这项为期2年的研究表明,参加舞蹈课程的小组在血脂水平、糖尿病前期(以空腹血糖或糖化血红蛋白水平中度升高为特征)和抑郁症状方面取得了显著的降低。

另一种促进饮食改善的隐性干预方法是将其与参与社会和意识形态运动联系起来。罗宾逊已经确定了几个这样的运动方法,它们的行为目标与预防肥胖相重叠。例如,考虑到与肉类生产相关的高水平温室气体排放,对减少气候变化的关注可以成为减少(或消除)大量加工和包装食品和肉类(尤其是牛肉)消费的催化剂。投身运动所带来的社会互动和同志情谊有助于确保个人坚持运动的目标,并有机会看到其他改变和保持健康行为的人。

"参与社会和意识形态运动的个人。"罗宾逊写道,"很可能会作出比进行典型的健康相关干预措施的个人更大程度和更持久的改变。"

他关于将行为变化与社会和意识形态运动联系起来的观点,在一定程度上得到了验证。他与斯坦福大学的同事克里斯多佛·贾纳(Christopher Gardner)一起为斯坦福大学本科生开设了一门名为《食物与社会:探索社会、环境和政策背景下的饮食行为》的课程。

这门课程探讨了诸如农业和畜牧业生产对环境的影响、食用动物的伦理问题、食品工业中的劳动力因素、与食品有关的文化传统以及食品和营养的政治等问题。该课程的学生阅读诸如迈克尔·波伦(Michael Pollan)的《杂食者的困境》和埃里克·施洛瑟(Eric Schlosser)的《快餐国家:全美膳食的黑暗面》等书籍。

作为后来发表在《美国预防医学杂志》上的一项研究的一部分,该班的学生被要求在本季度开始和结束时完成一项关于他们饮食习惯的调查。在同一学期的另外3个班级的学生也被要求进行同样的调查,重点是健康心理学、社区健康和肥胖问题。食物与社会班的学生报告他们的饮食习惯的变化——吃更多的蔬菜,减少高脂肪乳制品、高脂肪肉类和甜食的摄入。

而在其他3个班级中,学生的饮食模式没有任何改善,事实上他们吃的蔬菜更少了。虽然行为改变不是这门课程的重点,也从未向学生宣传过,但观察到的饮食习惯变化强化了罗

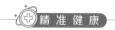
宾逊和贾纳对隐性干预方法改善营养行为潜力的信念。贾纳回忆道：

> 多年来，我一直在讲授课程，向学生解释应该摄入多少纤维，以及多少毫克抗氧化剂等问题，我能看到学生们因无聊而目光呆滞。我教了这门课之后，观察到学生们在一夜之间谈论着如何积极改变他们的饮食习惯。这一经历让我意识到，我装着支持更健康的饮食行为改变的"工具箱"将受益于拥有更多的工具。有趣的是，没有一个信息适用于班上的所有学生；不同的话题更能引起不同学生的共鸣。我们发现，将信息个性化，并使其与受众的价值观保持一致，可以产生更大的影响。这便是我的顿悟之一。

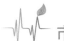 ## 市场营销问题

当然，饮食习惯可能会受到食品营销和呈现方式的影响。尽管美国人所经历的大部分营销都集中在加工食品上，但它同样也适用于健康食品。

在2016年的一项研究中，研究人员对斯坦福大学的一家餐厅进行了研究，该餐厅主要为本科生和研究生提供服务，研究人员对7种不同蔬菜的张贴描述进行每日修改。这些描述分为4个不同的类别："基本""放纵""健康限制"和"健康积极"，但无论在什么情况下，蔬菜的准备或供应方式都没有任何变化。例如，胡萝卜被标记为"胡萝卜"（基本）、"柑橘汁胡萝卜"（放纵）、"无糖柑橘汁胡萝卜"（健康限制）和"精选维生素C柑橘胡萝卜"（健康积极）。

研究人员记录了选择某种蔬菜的用餐者人数，并对所选的每份蔬菜进行了称重。研究显示，更多的人选择了带有"放纵"标签的蔬菜，而且摄入的蔬菜数量也更多。该研究的作者——他们与斯坦福大学的心理学系有关——后来写道：

> 我们的研究结果代表了一种强有力的、适用的策略，使用与更受欢迎但不太健康的食物相同的放纵、令人兴奋和美味的描述，可以增加成年人的蔬菜消费。这种新颖、低成本的干预措施可以很容易地在自助餐厅、餐馆和消费品中实施，以给人们增加更健康的选择。

 ## 高等教育和更加健康的饮食

关于市场营销对食物选择的影响的研究提醒我们，高校在促进健康习惯方面可以发挥宝贵的作用。斯坦福大学一直是这项工作的领导者，学校住宿和餐饮企业的负责人埃里克·蒙特尔（Eric Montell）一直在倡导重新思考学生的用餐体验：

> 我们把大学和学院的餐饮看作学生人生中的一个时期，在这个时期里，学生们正在作出一个能够影响他们余生的决定。这些决定包括他们吃什么、怎么吃。我们已经计算出，在我们的膳食计划中，4 400名学生将在一生中消耗大约2.5亿顿饭。因此，影响学生饮食习惯变化的能力会产生很大的影响，而且会持续到后代，因为他们也会影响他们孩子的饮食习惯。

　　为了推动变革,蒙特尔实施了一种被称为食物选择架构(food choice architecture)的行为经济学。这建立在早期食品营销和展示的基础上,它涉及作出微妙的改变,以鼓励更健康的消费。因此,在斯坦福餐厅常见的自助餐式安排中,健康选项被放置在食客最有可能首先遇到的位置,从而使他们更有可能选择这些食物。类似地,斯坦福大学已经缩小了餐厅建筑中使用的碗和盘子的尺寸,研究表明,当人们吃到分量较小的菜肴时,他们往往会消耗较少的食物。餐厅里的托盘已经被淘汰,这是鼓励减少消费的另一种方式。

　　斯坦福大学还试图将餐厅视为不仅仅是吃饭的地方。Arrillaga家庭餐饮区是校园内较大的餐厅之一,开设了各种主题课程,从烹饪基础到烹饪背后的科学(由化学教授授课)。这里还有健身房、花园,甚至还有一个蜂箱。蒙特尔说,其目标是"通过战略倡议和合作项目将自己融入大学的结构中,并寻找与大学学术使命密切相关的研究机会"。

　　斯坦福大学的工作与芝加哥大学诺贝尔奖获得者理查德·泰勒(Richard Thaler)和哈佛法学院的凯斯·桑斯坦(Cass Sunstein)提出的观点一致。在他们的书《推动:改善健康、财富和幸福的决定》中,他们提出了一个他们称之为"自由主义家长作风"的想法,该思想专注于选择的最大化,但影响这些选择会使人们生活得更好。他们对此的简称是"轻推",他们称之为:

　　　　选择架构的任一方面以可预测的方式改变人们的行为,而不禁止任何选择或显著改变他们的经济动机。要算作轻推,干预必须简单且推拒的成本低廉。轻推不是命令。把水果放在视线水平上算作轻推,禁止垃圾食品不算轻推。

　　正如我在下一节所描述的,公共政策仍然可以在推进预防方面发挥重要作用。但制定新政策通常是一个非常困难的过程,可以用几年甚至几十年来衡量。泰勒和桑斯坦所描述的,以及斯坦福大学在其餐厅实施的那种"轻推",可能会比政府强加的政策更快地刺激行为变化。

 ## 通过胃肠道健康实现身体健康

　　众所周知,健康饮食有助于预防一系列疾病,但饮食与微生物群之间的关系却没有引起人们的足够重视,微生物群是在人类消化道("肠道")中发现的细菌。它们与新陈代谢和免疫密切相关,对癌症、糖尿病、过敏、哮喘、孤独症和炎症性肠病等疾病有重大影响。正如斯坦福大学微生物学和免疫学副教授贾斯汀·松内伯格(Justin Sonnenburg)和斯坦福大学医学院高级研究人员艾瑞卡·松内伯格(Erica Sonnenburg)所写:

　　　　我们的肠道微生物群决定了我们的免疫系统。我们的免疫系统对我们健康的各个方面都至关重要。当它运行良好时,我们可以有效地抵御感染,并在恶性肿瘤最早出现时将其消灭。当免疫系统运行不理想时,就会导致许多疾病。

　　许多美国人的微生物群被削弱了。松内伯格指出,普通美国人的肠道中存在数百种不同形式的细菌。更多的细菌更有助于抵御疾病,而居住在委内瑞拉、饮食和生活方式完全不同(且更健康)的美洲印第安人的细菌数量增加了30%到40%。

罪魁祸首之一是所谓的西方饮食，它富含深加工、高热量、高脂肪的食物，而水果、蔬菜和全谷物的含量较低，从而剥夺了身体尤其是微生物群所需的膳食纤维。贾斯汀·松内伯格说："随着时间的推移，我们正在失去肠道中的微生物种类，很可能是因为我们没有正确喂养它们，而这正对应了不断上升的健康问题。"

鉴于体内微生物群对人类健康的重要性，美国国立卫生研究院于2007年12月启动了人类微生物组学项目。美国国家卫生研究院院长埃利亚斯·泽鲁尼（Elias Zerhouni）在宣布该项目启动时说："人类微生物群在很大程度上尚未被探索。""我们必须了解微生物如何与人体相互作用，从而影响健康和疾病。这个项目有可能改变我们了解人类健康的方式，并预防、诊断和治疗各种疾病。"

该项目利用了人类基因组测序技术，并将其应用于微生物。鉴于个体微生物组比个体人类基因组大100多倍，因此这不是一项小任务。但研究发现了一些值得注意的地方。例如，它揭示了人类生态系统中有超过10 000种微生物。研究人员还了解到，人体内微生物群贡献了大约800万个独特的蛋白质编码基因，是人类基因组的360倍。圣路易斯华盛顿大学的研究人员利用微生物组学数据开发的检测方法，可以用于不应使用抗生素治疗发热的儿童。

通过研究微生物、健康和疾病之间的关系，我们可以定义一个健康的人类微生物群。贾斯汀·松内伯格说，问题在于"健康的美国人拥有一个肠道微生物群，它可能会推动我们患上所有常见和严重的疾病。它是心脏病、癌症和自身免疫性疾病的诱发因素之一"。2018年发表在《自然》杂志上的一项研究的作者研究了婴儿的微生物群发育，发现1型糖尿病的发展与婴儿发育中微生物群的种类和功能之间存在关联。

如我们的微生物群可以变得更糟一样，它也可以主要通过改善营养而变得更好。这与人类基因组不同，人类基因组作为一种预测工具具有不可估量的价值，但它基本上是固定的，即使在我们的环境发生变化的情况下也是如此。因此，松内伯格认为：

> 我们的健康问题的答案并不是真的看人类基因组，它只是我们所经历症状的一个渠道。我们应该看看是什么给枪上了膛，扣动了扳机，那就是我们生活的环境和我们吃的食物，因为这些是导致我们的微生物群恶化的最可能的罪魁祸首。

松内伯格说，微生物组学最终可能成为一种精确的诊断工具。患者可以去诊所，那里的卫生专业人员会检查他们的微生物群、基因和免疫力。从这些评论中收集的信息可以用来生成关于如何改善和保持健康的个性化建议。

松内伯格已经朝着他所说"合成生物学"迈出了下一步。在这个概念中，微生物被设计为在感觉到炎症时分泌一种抗炎分子，当炎症得到成功治疗时，该基因回路将自行关闭。在这种情况下，人们甚至都不知道自己有炎症——在发展成实际疾病之前就已经预防了。这不仅仅是一个抽象的想法——在松内伯格的实验室中进行的工作是一家专注于工程微生物治疗疾病的初创公司的基础。

斯坦福大学医学院人类微生物研究中心也在进行重要的研究。那里的研究人员正在进行研究，重点是通过改变饮食从根本上改变微生物群，然后通过血液检测来监测所谓的免疫系统的掠食者。他们希望了解微生物群的哪些部分与免疫系统的哪些部分有关。这样，与特定疾病作斗争的个人可以给予特定的食物,换句话说,把食物当作药物。

斯坦福大学生物工程副教授迈克尔·菲施巴赫(Michael Fischbach)也研究微生物组学。他的研究集中在微生物群产生的化学物质上,其中许多化学物质会进入血液,对人体生理产生较多的影响。他指出,微生物群不仅可以作为一种工具来设计免疫功能,还可以设计代谢功能。他举了一个例子,两个人吃的牛排和沙拉一模一样:

> 只要你吃东西,就会有碳原子留在你身边,还有细菌会随着粪便排出。但是,这两条路径之间的划分在两个人身上是不太可能相同的。只要我们了解这是为什么,并能加以控制,就有可能赋予你一个细菌群落,使一个人有可能吃到与他或她一直以来吃的完全一样的东西,但每次都少吃5%或10%的质量,以较多粪便的形式排出。这将是惊人的变化,因为像这样的生理差异会在数周或数月内每天发生3次时叠加起来。

微生物组学研究中一个值得注意的进展是粪便移植。它包括从一个人身上采集粪便样本,检查以确保其没有寄生虫或病原体,将其与盐水混合,然后通过一根进入鼻子并排空到胃里的管子给另一个人服用。该程序类似于器官移植,但针对的是微生物群。

其受欢迎程度会随着其有效的证据而增加。在荷兰进行的一项临床试验中,粪便移植被用于治疗艰难梭菌感染——一种可导致危及生命的腹泻的细菌。典型的标准治疗包括开具抗生素,尽管它们只在大约60%的情况下是有效的(并且多次复发后效果会下降)。在临床试验中,16名登记的患者中有15名接受了粪便移植(2013年,《新英格兰医学杂志》发表了关于这项研究的文章)。迄今为止,世界各地的医疗中心已经进行了大约30 000例粪便移植。值得注意的是,这些移植很少导致急性不良事件。这对菲施巴赫来说是个惊喜:

> 肠道中的全部细菌被消灭并被不同的细菌所取代,这将对你的系统造成很大的冲击。我本以为每100人或每1 000人中就有1人会对一种新的细菌或类似的东西产生强烈的免疫反应。但这并没有发生。这种方式似乎异常安全,这是一个非常重要的事实。

菲施巴赫说,同样重要的是,一旦捐赠者样本进入个体的微生物群——即植入过程——样本就会无限期地留在那里。"现在,植入效果相当好,这表明,在80%以上接受群落移植程序的人中,植入只是一个工程问题,并且有一个非常明确的解决方案。这意味着我们不需要为不同的人定制不同的群落。相反,这意味着我们可以设计一个细菌群落,并很可能成功地移植到大部分人群中。"

鉴于粪便移植具有明显的安全性和可预测性,它们有可能成为一种广泛的处方疗法吗?菲施巴赫并不确定:"粪便不可能非常容易地被放大,也不可能被调整、捏合,而这种完善过程即药物发现过程的基础。"他说,现在需要的是创造出完全定义的东西:

> 你不能对粪便这样做,因为粪便是一种"未定义"的产品,你不知道里面有什么。现在需要的是从头开始重建肠道菌群,以便能够制作一个你确切知道里面有什么的肠道

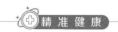

菌群。这将使你能够以科学的方式对它进行特定的改进,设定一个目标,并且能够衡量你是否针对该目标进行了改进。

菲施巴赫和松内伯格正在领导一个项目,重点是从零开始建立高度复杂的细菌群落,目标是制造并在人体内测试它们,并赋予它们完整粪便样本的稳定性。菲施巴赫说:"我们很可能正在创造一些东西使利用微生物组学治疗疾病成为可能,而细菌被明确证明是有效的。"未来还有望以预防疾病的方式调整微生物群。这些方法代表了思考和利用微生物组学在健康和疾病中作用的全新方式。

利用数字工具来改善人类饮食

我们吃的食物对我们的健康至关重要。但在美国和许多世界上的其他国家,糟糕的食物选择正在加剧慢性病患病率的上升。这说明需要创新来帮助人们作出更好的饮食决定。旧金山的一家名为 Zipongo 的公司正致力于满足这一需求。它使用数字工具向其订阅者提供量身定制的建议,力求改善他们的食物以及作出饮食决定的环境。

Zipongo 的创始人杰森·郎海尔(Jason Langheier)在纽约布法罗附近长大,他的许多亲戚都饱受肥胖之苦。中风、心脏病发作和癌症诊断司空见惯。随着他的成长,他的母亲带他参加了饮食研讨会的小组会议,在那里他了解到人们克服肥胖是多么困难。他在威廉姆斯学院学习神经科学,后来在杜克大学获得医学学位,并在哈佛大学获得公共卫生硕士学位。

在就读医学院之前,他的成长经历之一是帮助波士顿医学中心(BMC)推出"生命营养与健康"儿科肥胖诊所。大约一半来 BMC 的孩子患有超重或肥胖。他们根据喜好、预算和健康改善情况制定的个性化家庭购物清单,帮助许多糖尿病前期儿童逆转了疾病。但是儿科医生看到的数以千计的肥胖儿童又该怎么办呢?他们没有足够的就诊时间、营养培训或医保报销计划以提供相应的医疗护理。他们问:你能把家庭送餐和网络订阅联系起来吗?这就是 Zipongo 的灵感来源。

郎海尔在杜克大学医学院毕业 1 年后,于 2010 年创建了 Zipongo。他和同事将他们的产品目标对准了消费者,口号是"让健康饮食变简单"。但很明显,B2B2C(企业-对-企业-对-消费者)的策略显得更合适:

> 我们发现真的很难挣到钱,因为消费者并没有真正把钱花在他们的医疗保健上。钱实际上来自广告,但问题是,所有食品广告商都想付钱给你,但付钱给你去宣传的品牌对消费者来说并不总是最佳选择。

2013 年,Zipongo 将重点转向主要与卫生系统和健康计划合作。虽然这带来了一系列挑战,但一个基本事实使他感受鼓舞:这些实体有动力让他们的订阅者保持健康。这通常意味着吃更好的食物。

郎海尔说,Zipongo 是一个"附带数字营养师的食品市场",它的工作原理简述如下:

订阅者——通常是使用Zipongo的公司的员工或者个人消费者填写一份关于他们的饮食偏好的问卷,并提供有关他们的体重和健康状况的信息如高血压、高脂血症和糖尿病等。

从那开始,订阅者的饮食选择就准备好了,这考虑到了饮食习惯、个人喜好和限制因素。Zipongo每天向订阅者发送一次通知,询问他们是否打算烹饪或外出就餐,然后根据答案就烹饪什么或在餐厅点什么提出建议。Zipongo提供来自所有美国各大杂货店的综合每日折扣,包括Instacart、Amazon Fresh以及像Sun Basket这样的餐包公司。准备食物所需的物品可以添加到在线购物清单中(或者订阅者可以生成一个清单,以便带到零售店)。

对于不想自己做饭的人,Zipongo还会与GrubHub等提供点餐服务的公司捆绑经营。由于许多人通常在工作场所每天至少吃一顿饭,Zipongo的数字工具与Eurest、Bon Appetit和Flik等精选的公司自助餐厅提供商进行了整合。Zipongo的医生和营养师也可以发布食物清单,这是为糖尿病、高血压、高脂血症或肥胖症患者提供的饮食计划。个人的订阅或健康计划涵盖了第一个月的餐费,之后会向订阅者提供折扣。

郎海尔说,这样做的目的是"让人们摆脱昂贵的糖尿病或高血压药物,并通过饮食恢复到正常状态以真正治愈他们的疾病"。Zipongo正在与制药公司合作,评估食品和药物联合疗法对改善疾病结局的影响。

郎海尔说,Zipongo Foodsmart平台的一个基本目标是帮你从建立在食品零售环境中食品系统的广告解脱出来:

> 来自特定食品制造商的贸易支出增加了许多杂货商的利润率,也是商店里所有商品的销售方式。这样每次你购买食物的时候都会陷入一个巨大的广告漩涡。在美国或发达国家,除了虚拟环境,没有一个地方可以让你在没有广告的情况下购买食物。食品营销人员现在正转向在Amazon和Instacart上做广告。但是,就像GPS、Uber或Lyft可以改变你的交通方式一样,Zipongo可以改变你的饮食环境,让你远离食品制造商的广告,从而向你宣传更健康的食品促销。

为此,Zipongo不再接受食品制造商的广告收入,这确保了它永远不会面临为特定公司的产品代言的财务压力。该公司首席医疗官、医学博士、公共卫生硕士德克斯特·舒尼(Dexter Shurney)表示,公司的食物清单默认采用整体全植物性饮食——大量摄入水、水果、蔬菜、全谷物和豆类——因为"这是最有利的结果数据,"舒尼说。Zipongo意识到许多人并不会采用这种饮食方式,但它的建议仍然比标准美国饮食中发现的要健康得多:

> 我们可以食用抗高血压饮食之类的食物,而且我们可以增加蓝莓、木槿花茶和钾盐等配方,我们确信这能增强抗高血压的效果。在这样做的同时,我们还将使其成为植物饮食的前沿。虽然抗高血压饮食可能不完全以植物性饮食为主,但我们会尽力推动用户朝这个方向发展。

郎海尔认为,这些饮食推荐提升了每种单一食物的营养含量:

> 我们还将研究食物组合是如何发挥作用的。例如,如果有人将米饭当作主食的一部分,那么米饭带来的血糖负荷就会有很大的不同,这取决于这个人是否饮用了水,或

者吃了富含纤维的开胃沙拉以及橄榄油中的健康脂肪,又或者仅仅先吃了米饭。因此我们对每个订阅者的推荐都非常准确。

但随着大多数人理解健康食品和不健康食品之间的区别,Zipongo"是建立在营养科学和脑科学的原理上的平台",郎海尔说。郎海尔也是由前第一夫人米歇尔·奥巴马(Michelle Obama)和前美国参议员比尔·弗里斯特(Bill Frist)医学博士创建的"健康美国伙伴关系"的董事会董事。郎海尔说:

> 这不仅仅是说,"这是你应该吃的。"我们希望你理解为什么你现在还不能吃,并全天为你提供决策支持。换句话说,我们让吃超健康的食品变得和现在吃不健康的食品一样容易。

根据Zipongo的数据,75%的企业参与者表示,自从使用该公司的工具以来,他们已经养成了更健康的饮食习惯,用户营养评分的平均改善程度超过了11%。AmeriHealth和Drexel大学最近的一项研究表明,使用Zipongo可以使血压下降5分之9毫米汞柱,总胆固醇下降13毫克/分升,并在6周内平均减重9磅。

最近的一项涉及不同经济群体的健康计划员工的研究显示,Zipongo的 Foodsmart 平台导致其中32%的人在1年内减掉了5%或更多的体重。最引人瞩目的是,在18个月内,用户体重的下降随着时间的推移而增加,然而大多数其他研究都有在18个月内首次减肥后伴随着体重增加的情况。该公司在吸引顾客方面取得了相当大的进展。截至2019年2月,已有200多家公司注册,包括Google和IBM等大牌公司,以及4家美国六大健康计划中的公司。

郎海尔向潜在客户销售Zipongo的经历也突显了在美国改善营养结构的无数障碍。他说最困难的部分是,没有人愿意为营养规划或者以系统的方法来帮助人们全面改变饮食环境做预算:

> 众所周知,营养是导致死亡、残疾、肥胖和其他一切问题的最大原因。但是,已经发展起来的按服务收费的制度驱使我们默认使用高成本的药物和程序,而不是通过埋头苦干帮助人们改变饮食环境。医生似乎在无意中忽略了日常饮食,认为这是农民的事情,所以医生、科学家和精算师花费了一段时间才更严肃地将食品作为药物看待。然而,领英和福布斯强调,医疗计划为食品买单是2019年较值得关注的50件事之一。虽然医疗保健系统和健康计划需要时间来改变,但是现在已然开始发生。

> 尽管如此,订阅者仍日复一日地将大部分福利资金投入到他们的健康计划和医疗索赔中——其中大部分资金都花在了医生、手术和购买药物上。这使得他们没有多少剩余的钱可以花在改变饮食环境上;这使得新的供应商看起来微不足道,并且与Google或Facebook等消费者创新相比,其创新速度更慢。首席执行官、首席运营官和首席财务官应该致力于为了人们和其孩子的利益而去改变他们的饮食环境。

郎海尔确实指出了一些进步——具有讽刺意味的是,来自联邦政府。由于10年来最全面的医疗保险政策改革,提供医疗保险优惠政策的保险公司现在可以在会员出院后为他们提供健康的食品——甚至只是为了对抗慢性病。在某些州,医疗补助接受者免费获得健康食品,因为现在人们认识到这可以促进健康并从长远来看为政府节省资金。"我认为这非常令人兴奋和鼓舞。"郎海尔说,"CMS(医疗保险和医疗补助中心)正朝着正确的方向前进,人们正在努力作出改变。"

但进步并不完全与技术有关。郎海尔还强调,这需要以人为本的关怀为标志的相处环境:

> 技术可以在提供个性化和帮助改变饮食环境方面发挥重要作用。但进展同时也取决于人们帮助其他人进入这些新数字环境的能力——包括朋友、家人、社区领导人和卫生专业人士。你使用Uber还是Lyft? 设置您的第一次订单花了多长时间? 现在,你是否曾经是第一个在线创建食品订单的人? 只有5%的人定期在网上购买食品杂货,这是有原因的;但是也有超过50%的英国人使用过线上外卖。就像Netflix、Apple和Amazon的电影一样? 世界正在快速变化。但是,医生和健康计划是否会让人们转移到由通常不健康的食品广告主导的数字化现实世界,还是他们会帮助引导人们在安全的范围给自己和家人补充营养?

预防早产、围产期和孕产妇死亡

在美国,大约10%的新生儿被认为是"早产",这意味着婴儿是在37周前分娩的。这些新生儿出生可能会面临严峻的健康挑战——呼吸系统问题、器官发育不全、脑瘫、危及生命的感染及发育和学习障碍。在全球范围内,早产是造成新生儿死亡的主要原因,并且在几年前其死亡率就已经超过了传染病。

美国是世界上早产率较高的国家之一。尽管这一比率在过去30年中一直在波动,但今天的比率仍然比20世纪80年代初高出30%。斯坦福大学儿科学教授大卫·史蒂文森(David Stevenson)说,"在大约一半的病例中,没有人能准确地究其原因",而且也没有测试来帮助确定谁可能身处早产危险之中。

2011年,美国早产儿基金会聘请史蒂文森来主导斯坦福大学的一项研究计划,试图着重于了解早产的原因,然后对其进行干预。史蒂文森组织了一支来自斯坦福大学的专家团队加入他的行列——但他们却不是早产甚至分娩专家。正如史蒂文森解释的那样:

> 我从大学里召集了一个科学家团队,把他们分组,然后说,"我们的目标是预防早产。我想要最优秀的科学家。我不在乎你有没有思考过早产或任何与之相关的事情。"我们开始互相交流,了解我们不同的专业领域,我们的技术,我们使用的工具,我们使用的数学和计算方法,然后开始专注于解决这个问题。我们不仅来自于遗传学和医学中的不同学科,而且还包括了化学、物理和工程学等基础科学。

他将其与曼哈顿计划相提并论,除了"我们不是在制造炸弹,我们正在共同努力,用非常基本的方法解决一个非常实际的问题"。这项工作包括使用许多创新工具和技术,以崭新和创新的方式看待怀孕这个问题。史蒂文森说:"我们正在尝试从几乎所有衡量一个人的角度来描述怀孕期间的女性。"这些工具和技术包括:

• 转录组学——研究母亲细胞-游离RNA分子,并利用这些信息更好地理解母亲基因表达的信息,以及婴儿和胎盘表达的基因。(史蒂夫·奎克在早产方面的研究,我在上一章中介绍过,它借鉴了转录组学。)

• 蛋白质组学——研究循环蛋白质是用于检测妊娠异常的分子生物学方法的一个组成部分。

• 代谢组学——研究有助于确定足月和早产过程中生化和生理学的小分子化学物质。

史蒂文森和他的同事们还在使用一种技术,使他们能够观察母亲在整个怀孕期间的细胞信号。这项技术为观察某基因通路在整个怀孕期间的开闭情况提供线索,并给出所谓的免疫时钟。由于免疫细胞在妊娠期间改变了基因表达方式,正常表达模式的破坏可以预测病理性进程,而这些进程可能预示着早产和其他妊娠疾病,如子痫前期。(转录组和蛋白质组时钟已描述。)史蒂文森说:"我们正在汇总收集的信息。这些算法使我们能够更好地理解正常妊娠的基本过程,以及那些以早产结束的妊娠。"

另一个研究领域是微生物组学,如本章上一节所述。某些特殊的微生物群落状态类型,即缺乏某些乳酸菌而含有其他种类的微生物,已经被发现与早产相关。史蒂文森认为研究微生物组以及上述元素,有助于他和同事们巨细无遗地理解妊娠的轨迹,他指出:"我们可以预测哪些妊娠会出现问题,然后实施干预以避免其后果。"

微生物组也影响着早产的另一个确定因素:怀孕间隔少于6个月。2015年由史蒂文森共同发表的一篇论文显示,怀孕后阴道微生物群发生了改变,如果在12个月内再次怀孕,这种变化会导致更高的早产风险。这一发现促使加利福尼亚州的医生和圣母玛利亚协会之类的机构发布指导意见,强调两次怀孕之间的最小间隔不应少于6个月,以12至18个月为最佳。

斯坦福大学的研究团队在其他领域也取得了重要进展,他们发现母亲肥胖,或者在分娩前一年被诊断为创伤后应激障碍(Posttraumatic Stress Disorder, PTSD),都会导致早产。他们还检测了早产妇女的免疫细胞,发现这些细胞对诱导性炎症的反应与足月分娩的妇女有所不同。史蒂文森认为这一发现使高危妇女有可能接受免疫治疗以对抗导致早产的因素。

在应对早产的挑战中,史蒂文森也一直是全州范围内专注于降低孕产妇和围产期死亡率的斗士。他卓越的成就使得加州成为唯一一个孕产妇和围产期死亡率一直在下降的州。

这一进步的关键措施之一是以斯坦福大学为总部,与加州孕产妇优质护理合作组和加州围产期优质护理合作组分别交流沟通,形成两项并行举措。史蒂文森认为它们是"重要的质量改进组织"。

其中一项举措是通过全面的、多方参与的努力,开发一个更为完整的关于加州围产期和孕产妇的死亡趋势图。这是通过资助全州医院共享孕产妇和围产期数据,并将之整合到数据库中而得以实现的。今天,这些数据库是全国最全面的州级数据库。每45天收集一次数据,随后分析着重显示全州或个别医院的表现趋势。在出现令人担忧的事态发展时,专家可以进行干预和诊断,并提出补救措施。史蒂文森说:"这些数据库已经成为提高全州母婴护理质量的神奇工具。"

另一项举措是使全州的护理人员更容易获得有关治疗的实时信息。这些在线工具向护理人员提供高度详尽的指导,包括最佳实践工具和文章、护理指南、院级执行指南和专业教育幻灯片集。它们是根据全州专家的意见开发的,着重于如何在怀孕和产后治疗诸如子痫前期、产后出血和心血管疾病等病症。每一项工具在加州、全美,甚至全世界都有着数以千计的下载量。

史蒂文森说:"我们可以针对各种情况对人们实施干预,这将改善整个人群的健康状况。"

当我们把它与我们在斯坦福大学做的其他真正独特的事情联系起来时,我们可以跟踪加州的特定社区,了解居民的健康状况,以及如何对他们进行有针对性的干预。这使得基于社区的方案、基于邻里的方案,甚至是个性化的方案成为可能。

进步是显著的。加州的婴儿死亡率为每1 000名活产婴儿中有4.5名死亡,低于2011年的4.8名(全国的比率是5.7)。加州是唯一一个从2014年到2016年围产期死亡率下降的州。孕产妇死亡率的数据更加引人注目。在2006年产妇护理合作组成立后的7年里,加州的产妇死亡率下降了55%,而此时全国的产妇死亡率正在上升。2013年,全国的产妇死亡率平均为每10万例活产22人死亡,而在加州,这一数字仅为7.3人。

加州的成就已经引起了关注。在2018年《华盛顿邮报》的一篇关于该州进展的文章中,美国妇产科医师学会主席说:"我们都在关注加州,因为他们已经扭转了趋势,并大大降低了孕产妇的死亡率。"

利用预防措施造福儿童

在美国,早产的发生率是一些儿童在幼年就开始经历的健康不平等案例之一。这种障碍往往是他们成长环境的产物。研究表明,在受食物短缺困扰的家庭中长大的儿童,出现健康问题的比例是在食物安全环境中长大的儿童的2至4倍。这些儿童往往面临着各种挑战,使他们无法充分发挥其学习潜力。

造成这些差异的原因很复杂,但斯坦福大学的丽莎·张伯伦(Lisa Chamberlain)(我在第2章中描述了她的工作)一直在努力纠正这些差异。她指出,在0到5岁的关键神经发育期,医疗系统几乎可以普遍接触到每个孩子,因为孩子们会接受间歇的儿童保健和免疫接种,而且很可能会因为各种疾病就诊。这种对所有幼儿的重复访诊为医疗系统提供了机会,使其也能作为"学前保障医院(kinder-ready clinics)"发挥作用,帮助确保儿童在学校开班时不会远远落后于他们的同龄人。[斯坦福大学参与了一个"入学完备(kinder ready)"项目,集合了儿科医生、患儿、家庭和儿童早期教育团体。]张伯伦指出,在低收入群体中,儿科医生比直系亲属以外的其他人更受信任。"当我们对父母说些什么时,他们真的会听。"因此,这种访诊和信任带来了补充早期儿童教育的机会,这在今天是难得一见的。这种早期干预所带来的好处有很多。研究表明,不仅儿童的学业成绩能得到提高,而且健康状况也能得到改善,犯罪活

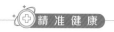

动、少女怀孕和吸毒的发生率得到降低。

正如我所讨论的,儿童的健康与饮食模式密切相关,但另一个关键因素是体育锻炼。广泛的证据表明,大多数儿童没有完成美国联邦指南中建议的每天60分钟的中等到剧烈的体育活动。造成这种情况的原因是多方面的,手机和平板电脑的普及无疑是原因之一,因为它们使得娱乐和个人通信可以在很少或不需要运动的情况下实现。然而,技术也可被有效地用于激励儿童锻炼。

斯坦福大学医学院儿科(心脏病学)副教授希达·蒂尔尼(Seda Tierney)根据自己的经验制定了一项健身计划。在波士顿居住时,她曾定期与一名教练一起锻炼。当她在斯坦福大学工作时,她继续通过视频连线与教练进行一对一的训练课程。这使她产生了一个研究的想法,即让肥胖儿童通过在线视频会议(通过iPad)参加1小时的个人训练,每周3次,为期12周。蒂尔尼说,远程连线教练并进行一对一的锻炼,是为了克服影响儿童现场锻炼的相关阻碍,因为这对父母来说毫无疑问是一种负担,且降低了儿童锻炼的坚持率。发表在《儿科杂志》上的这项远程运动的研究结果令人印象深刻,其坚持率达到85%,明显高于线下提供的运动干预(低至10%),并且改善了肥胖儿童的健康状况,特别是其中血管健康异常的儿童。

她还在一个试点项目中使用了个性化的训练,该项目涉及接受过心脏移植的儿童,这些儿童通常没有参与过运动或体育健身。家长们纷纷写信给她,讲述运动如何进一步改善了他们孩子的生活。其中一些来信如下:

"这是一个很好的项目,我很高兴我的孩子能够参加。"

"这个项目帮助我们的女儿不再害怕运动。"

"我们的孩子增加了自信和耐力。"

"私人教练的榜样作用对我们儿子的思想产生了积极影响。从爸爸妈妈以外的人那里听到锻炼的重要性是很重要的。在家与远程教练一起锻炼,消除了许多障碍。"

"这个项目的模式非常好,改变了我们孩子的生活。"

该研究中的一名儿童写信给蒂尔尼和她的同事,描述了她从参与研究中获得的益处:

在研究期间,大家帮助我变得更强壮,我的耐力得到了增强,让我对我的能力有了信心,敢于从事我想参与的所有运动。我终于有了力量、信心和体能,可以开始做我一直想做的事情,比如加入(并提升水平)一个竞技羽毛球联盟、独自骑自行车去学校、和我的狗一起玩耍,以及在体育课上和朋友们玩轻松的体育游戏。没有您的帮助,我永远无法推动自己去尝试新事物,培养耐力并规律锻炼。我将永远无法做我一直想做的事情。

蒂尔尼说:

我真的相信运动是最好的药物,但此类处方开的少,使用也不足。我们这些儿科心脏病专家仍然没有把运动当作处方,因为我们仍专注于让病人——那些患有复杂心脏疾病的儿童存活下去。我们给病人做手术,确保他们的心脏缺陷得到修复,但我们却经常忽视如何确保他们尽可能健康地进入成人期。锻炼是健康心脏和健康动脉的金钥匙,应尽早将其作为这些儿童的常规护理。

来自基因组测序和数据科学的潜在预防新篇章

虽然营养和运动是影响最深远的预防工具,但在许多情况下需要其他干预措施,特别是涉及基因突变的时候。我们正见证着全面的现代基因组测序技术和数据科学的交融所取得的进步。

以家族性高胆固醇血症(Familial Hypercholesterolemia,FH)为例,全球大约每250人就有1人受其影响。FH涉及低密度脂蛋白受体的基因突变,这种突变降低了回收所谓坏胆固醇的能力。其结果可导致循环中的低密度脂蛋白高达600毫克/分升,比公认健康水平高6倍。在患有FH的人中,患冠心病的风险比没有这种疾病的人高5倍。在美国,估计只有不到10%的FH患者被诊断出来。他们往往是在心脏病发作时才知道自己患有此病,而约有一半的FH患者会并发心脏病。

基因研究已经使识别FH高危人群成为可能,现在有一些药物(PCSK9抑制剂)可以帮助FH患者。但是,面对每年高达15 000美元的治疗费用,FH的确诊对于获得保险报销来说是必要的。

数据科学为帮助识别那些具有最高风险的患者提供了解决方案。强烈建议对高风险患者进行基因检测。斯坦福大学的两名教师尼甘·沙阿(Nigam Shah)和约翰·诺尔斯(John Knowles)与一个患者权益团体FH基金会合作,提出了一种算法,该算法可从已知病例的EHR中学习,以识别有FH风险的个体,然后对它们进行基因测序。在一项验证研究中,当该算法将一名患者标记为可能FH时,10次中有8次是正确的,这比具有95%的假阳性率的简单筛查策略有了明显的进步。几个通常不用于识别FH的变量,如甘油三酯水平,是算法的前20个预测概念之一。

沙阿和诺尔斯描述了这种算法为FH筛查带来的更大的成本效益比:

> 如果FH在心脏病门诊发生的概率为1/70,做遗传咨询和测试的费用为1 000美元,应用筛查标准的时间为15分钟,那么每发现一个病例,我们需要花费大约7万美元进行遗传检测和1 050分钟的诊时。然而,在应用基于EHR的筛查后,被我们的算法标记的人有FH的几率是8/10。因此,发现一个新病例的成本下降到1 429美元的遗传咨询和检测以及21.4分钟的诊时,且极大地提高了卫生系统发现高危患者的能力。

鉴于检测后患病率有如此巨大的变化,由制药公司支付确诊FH的基因测序费用在经济上已然可行。如果能在18岁左右识别出具有该突变的个体,其获益将是巨大的。在20到30年的时间里,使用PCSK9抑制剂,再加上他汀类药物,可能会使这些人在50或60岁之前避免80%到90%的心脏病发作和中风。这是一个精准治疗和预防疾病的教科书式的案例。

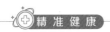

加大创新力度以帮助管理慢性病

虽然本章的大部分内容都是关于预防疾病发生的,但是不幸的是,对于数百万美国人来说,疾病仍是他们日常生活的一部分。在2012年,美国有1.17亿成年人患有慢性病,这几乎是整个成年人口的一半。慢性病的治疗费用可能非常昂贵。凯撒家庭基金会(Kaiser Family Foundation)和彼得森医疗保健中心(Peterson Center on Healthcare)发布的一项研究显示,在2015年,1%的人口承担了23%的医疗支出,5%的人口承担了51%的支出。

协调和管理这些疾病的护理在任何卫生保健提供系统中都是一项挑战。因此,当我们在健康的背景下谈论"预防"时,我们还需要关注如何防止这些慢性疾病的恶化,以及如何帮助确保患有这种疾病的人仍然能够过上积极、丰富多彩的生活。

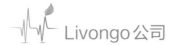Livongo 公司

几项与数字健康相关的创新正显示出展现着令人鼓舞的结果成绩。Livongo是在这一领域运营的一家充满活力的公司,该公司成立于2014年。其创始人兼首席执行官、现任执行主席格兰·图尔曼(Glen Tullman)拥有IT医疗保健背景,但他更希望更多地专注于在医院之外的促进和保持健康上。

图尔曼特别感兴趣的一个领域是治疗慢性病(他的儿子患有1型糖尿病,他的母亲患有2型糖尿病)。他曾对自己的发现感到气馁沮丧:"你可能会认为医疗系统会让人们更容易保持健康。但实际上,我所到之处,我们的医疗系统都在让人们更难保持健康。这就是Livongo公司成立的原因。"

这个公司的名字源于图尔曼和其他人做的一项关于如何让慢性病患者更多地参与到他们的健康中来的早期研究。一个常见的回答是,"实际上,我们不想被提醒我们的健康状况。我们希望减少对健康的关注。我们只想过好自己的生活,而且我们一直在路上忙碌,所以不要给我们提供将我们束缚在医院或医生办公室,甚至在我们自己家中的保健方案"。换句话说,他们想要在旅途奔波中健康生活——因此将公司命名为是"Livongo"。

该公司总裁詹妮弗·施纳德(Jennifer Schneider)患1型糖尿病已有30多年,她说:

实际上,没有人愿意更多地去关注自己的健康。他们不想花更多的时间来保持健康,他们只想活下去。我不想在我的糖尿病上花更多的时间。我醒来后从来不会说,"哦,是的,我今天会花更多的时间来应对糖尿病"。应对糖尿病并不是我每天每分每秒都要做的最重要的事情。我有年幼的孩子,还有一份繁忙的工作。我也有朋友和父母。我想多花点时间在生活上,少花点时间在糖尿病上,这样就能活得更健康。

该公司一直致力于赋予人们权力,而不是简单地把他们当作病人来对待。"人们想要自己做主。"图尔曼说,"他们想过上更好、更健康的生活。因此,我们探索了如何帮助他们做到

这一点,同时也帮助他们更好地管理他们生活中具有挑战性的那部分事情。"

Livongo公司的主要产品是蜂窝链接血糖仪。每当人们使用血糖仪测检查血糖时,Livongo都会收到结果,进行实时分析,并就可以采取的措施提供反馈。如果该公司发现一名用户的血糖处于危险的低水平,那么该用户将会通过他们的血糖仪收到一条即时消息,并被建议可采取何种措施进行干预行动,比如在30分钟内喝下4盎司果汁。

这里存在着20多万种不同的基于美国糖尿病基金会和内分泌协会的临床指南的信息,并由一种独特的人工智能引擎(称为Ai+Ai)驱动。这有助于确保将推动最佳行为的信息传递给每个特定的人,并根据年龄、体重和性别等因素进行定制,更重要的是,根据独特的实时体验和个人历史进行定制。

"我们正在根据身体所讲述的故事以及机体的情况为人们提供实时、可操作可控的反馈。"图尔曼说。施纳德则将该公司的工作描述为"行为精准健康":

> 它围绕着医学科学的交付进行持续不断的动机行为改变。这一点很关键,因为健康在很大程度上是由行为驱动的。我们不断地给人们一些提醒轻推,然后我们衡量他们是否真的坚持到底。我们可以看到他们是否在20分钟内回来查看血糖,以及我们是否真的改变了他们的行为。我们可能不知道他们做了什么,但我们可以看到结果。虽然每个人都知道自己应该锻炼,应该健康饮食,但要做到这一点,有时需要在人们作出决定的时候提出微不足道的建议。而且这不是一次性的推荐建议,而是需要不断地建议推荐、督促和强调那些应该采取的行动。

这种持续监测和实时干预将Livongo公司与传统医疗系统区分开来,在传统医疗系统中,糖尿病患者可能每隔几个月就看一次内分泌科医生。图尔曼在Livongo和OnStar公司之间进行了类比,OnStar公司可以检测汽车是否发生事故,然后发送紧急路边援助,同时还可以直接与乘客交流。"我们这样做是为了你的身体,并试图确保你对待身体就像你对待你的车一样。"

但是,相当于路边紧急援助的情况在医疗上并不总是发生。戴着传统胰岛素泵和血糖监测仪的糖尿病患者,即使在数据显示出现危机时,也不一定会经历医疗干预。

施纳德讲述了一个故事,一天晚上她睡着了,醒来时身边有医护人员,她无法移动或说话。她出现了低血糖并得到了医护人员的及时救助,但收集她血糖数据的连续血糖监测仪(CGM)并没有提供干预。

施纳德也是一名医生,她在斯坦福大学医学院做内科住院医师,并在这里担任主治医生。尽管收集了大量数据,但无论是对她个人还是对她的职业而言,暂时瘫痪的经历给她敲响了警钟。当她见到图尔曼并听到他的愿景时,她更加相信运用患者数据来帮助推动行为改变和改善健康结局的必要性。这就是她最后选择为Livongo工作的原因。

施纳德、图尔曼与Livongo领导团队中的其他人一起,通过在医疗融资领域开辟的新领域,创建了一家成功的企业。传统的商业模式要求雇主为每位员工每月支付保费。Livongo决定走不同的方向。它的客户通常是大型的、拥有自我保险的雇主和医疗服务组织,只有在员工使用该产品时才付费,这创造了雇主喜欢的完美结合。Livongo还将性能指标纳入每种产品、评测衡量用户满意度的评价和临床结局中,并且可降低每位患者的成本。

根据该公司的数据,仅在第一年,每位参与者每月就节省了大约83美元。图尔曼说:"像联邦快递这样的大公司,在有着超过1万名糖尿病患者的地方,这种模式可以带来相当可观的费用开支节约。"除了联邦快递,其他大客户还包括亚马逊、AT&T、花旗集团、达美航空、英特尔、劳氏、微软、百事可乐、SAP和时代华纳。

研究还表明,在使用Livongo产品的个人用户中,患者的临床结果有所改善。一项涉及Livongo的研究评估了超过4 500名用户在14个月内的血糖数据。研究显示,一天中发生低血糖的可能性下降了18%以上,发生高血糖的可能性下降了16%以上。根据施纳德的说法,在2周内发生3次低血糖情况的人会收到一条定制的信息,结果发现低血糖的发生率降低了43%。

图尔曼强调,没有人被强制使用Livongo的产品:

> 这是独一无二的,因为医疗保健模式的很大一部分是强迫人们使用特定的药物或看特定的医生。但我们不相信这些。我们认为,如果你想让任何人改变他们的长期行为,那一定是因为他们自己作出了决定,而不是因为他们被迫作出改变。我们正在让患有慢性病的患者重新掌控自我,并为他们提供信息、工具和支持。以前的情况是,过去是医疗保健占据主动权。而现在,我们正在创造一个由你掌控的未来,你的健康由你说了算。"

Livongo最初的业务人群为糖尿病患者,但目前已经扩展到其他疾病领域,如高血压患者、糖尿病前期人群、体重管理者和行为健康。70%的糖尿病患者至少有一种其他慢性病,如高血压。图尔曼说,要全面治疗患者,像Livongo这样的公司需要解决一系列问题,其最终目标是"让人们更容易保持健康"。

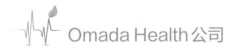

Omada Health公司

总部位于旧金山的Omada Health是另一家在帮助患有慢性病(包括2型糖尿病和高血压)的风险人群方面势头强劲的公司。它自称是一家"数字行为医学公司",并提出旨在改变导致慢性病的习惯的生活方式干预。该公司是获得美国联邦政府疾病控制和预防中心全面认可的最大的糖尿病预防计划提供商。它与美国医学会(American Medical Association)合作开发了有史以来第一个特定于数字的医疗代码(称为"CPT"),用于整个美国医疗保健系统的报告和计费。

Omada公司体现了我在引言中讨论的内容——医疗保健既需要高科技,也需要高高度接触。Omada公司创始人兼首席执行官肖恩·达菲(Sean Duffy)非常欣赏技术的力量,他之前曾在Google的人力分析团队工作,他认识到医疗服务提供者需要经常与他们所服务的人联系:

> 有大量证据表明,患有慢性病或存在慢性病风险因素的人可以通过改变行为来减肥。Omada公司初期的所有证据都是针对高触觉的项目。护理人员会出现并提供支持,以帮助客户考虑他们的生活和需求,并帮助他们设定目标,所有这些都是为了

帮助人们减肥。Omada公司一开始就雄心勃勃,希望利用这个数字时代可用的工具和技术,利用证据库中已知的东西,并在此基础上进行建设。

当个人与Omada公司签约时(通常通过参与的雇主或健康计划),这些工具和技术会立即被采用引入。他们会收到一个预装手机芯片的秤。它不需要任何设置——用户只需插入电池,然后踩上它,数据会自动上传到他或她的帐户。

接下来是高触觉感触部分。个人与基于人口统计的小组配对,每个小组都有一名Omada公司的全职员工做教练。教练开始他们的计时计划,小组成员以相同的速度完成课程。每周都有不同的课程,每个人都可以看到小组中其他人的进步。Omada公司对用户与其教练的联系次数没有限制;联系方式是通过安全的直接消息、应用程序中的聊天功能,必要时还可以进行电话交谈。

达菲谈到Omada公司计划时,将其与其他帮助人们减肥的流行方法进行了对比。第一种方法是通过代餐来控制饮食。"但这并不能帮助人们以健康的方式改变与食物的关系。"他说。第二种方法是少吃。"但做到这一点所需的自律是很难达做到的。"第三种方法是内科/外科治疗。"但对于已经用尽所有其他选择的人来说,这通常是最后的选择。"

达菲说,最好的方法是强调行为方法,因为它们往往是最可持续的。"专注于描绘一种积极的心理学,了解你喜欢的通常被认为是健康的食物,以及如何将更多的食物纳入你的养生之法"。这可以帮助你想要吃更多对你有益的东西,而不是渴望不健康的选择。他承认"这里面有很多细微之处",这也是Omada公司拥有一支行为科学家团队的原因之一,他们与产品团队密切合作,研究如何让Omada公司体验中的每一项功能都尽可能地以证据为基础循证。这包括如何设定目标、如何跟踪食物,以及如何利用社会关系的力量。

Omada公司不计算卡路里,而是要求顾客在吃东西时写一张简短的纸条。食品健康吗?他们是吃得适量还是吃得太多? 达菲说,我们的目标是"建立一种意识和接受度,有时你会吃一些你认为不健康的东西,而且你会吃得过多。你知道你在这么做,但你并不会因此而责怪自己,而是像生活中的起起落落一样随波逐流"。他说,成功就是"当有人告诉我们,'我有一段疯狂的经历。我在杂货店,看着面前的手推车,我发现自己在评判这些即将进入身体里的食物。'"当这种观念成为你的自我认同的一部分,让你试着对健康属性多加考虑,你就赢了。这一飞跃非常微妙,需要一段旅程和一段叙述,以一种非常温和的方式带领人们前进。

达菲表示,尽管利用技术是Omada公司产品的核心,但进步取决于不陷入他所说的单一工具的谬误,即你认为这一点是可行的:

> 一些计算卡路里的应用程序是高质量的产品,但它们还不够。同样,你不能仅仅给某人一个教练,或者一个秤,或者一个很棒的内容体验,或者一个在线社交团体,然后期望他们的健康得到长期改善。

出于这个原因,在设计和构建Omada公司的平台时,Omada公司选择亲自完成所有工作,例如各种组件、食物和活动推荐、指导工具等。他们希望这些仪器能根据用户每个时刻的行为来灵活发挥不同作用。达菲说:"Omada公司的秘诀在于这一切都是我们所建造的,因此我们可以掌控所有设备的布局。"

Omada公司的目标之一是最大限度地减少困扰大多数以健康为重点的项目的问题:人

员流失。达菲说:"我们努力做到这一点,最便捷的途径就是将人员留在公司。我们希望那些犹豫不决的人认为,'我签约是因为它的确很好,而且我已经作出了承诺,对于工作我会很投入,我会坚持下去'。这样就可以产生很好的效果。"

尽管 Omada 公司已经取得了很大的成就——与 500 多位用户合作。但达菲认为:"我们只是刚刚开始。"他指出美国有 8 400 万糖尿病前期患者,Omada 公司受到关注的事实表明,美国在预防慢性病方面做得有多差。他们希望通过帮助改变这个国家处理慢性病的方式来改变这一点。

 ## 沃尔玛的预防措施

沃尔玛在世界 500 强排行榜中名列第一,其 2017 年的收入是当时美国第二大公司埃克森美孚(Exxon Mobil)的 2 倍多。沃尔玛雇佣了 150 多万名员工,一项研究估计,2016 年在沃尔玛购物的美国消费者占比为 95%(包含线上和线下门店)。该公司在美国商业版图上的巨大影响力使其成为能够影响美国健康的最强大的平台。这种巨大影响力的一个典型例子就是该公司为客户和员工提供的预防性健康筛查。

从 2014 年开始,沃尔玛在其门店举办季度健康活动,人们可以在那里免费检测血压、胆固醇和血糖水平,接受流感疫苗注射和视力检查。截至 2018 年秋天,沃尔玛已经在全国范围内为人们进行了超过 250 万次的筛查。许多沃尔玛的门店也有专注于健康的售货亭,顾客可以在那里获得关于自身健康的个性化信息。据估计,目前沃尔玛进行的血压测量比其他任何组织都多。据负责沃尔玛健康和健康转型业务的亚历克斯·赫尔德(Alex Hurd)说:"有很多顾客在接受检查后立即被送往当地的急诊室的例子。他们至今仍然还能够拥有健康的身体,是因为他们能够在疾病严重恶化之前发现问题。"

沃尔玛也进入了数字健康领域,正如管理沃尔玛员工健康和福祉工作的大卫·霍克(David Hoke)所解释的那样:

> 我们相信大多数决定是由情感驱动且理性的。这些决定和行为也会有意识或无意识地受到社会影响。这种社会影响对我们相关的个人效果最强。人与人之间的影响建立了自信和自我效能感,从而带来持续的变革努力。为了将这种社会影响力的方式变得更加生动可行,我们强调了点对点讲故事。我们通过放大和颂扬真实的同行故事,用灵感和渴望来激励和推动变革。

该公司推出了一款名为 ZP 的应用程序,任何人,即无论是否是沃尔玛员工都可以参加为期 21 天的挑战赛,挑战赛分为 4 个不同类别的项目(食品、健身、家庭、金钱)。每次用户完成其中一项挑战,他或她就可以参加提供现金奖励的抽奖式活动。但是首先用户必须回答以下问题:"如果你可以激励另一个人过上更好的生活,你希望是谁,为什么?"每 6 个月评审一次参赛作品,并颁发 23 个奖项,奖金从 5 000 美元到 25 000 美元不等。每个"冠军"的故事都在沃尔玛广为宣传,并通过社交媒体传播。

霍克说,ZP 挑战的重点是今天比昨天作出了更好的选择:

根据福格(B. J. Fogg)的工作可知,任何改变,无论多小都很重要。稳步前进会带来巨大的成果。我们关注从事改变和建立自我效能的过程。我们的目标之一就是把心态从随意的终点线转移到关注改变行为的过程上。成功不是通过完成的挑战数量来表示或计算的,而是关注于一个人如何能够真正作出任何小的改变。通过关注改变的过程而不是结果,个体建立了对自己的信任,并增强了自我效能感。其目的是帮助沃尔玛的同事、朋友和家人在持久的进步中相互支持,而不是创造短期的赢家和输家。

这个方法似乎很有效。ZP挑战赛已经收到了超过200万份的参赛作品,参赛者的自我报告有了显著变化:

95% 报告运动量增加。

75% 报告人际关系的改善和家庭时间的增加。

68% 报告财务储蓄增加。

在体重方面也有显著的改善。近80%的人报告减掉了20磅以上,58%的人报告减掉了23千克以上,20%的人报告减掉了46千克以上。

当被问及为什么他认为这个项目如此有效时,霍克强调了同行的影响力和不带偏见的方法:

> 我觉得人们渴望建立联系,但是同时人们心中的羞耻和内疚也被大大地低估了。人们想要变得更好,但他们不想让专家从一开始就指导他们如何去做。当你试图改变某件事时你可能会觉得有点尴尬,你甚至不知道该问什么问题,所以你不想去找这方面的专家。你会想自己弄清楚一些问题,这样就能提高自我效能感,然后你就可以和其他像你一样的人交谈了。
>
> 你意识到你并不是孤军奋战,而且你会感觉到自己与他人之间有了前从未有过的关联。一旦你开始有所进展,你就会愿意再多尝试一步,这就是我们一次又一次看到的。有一种许可的元素,我们认为它几乎像教堂一样没有评判,没有罪恶,没有羞耻。我们的想法是"我们同在"。所以这里面有一种人文主义,这是当今许多临床干预中所缺乏的,这意味着拉近人们之间的距离,让他们自由地做自己,知道失败是可以接受的。

斯坦福的预防举措

精确健康的主要目标是精确地针对每个人的护理和治疗。正如詹妮弗·施纳德所说,有些人希望减少对健康的投入,有些人则希望投入更多。有很多方法可以实现这一目标,比如使用数字化健康工具,但也可以通过基础医疗等一般方式实现。在斯坦福,我们构建了基础医疗系统,通过提供可行的信息来推动人们参与健康项目。

几年前,我们开始重新思考基础医疗系统应该如何发挥作用,作为这个过程的一部分,我们采访了日常消费者。许多消费者表示,他们的医疗体验包括每年看一次医生,每次15分钟。他们说,自己想要的是与他们的医疗团队保持持续的信任关系。这意味着持续的沟通,以及持续获取为他们自身定制的信息。我们认为这是一个机会——可以及早干预,帮助预防一些下游疾病的发病率。

为此,我们的基础医疗团队设计了基础医疗2.0——这是一个更加以团队为基础的项目(利用营养学家、行为健康专家、临床药师和理疗师的知识),将时间分配给远程健康和数字健康。我们发现这能促进病人之间的信任关系,加深我们与病人之间的联系。

其中一个基础医疗举措叫作ClickWell。它基于这样一个想法,即一部分患者的患病风险非常低,并且他们主要感兴趣的是交易性医疗保健。他们希望能够及时获得医疗服务,以及可能通过电话或视频(甚至可能通过电子邮件或短信)获得无缝衔接的、简单的服务。

我们出乎意料地发现,在使用ClickWell的患者中,约有一半希望亲自见到医生,这是一种纵向关系,尽管他们也很感激能有机会接触"虚拟"专家,比如健康教练和营养学家。Click-Well已经融入了我们所有的诊所,这有助于推动人们对疾病预防至关重要的参与。

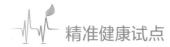

精准健康试点

2018年,斯坦福基础医疗部进行了一个名为Humanwide的试点研究。"精准健康在一般基础医疗环境中的临床实施,旨在识别癌症前期和心血管疾病前期和早期状态的高危患者,以进行有针对性的、具有成本效益的治疗和干预",斯坦福大学基础医疗和人口健康部一般基础医疗主任梅根·马霍尼(Megan Mahoney)负责监督该试点研究。"我们开始了一个为期9个月的设计及思考过程,评估患者和提供者对综合数据的需求,以及技术和遗传学数据介导医疗的可能用例。"

从2018年1月到7月,研究共招募了50名患者,包括不同年龄、种族、性别和医疗复杂程度的患者。每位患者分享自己的健康目标、疾病风险的遗传评估和药物相互作用等信息,这些信息可以用来为他们定制一个护理计划。我们给患者提供了血压计、血糖计、计步器和体重秤,以便持续监测(所有的设备都启用了蓝牙,这样数据就会上传到他们的EHR中)。病人都接受了健康教练的指导,这意味着我们可以超越传统的医患关系,与他们进行互动。

我们发现这个具有新颖性和潜力性的试点研究对病人来说极具吸引力,表明了Humanwide在未来以病人为中心的精确护理的作用。Humanwide帮助我们发展了与病人之间的信任关系,我们正在摆脱传统的只有在出现问题时才与他们沟通的"病人"模式。相反,我们一年365天都在与之互动。我们不会一开始就提出诊断和建议,如你的糖化血红蛋白和血糖很高,我认为你应该使用胰岛素。我们会问这样的问题:"你的目标是什么? 你对糖尿病的理解是什么? 它是如何影响你的生活的?"我们发现,当医疗计划是根据患者的需要设计的时候,患者的参与度更高。

特蕾莎(Theresa)是一名60多岁的女性的化名,她参与了Humanwide试验项目。作为一名多年的国际业务主管,她在世界各地帮助她的雇主完成交易。她说:"由于太多的工作、太频繁的出差、缺乏足够的睡眠以及随意的饮食,我的身体健康管理做得非常差。"此外她还有心脏病和糖尿病的家族病史。

最终她的家族病史和生活方式将她击垮,她出现了心力衰竭。因此2013年她不得不停止工作,并于第二年接受了心脏移植手术(她的医生怀疑她已经有过几次心脏病发作,但没有引起注意)。移植手术后虽然有所好转,但特蕾莎说:"由于术后感染多次,所以我在近1年后才感觉身体健康水平恢复了一半。"

后来她仍然无法重返全职工作,特蕾莎在她的基础医疗医生、斯坦福大学医学临床助理教授玛西·林恩·莱文(Marcie Lynn Levine)的推荐下,于2018年秋天参加了Humanwide试验项目,她做了几个DNA测试以确定她是否对某种特定药物有遗传抗性。

作为项目的一部分,她还定期与健康教练见面,教练鼓励她多吃纤维和蔬菜。健康教练同时也在精神上安慰了她。教练说:"她比我更成熟,她告诉我,别担心,每个人都有这样的问题。"由于饮食的改变和教练的鼓励,她的血脂检测显示胆固醇和低密度脂蛋白胆固醇大约降低了40%——这一发展大大降低了她发生进一步心脏事件的风险。

特蕾莎说她一定会向其他人推荐Humanwide。因为它将帮助人们提前预防疾病,而不是等到疾病发展到需要治疗的时候。她指出她自己的经历证明了这个项目的价值:

我的注意力都集中在工作而不是健康上。如果我能更加关注我的健康和预防疾病,那么可能我现在还在正常工作。为了让人们能够充分发挥自己的能力,他们需要保持健康。恰恰这个项目能实现这一点。

*　*　*

世界各地慢性病的流行加上治疗这些病人的费用,突显了重新关注预防的必要性。本章展示了改变那些不是直接导致慢性病的行为所面临的挑战。但重要的是要记住,行为可以向好的方向改变。

在美国,吸烟曾经非常普遍(以至于医生成为了香烟广告的主角)。1964年,美国医学协会首次强调吸烟对健康的危害,美国卫生部长发布了一份关于吸烟与肺癌之间关系的报告——42%的美国成年人吸烟,而今只有15%了。这要向一系列重点是防止与烟草有关的健康风险的公共和私人倡议致敬。

这场战斗还远未结束,但它表明了一切皆有可能。随着基因组学和微生物组学等领域新知识以及人工智能等新工具的出现,有新的机会来推进更精确的预防形式。抓住这些机会对于推进精准健康的愿景至关重要。

(翻译:殷实)

第7章　用更精准的医学疗法治愈疾病

在过去的一个世纪中,医学的不断突破为全世界人类带来了极大的好处——延长预期寿命、提高生活质量。但是,仍然有上千种疾病还未确定治愈方法。杜克大学医学院教授唐纳德·罗(Donald Lo)指出,虽然美国食品和药物管理局(FDA)批准的药物已经解决了约400个分子靶标,但这只是人类基因组中约2万个基因的一小部分。

正如我在第3章中强调的一样,寻求医学治疗往往非常复杂且成本高昂。药物是医学治疗的基础,但我在本章中介绍的其他形式的医学研究,也有助于减轻病人痛苦和改善患者健康。尽管我们在医学治疗上寻求突破进展的可能性很大,但在世界各地的实验室中,这些重要的试验也可能伴随着错误每天都在发生。突破是持续存在的,各行各业中都有着欣欣向荣的发展。本章所介绍的方法和进展让我认为治愈性疗法的未来一片光明。

治愈的障碍——克服它们

对人类生物学及疾病治愈方法的有限理解,是我们在生物医学研究和治疗领域取得缓慢进展的根本障碍之一,且具有深远的影响。神经系统疾病是世界上导致残疾的首要因素,也是造成死亡的第二大原因,但大多数神经系统疾病都缺乏有效的治疗方法。

斯坦福大学研究小组在2017年的报告"引领生物医学革命"中强调了知识的差距:

> 还原论分子学说对单个或少量生物分子的结构和动力学提出了独到的见解。尽管在宏观尺度上,我们对器官系统的健康状况有合理的解释,但在简单的分子相互作用和全身器官功能障碍之间存在着一个"知识真空",这使疾病难以理解、诊断和治疗。

> 事实上,制药行业一直对药物的临床失败而感到沮丧,因为从所有临床前措施来看,这些药物本应达到目标。总而言之,我们根本没有充分了解人类的生物学特征及不同特征之间的相互关联,无法就疾病的干预作出准确的抉择。

解决"知识真空"是一项持续的挑战,必须通过关注基础性的研究来解决,这也正是第4章的主题。

随着这项研究的推进,斯坦福大学还一直在发展合作伙伴,我们相信这将有助于改善人类健康。其中一步是2013年成立了一个名为ChEM-H("Ch"代表化学,"E"代表工程,"M"代表医学,"H"代表为了人类健康)的跨学科研究所。该研究所的目标是汇集斯坦福大学基础生物学、临床医学、物理科学和工程学领域最卓越的人才,从化学层面了解生命,然后应用这些知识造福于人。

ChEM-H从化学层面出发,加深我们对人类生物学的理解。ChEM-H还专注于培训科学家,使他们能够在化学和生物学的交叉领域开展工作,以便他们能够像工程师一样思考、识别和应对医学挑战。查坦·霍斯拉(Chaitan Khosla)是ChEM-H的联合主任,也是斯坦福大学工程学院教授及化学教授。他解释说:

> 在过去20到25年中,出现了一类自称为分子工程师的人。他们完成了机械工程师可能对汽车所做的一切,或者电气工程师可能对电力系统设备所做的一切,并且都是在分子和分子组装的水平上实现的。他们调整将分子整合在一起的分子键或者让分子"做运动",使之具有宏观特性。我们希望在ChEM-H的项目中培育出这样的工程师。

ChEM-H特别注重招聘具有跨学科背景的教授。早期招募的卡罗琳·贝尔托齐(Carolyn Bertozzi),作为世界领先的化学生物学家之一,现与霍斯拉一起担任ChEM-H的联合主任。她将想要招聘的人描述为"能够同时与生物学家、化学家、工程师和临床医生交谈的人。部分人将从事医学研究工作。他们将成为医学博士,在诊所与患者面对面交流,助力我们发现亟需解决的关键问题"。

这些人将帮助贝尔托齐建设所设想的"世界级知识中心"。该中心在药物化学、代谢化学领域对药物开发过程中的核心问题进行研究,这在学术医学中心很少见。

促进药物开发是ChEM-H中一个名为创新药物联盟(AIM)的核心项目。该项目始于2017年,是斯坦福大学和世界上历史悠久、规模庞大的制药商之一的武田制药之间的合作。AIM的目的是帮助实验室成果快速转化为治疗人类疾病的方法。该合作旨在弥补研究人员的发现与制药公司开始探索这一发现的潜力之间的巨大延迟。"生物学家和化学家知道的是,他们的工业同行通常不知道,反之亦然。"霍斯拉说,"这导致许多发现从未被转化。AIM旨在让两个团队真正地作为一个团队轻松愉快地合作。"

AIM领导层每年接受1到2次来自斯坦福大学教师的想法,然后由4名斯坦福大学教师和4名武田高级管理人员组成的委员会审查;通常会有30到40项提案被提交。委员会选出10项提案,寻找最有可能产生医学影响的项目。最终会选择3到5个项目,每个项目都有2名专门的项目经理(1名来自斯坦福,1名来自武田)制定为期12至36个月的时间表以实现项目的成功。

AIM的首批项目之一为一种潜在的淋巴瘤治疗方法,由斯坦福大学医学系教授肖莉莎·列维(Shoshana Levy)的团队研发。她发现了一种抗体,在保留正常细胞的同时可以杀死取自人类淋巴瘤标本的肿瘤细胞。其工作需求是一个能够让她承担与研究抗体治疗效果相关的风险的系统,因此与武田公司的合作十分契合。截至2019年春季,她通过双周跨海岸电话会议与武田公司的科学家定期联系,公司正在为大规模生产抗体做准备,旨在进行临床前安全性和有效性研究。

尽管ChEM-H所采用的方法都主要适用于疾病的治疗和治愈,但它们也能在预测和预防方面提供帮助。

一种更精确的癌症治疗方法：免疫治疗

第一个与癌症相似的疾病记录证据可以追溯到公元前2500年，但癌症作为人类的主要死因是一个相对较新的现象。正如悉达多·穆克吉（Siddhartha Mukherjee）在他有关癌症的巨著《疾病之王》中指出的那样，"在大多数古代社会中，人们的寿命不足以患上癌症"。这是一种随着年龄的增长而出现的疾病，然而多种其他因素会导致更早的死亡。在20世纪初，当美国人的预期寿命只有47岁时，癌症只是美国第七大死因。前3位分别是肺结核、肺炎和腹泻。

但随着美国人的预期寿命增加，以及检测癌症能力的提高，癌症发病率开始上升。到了20世纪40年代，它已成为美国第二大死亡原因。随着致死率的上升，用于寻找癌症治疗的资源不断投入。这些资源一直占用着世界最顶端的研究人员和研究机构数十载。但治愈，甚至是有效的治疗方法一直都没有找到。作者克利夫顿·里夫（Clifton Leaf）在《小剂量的真相：为什么我们在癌症战争中失败以及如何赢得这场战争》一书中写道："美国40年来在癌症研究方面的投资，包括纳税人支出、私人研发和捐赠方面累计超过3 000亿美元（通货膨胀调整后），但都没有降低癌症飙升的发病率。"里夫的书于2013年出版。在其间的几年里，癌症的精准治疗取得了一些显著的进步，患者甚至能被治愈。19世纪的一位外科医生对癌症的描述——"万病之王"——在今天仍然适用。

大多数癌症治疗的特征是缺乏精确度。手术是通过切除整个身体部位（如乳房）来移除一个小肿瘤；放射治疗的范围远比肿瘤本身大得多；化疗药物无法区分健康细胞和癌细胞。不精确治疗的副作用通常是身体毁灭的开端。

研究人员通过一种特殊的技术来寻求更高的精确度：免疫疗法，即通过患者的免疫系统来对抗癌症。19世纪后期，纽约一名医生威廉·科莱（William Coley）首次尝试了这种方法。尽管它被证明是有效的，但由于当时人们的兴趣在放射治疗上，免疫疗法并没有在医学界获得太多关注。

20世纪50年代，人们对免疫疗法的兴趣重新燃起，部分原因是由于科莱的女儿建立了一个名为癌症研究所的研究机构，该机构致力于探索免疫疗法。多年来，由于斯坦福大学教授亨利·卡普兰（Henry Kaplan）发明了一项突破性的放射治疗技术，使得放射肿瘤学更为流行。他首创了使用直线加速器来靶向肿瘤细胞，用于一种特殊疾病——霍奇金病的治疗，而不会扩散到身体的其他部位。

"代替调整疾病去适应药物。"穆克吉写道，"卡普兰学会了调整药物来适应正确的疾病"。卡普兰的创新在与霍奇金病的战斗中取得了极大的进展。"在他刚开始工作的1950年，霍奇金病被认为是一种绝症，"卡普兰的传记作者夏洛特·雅各布斯（Charlotte Jacobs）说，"今天，几乎90%的霍奇金病患者得以幸存，这在很大程度上归功于他的贡献。"雅各布斯还指出了卡普兰对癌症研究的影响：

> 他不仅参与发明了西半球第一台医用直线加速器，还制定了其使用标准。他组建

了一个多学科专家组来治疗癌症——这是当今大多数癌症中心使用的模式。他和肿瘤学家索尔·罗森伯格(Saul Rosenberg)共同开创了现代临床试验的时代。他的影响超越了霍奇金病带来的影响,他革新了癌症的治疗方式。

斯坦福大学儿科(血液学/肿瘤学)和内科教授克里斯汀·麦考尔(Crystal Mackall)提到,几十年来,卡普兰和其他人的工作推动了放射治疗的普及,但2010年出现了一个转折点。有报道称免疫疗法使淋巴瘤和白血病等疾病患者受益。她说:

> 突然之间,免疫疗法成为了现实。在过去10年中,它一直在癌症治疗上取得最令人印象深刻的成果。我预计它将在未来10年主导新疗法的格局。

2016年和2017年,美国临床肿瘤学会将免疫疗法誉为抗癌斗争中取得最大进展的研究领域,这正说明免疫疗法的潜力令人兴奋。2018年10月,两位癌症免疫疗法先驱詹姆斯·阿利森(James Allison)和本庶佑(Tasuku Honjo)因发现了一种称为检查点抑制的高效免疫疗法而共享了诺贝尔奖。

美国前总统吉米·卡特(Jimmy Carter)就是用免疫疗法治疗的一个著名例子。2015年8月,他宣称自己的大脑和肝脏被诊断出患有转移性黑色素瘤——在这种情况下,预期寿命通常约为3个月。他接受了手术、放疗和一种名为派姆单抗(pembrolizumab)的检查点抑制剂治疗。4个月后,他发出了惊人的声明:"我最近的MRI脑部扫描没有发现任何原始癌症斑点的迹象,也没有发现任何新的迹象。"在卡特摆脱癌症上,免疫检查点抑制剂的治疗被广泛认为发挥了重要作用。

2017年8月,美国食品和药物管理局(FDA)宣布批准在美国使用第一种基因疗法,这让人们对免疫疗法的未来充满乐观。该疗法名为Kymriah(tisagenlecleucel),是一种转基因自体T细胞免疫疗法,适用于某些患有急性淋巴细胞白血病的儿童和成年患者。

在宣布批准时,当时的FDA局长斯科特·戈特利布(Scott Gottlieb)医学博士说:"我们正在进入医疗创新的新领域,能够重新编程病人自己的细胞来攻击致命的癌症。基因和细胞疗法等新技术具有改变医学的潜力,并为我们治疗甚至治愈许多顽固性疾病创造了一个转折点。"引人注目的是,现在癌症免疫治疗药物估计占整个肿瘤药物市场的近一半——这是一个令人鼓舞的指标,表明精确度正在成为癌症治疗的标志。

如上所述,免疫疗法涉及使用一个人的免疫系统作为对抗癌症等疾病的武器。在基于细胞的免疫疗法中,第一步是从接受治疗的患者身上提取一组T细胞。然后,这些免疫的基础细胞被带到实验室,在那里添加一种失能病毒(称为载体)——这个过程需要2到4个星期,并赋予细胞及其后代新基因。然后使新细胞生长并注射到患者体内。新细胞也会繁殖,因此所有子细胞也都具有该基因,并且它们永远存在。如果基因工程正确,那么该基因会在T细胞表面表达一种独特的受体,该受体使T细胞能够识别癌性肿瘤。麦考尔将其比喻为一种能让猎犬寻到的特殊气味:

> 嵌合抗原受体(CAR)使用抗体的一部分,并使用正常T细胞中存在的信号结构域。当你在T细胞上表达它后,每当它找到抗体识别的靶细胞,T细胞就会射击并杀死靶细胞。所以这是一种全新的医疗方式。患者正在驱使他们自己的免疫系统来执行

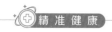

命令。

这种改造T细胞攻击肿瘤的能力具有革命性意义。麦考尔指出,当一组患有急性B淋巴细胞白血病的儿童接受这种治疗时,在对所有其他治疗模式表现出抗性后,其中70%到90%的儿童仅在一次Car-T治疗后就有完全反应。她现在正在监督下一代Car-T细胞的临床试验,被编程的T细胞为能对2个不同的目标(CD19和/或CD22)作出反应,以试图克服对这种新疗法产生耐药性的最常见原因。

麦考尔说自己"绝对相信"免疫疗法在白血病、淋巴瘤、脑癌以及其他极难治疗的领域变得越来越有效。"它确实改变了游戏规则,"她说,"它带来了一种新的乐观情绪,即细胞疗法有望成为一个全新的医学领域。"

另一位斯坦福大学教授罗纳德·利维(Ronald Levy)正在探索不同的方法来调动免疫系统来对抗癌症。其中一种方法是将抗体(唤醒免疫系统)直接注射到体内肿瘤的一个部位,以触发对癌症的免疫攻击,无论癌症在身体的任何位置(这被称为"原位疫苗接种")。

他还与斯坦福大学化学系的同事合作,为每位患者肿瘤的独特遗传特征提供RNA编码,再次触发针对癌症的免疫反应。在第3种方法中,他计划用CAR-T基因取代CAR-T细胞。希望这样做,能免除从患者体内提取细胞然后在实验室中对其进行工程化的过程。他希望这种方法具有"现成性",让整个过程发生在患者体内。这将扩大适用范围,降低成本并提高安全性。

与遗传病作斗争

人们对免疫疗法潜力的兴奋,与基因组图谱的解锁所引发的热情相匹配。一个例子是关于基因异常引起的疾病的思考革命。这些异常现象已经被发现很多年,但正如斯坦福大学的约翰·迪(John Day)所指出的那样:"人们不能操纵它们,也不能管理或治疗它们,所以它们被忽视了。"迪说,他们的态度是"诊断和再见"。

但从20世纪80年代末开始,一直持续到20世纪90年代和21世纪初,神经肌肉疾病的基因靶点激增。因此,我们有可能识别出数百种导致肌肉萎缩和神经损伤的不同基因,以及数十种导致运动神经元损伤的基因。迪说:"这确实提高了我们对这些不同疾病的认识。"

攻克脊髓性肌萎缩症取得进展

在过去30年里,神经肌肉领域的神经学家已经确定了导致数百种不同神经和肌肉疾病的潜在基因突变,现在所有这些疾病都可以通过出生时的简单血液测试来确定。然而,由于没有治疗方法,这些情况并不是传统新生儿筛查测试的一部分。因此,婴儿直到出现疾病迹象才进行检测,这可能是在他们出生几个月后,或者在不再可能逆转这种情况之后的某个时间点。

在脊髓性肌萎缩症(SMA)的病例中,遗传缺陷导致所有肌肉的进行性恶化,从而损害吞咽、头部控制、肢体运动和呼吸。80%患有最常见的SMA(SMA-1)的儿童在出生时看起来正常,但会在1周岁前死亡。尽管前景黯淡,但研究人员意识到,基因诊断测试的确定性和可用性以及所有SMA-1婴儿的高度可预测的预后,为验证正在开发的治疗遗传疾病的方法提供了难得的机会。

普通人群中每40人中就有1人是SMA携带者。这是一种隐性疾病,这意味着当父母双方都是携带者(他们都没有症状,因此没有迹象表明他们的携带者状态)时,4个孩子中的1个会患上这种疾病。

参与SMA的主要基因(*SMN1*)通常存在于5号染色体上。每个人都有2个5号染色体的拷贝,每个亲本1个,如果两个拷贝都缺少*SMN1*,个体将不可避免地患上SMA。这种情况与所有隐性疾病类似,但与这些疾病的患者不同,每1位SMA患者都携带1个备用基因*SMN2*,该基因可以产生相同的蛋白质。然而,*SMN2*的每1个拷贝在遗传密码中都有1个单碱基缺陷,这使它与*SMN1*不同,使其无法正常工作;*SMN2*产生的SMN蛋白只是*SMN1*每个拷贝产生的SMN蛋白的一小部分,不足以保护在生命早期死亡的运动神经细胞。

所有SMA-1患者都有相同的基因图谱——没有*SMN1*的拷贝和2个*SMN2*的拷贝,这2个拷贝都包含相同的单碱基缺陷。虽然有许多隐性遗传疾病患者缺失特定基因,但通常每个患者都携带该特定基因的不同突变,这使得基因校正很难进行,因为具有完全相同的特定突变的患者数量非常少。所有SMA-1患者都携带具有相同基因缺陷的*SMN2*基因,这为证明基因校正方法的有效性提供了难得的机会。

2013年5月第一名婴儿在斯坦福大学接受治疗。这名婴儿名叫佐伊(Zoe),是她的父母约翰·哈廷(John Harting)和伊莉莎·哈廷(Eliza Harting)的第一个孩子,他们住在加利福尼亚州的埃尔格拉纳达。佐伊出生时是一个漂亮、健康的婴儿,但是后来她的发育速度远不如她的表妹,尽管两人出生的时间只相差1周。正如约翰告诉《水星新闻》的那样,"她的表姐非常机灵,扭动着身子,推着东西走。佐伊不会做这些事。她非常安静"。

当佐伊3个月大时,她通过基因测试确诊为SMA。约翰和伊莉莎被告知,这种疾病将导致佐伊的移动、进食和呼吸能力不断下降,她很可能会在2岁生日之前死亡。确诊大约3个月后,佐伊的儿科医生见到了来自斯坦福的约翰·迪(John Day)并得知,他即将启动一项临床试验,涉及治疗SMA-1的第一种药物SMNRx。

迪向约翰和伊莉莎解释了药物的作用,同时也告诉他们,药物的效果还不确定。他们同意让佐伊参加试验,她成为第一个接受这种药物治疗的婴儿,SMNRx现在被商业化地开发成Nusinesen(Spinraza)。Nusinesen是一种反义寡核苷酸,它与*SMN2*基因特异性结合,从而增加全长SMN蛋白的生产。

即使注射了Nusinesen,接下来的18个月对佐伊仍然是具有挑战性的,因为她反复感染肺炎。但她最终获得了巨大的收益,在她1岁生日的时候,"她做了一些SMA孩子们从未做过的事情,"迪说。在没有治疗的情况下,SMA儿童总是逐渐变得越来越虚弱,但佐伊的肌肉不断增强,帮助她更有力地呼吸和吞咽,并降低了她患肺炎的倾向。虽然有些肌肉已经太虚弱而对Nusinesen没有反应,但总体而言,她的肌肉力量继续增强壮,到了3岁半的时候,她已经可以自己直立坐着,也可以在手动轮椅上推动自己。另一个里程碑的进步发生在2018年8月:她能够上幼儿园了。

佐伊的父亲约翰提到她喜欢闲逛和看《海绵宝宝》动画片,他说:"佐伊和大人在一起的时间太长了,所以她喜欢和其他孩子在一起。"佐伊现在每4个月注射一次 Nusinesen。她没有完全被治愈,但她正在以一种几年前难以想象的方式茁壮成长。这个临床试验展示了对遗传病研究的价值,以及对受疾病影响患者每个细胞中的特定基因进行修正的可能性。

在进行佐伊的试验的同时,迪参与了一项关于 Nusinesen 的临床三期研究。它始于2015年底,到了第二年夏天就停止了,因为试验结果令人瞩目,具有重大的科学价值。"这些数据是我参与过的所有研究中最清晰的,"迪说。

美国食品和药物管理局(FDA)在2016年12月批准了该药物,就在试验结果提交审查的2个月后,这是首次批准治疗 SMA 或任何神经退行性疾病的药物。在接下来的24个月里,美国有2 000多名患者接受了治疗,世界各地的6 000名患者也接受了治疗。但正如迪指出的那样,这种药物的有效性取决于在婴儿的肌肉衰弱之前对他们进行早期治疗,因此新生儿筛查和检测是至关重要的。

当被问及纠正遗传病的前景时,迪很积极,但同时也意识到了挑战:

我认为我们不能天真地认为所有基因定义的疾病现在都是可以治疗的。我们将不得不细化目标并改进单独纠正每个目标的方法。然而,知道这些方法在一种疾病上取得了巨大成功,解决了我们之前对治疗可能性的许多问题和担忧,并使我们所有在该领域工作的人对现在可以开发基因修饰疗法充满信心和乐观,这将穿透并纠正患有这些破坏性遗传疾病的患者的大脑和身体中的细胞。

 ## 肌萎缩侧索硬化症的治疗

治疗 SMA 的进展有助于揭示治疗类似疾病的新见解:肌萎缩侧索硬化症(ALS)——也称为卢格里克病,以1939年被诊断出患有该病并于2年后去世的名人堂棒球运动员命名。ALS 每年在美国导致约6 000人死亡,它是一种神经退行性疾病,会导致肌肉侵蚀并干扰大脑与身体其他部位之间的交流。

SMA 研究人员取得的突破之一是创造了一种可以通过靶向中枢神经系统使治疗神经和神经肌肉疾病成为可能的反义寡核苷酸(ASO)。这为 ASL 研究人员提供了某种模板,斯坦福大学医学基础科学教授和遗传学教授亚伦·吉特勒(Aaron Gitler)说道。"SMA 的突破证明,一旦弄清了疾病的机制,就可以为其设计精准疗法。"对于 SMA,患者的 *SMN1* 基因功能失调,方法是使用 ASO 来防止备用 *SMN2* 基因被降解。对于 ALS,ASO 也可用于靶向和降解导致某些形式的有害突变基因。

ALS 没有治愈方法,对抗它的进展也一直停滞不前。2017年,美国食品和药物管理局(FDA)批准了一种新的 ALS 疗法,这是自1995年以来的首次批准。但一路走来也有发现。例如,2010年,吉特勒和他的同事第一次发现了 ALS 与一种名为 *ataxin-2* 的基因突变之间的联系。由于 *ataxin-2* 的突变增加了 ALS 的风险,似乎使 ataxin 蛋白质更加丰富,吉特勒和他的团队提出,针对 *ataxin-2* 开发例如 ASO 的治疗方法可能是大多数 ALS 病例的有效治疗策略;2017年,他们在 ALS 小鼠模型中证明了这种方法的有效性。

　　吉特勒及其同事于2018年3月在《自然遗传学》杂志上发表了另一项研究,重点研究了异常蛋白质在ALS中的作用,从而实现了更新的进展。

　　ALS最常见的遗传原因是*C9orf72*基因突变。吉特勒说:"在这个基因中,有一段DNA,其中6个碱基被重复数次。通常,这会连续重复2到5次,但它可以扩展到几百或几千次。这6个碱基重复的大规模扩展导致了很大一部分ALS的发生主要是通过几种潜在机制,包括一种涉及刺激有害蛋白质产生的奇怪机制。"

　　吉特勒和他的斯坦福大学同事迈克尔·巴西克(Michael Bassik)探索了为什么这些蛋白质会干扰健康的神经元,以及其他基因是否会影响蛋白质与大脑的相互作用。他们使用CRISPR-Cas9基因编辑技术来选择有助于神经元对抗有害蛋白质的基因。这一过程使他们能够精确定位一些保护细胞免受有害蛋白质伤害的基因。吉特勒说,这些知识将使他们能够更好地了解疾病过程,并设计新的基于基因的疗法来保护神经元免受ALS中积累的有害蛋白的影响。

　　这是CRISPR技术首次被用于促进对神经退行性疾病的了解。"我认为我们真的进入了一个新的转化阶段。"吉特勒说,"感谢实验室的这些发现,在接下来的5年中,我们将开始看到这些疗法靶向的其他神经退行性疾病基因,并且这可能会使我们对其他神经系统疾病了解得更多,例如亨廷顿氏症、帕金森氏症和阿尔茨海默病。"

利用基因治疗和基因编辑治疗疾病

　　SMA和ALS是约7 000种被归类为"罕见"的疾病中的2种。但"罕见"是一个相对术语。这些疾病在大约3 000万美国人和全世界3.5亿人中存在。罕见病大约有一半发生在儿童中,其中约三分之一的儿童在出生后的5年内死亡。

　　高死亡率的部分原因是绝大多数罕见病缺乏美国食品和药物管理局(FDA)批准的治疗药物。斯坦福大学的教授们正是在这种黯淡的背景下进行研究的,他们专注于治疗疾病,并通过工程化细胞来治疗疾病,甚至通过编辑DNA来修复异常基因。

　　传统上,这项工作的大部分都属于基因治疗领域,涉及在分子水平上治疗遗传疾病。基因治疗的新前沿是基因组编辑。从最简单的意义上说,它从基因组层面去除有缺陷的DNA片段。每个编辑对每个人都是独一无二的,突变的基因被转化为不会引起疾病的基因。

　　斯坦福大学儿科学教授马修·波特乌斯(Matthew Porteus)表示,这种变革性的做法取得了令人瞩目的进展。在2019年2月的讲话中,他说:

　　　　5年前,如果你告诉我你可以纠正1%的造血干细胞,我会说,那太好了。并且我想知道我们是否可以达到2%。但我们现在处于一个经常会得到30%、50%、60%、70%……修正的时代。同样,人们可以进入并精确更改DNA编码中的单个碱基的想法已经被提出了几十年。但现在它触手可及,我们可以做到。这就是为什么我认为这是一个独特的时代。

　　虽然基因组编辑的概念已经存在了大约15年,但它并没有显著的突破性进展。这种情况在2012年由于发现了所谓的CRISPR(Clustered Regularly Interspaced Short Palindromic

Repeats)而开始改变。研究表明,CRISPR 和 Cas9 酶可用于修饰试管中的特定 DNA 序列。2013 年,更多研究揭示了 CRISPR-Cas9 如何编辑人类 DNA。这是一个相对简单的过程,斯坦福大学生物工程和化学与系统生物学助理教授斯坦利·齐(Stanley Qi)说:

> 为了修复受损的基因,你首先要设计一个与该基因中突变的 DNA 序列相匹配的 RNA 分子。然后你把 RNA 和 Cas9 酶结合在一起,Cas9 酶可以像锋利的剪刀一样切割 DNA。RNA 的作用就像一个非常快的 GPS,它将 Cas9 酶引导到突变的 DNA 序列。然后,酶与序列结合并将其删除。

最后一步是提取一种良性病毒,它会将正确的 DNA 序列插入编辑后的基因中。基因最终不再包含致病突变。

心血管医学教授、斯坦福大学心血管研究所成员马克·莫克拉(Mark Mercola)说:

> 这些工具的存在是革命性的。有了 CRISPR,我们可以做几年前还无法想象的基因实验,不仅针对遗传性疾病,还针对导致后天疾病的基因,包括艾滋病、癌症和心脏病。

斯坦福大学正在进行广泛的基因编辑研究。这是斯坦福大学权威和治疗医学中心(CDCM)的研究重点,该中心于 2017 年成立。该中心由斯坦福大学儿科和医学教授玛丽亚·格拉齐亚·罗纳尔多(Maria Grazia Roncarolo)以及斯坦福大学干细胞和再生医学领域中的乔治·史密斯(George Smith)教授领导,其重点是探索当今无法治愈的罕见疾病。

在罗纳尔多于 2014 年来到斯坦福大学之前,她的一项标志性成就是担任一项被认为是基因治疗里程碑式的试验的首席研究员。这项研究涉及治疗 18 名出生时无法表达腺苷脱氨酶(ADA)的儿童。没有这种酶,孩子出生后会缺乏免疫细胞来预防感染,这迫使他们必须生活在无菌环境中(这种情况有时被称为"泡泡男孩")。

在试验中,罗纳尔多和她的团队将 ADA 基因插入造血干细胞,然后将这些细胞移植到儿童体内。一旦经过修饰的造血干细胞能够产生这种酶,它们就能够形成必要的免疫细胞,孩子们就会痊愈——让他们能够在无菌环境之外生活。

CDCM 计划在 2019 年底或 2020 年初启动临床试验,重点是修复导致 1 型糖尿病、慢性炎症性疾病和湿疹的基因缺陷。如果这种"药物"(实际上是一种传递基因的细胞)有效,该中心的研究人员将在血液免疫细胞中使用基因治疗方法。罗纳尔多说:"我们将罕见病视为该技术的前期探索,以证明其安全有效,然后扩大其使用范围,从而帮助治疗更多常见疾病。"这将是一个重大突破,它将说明基因疗法能够以精确的方式改善人类健康。

 与基因组编辑相关的伦理道德问题

编辑人类基因组的能力开启了对个体基因组进行精确改变的巨大机会,并可能有助于预防或治愈这些个体的医疗状况。但基因组编辑也带来了复杂的伦理和道德问题,科学界成员近年来一直在努力解决这些问题。

2015 年 1 月,一些世界顶尖科学家齐聚加利福尼亚州纳帕,讨论基因组编辑的科学、医学、法律和伦理影响。几个月后,他们在《自然》杂志上发表了一篇文章,强调"迫切需要公开讨论人类基因组修改的优点和风险"。他们写道,这种讨论应该包括科学家、临床医生、社会科学家、普通公众以及相关的公共实体和利益集团。这篇文章包含4项建议,引述如下。

我们建议采取以下步骤:

第一,强烈劝阻,强烈反对,即使在那些司法管辖区松懈的国家,可能允许进行任何用于人类临床应用的生殖系基因组修改的尝试,同时在科学组织和政府组织之间讨论了这类活动的社会、环境和伦理意义。(在生物科学能力高度发达的国家,人类生殖系基因组修改目前是非法的或受到严格监管。)这将使人们能够确定负责任地使用这项技术的途径(如果有的话)。

第二,创建论坛,科学和生物伦理界的专家可以在论坛上提供关于人类生物学新时代的信息和教育,以及将如此强大的技术用于各种应用的风险和回报问题,包括治疗或治愈人类遗传病的可能性,以及随之而来的基因组修改的伦理、社会和法律影响。

第三,鼓励和支持透明的研究,以评估CRISPR-Cas9基因组工程技术在人类和非人类模型系统中的有效性和特异性,这与其在生殖系基因治疗中的潜在应用有关。对于审议未来哪些临床应用(如果有的话)可能被认为是允许的,这类研究是必不可少的。

第四,召集一个由基因组工程技术的开发者和用户、遗传学、法律和生物伦理学方面的专家以及科学界、公众和相关政府机构和利益集团的成员组成的具有全球代表性的小组,进一步审议这些重要问题,并在适当的时候提出政策建议。

2017年,另一批杰出的科学家,包括斯坦福大学的马修·波特乌斯(Mattew Porteus)合作撰写了一份由美国国家科学院和国家医学科学院联合发布的报告:《人类基因组编辑:科学、伦理和治理》。这本书全面探讨了与人类基因组编辑有关的问题,确定并描述了指导这种编辑的7项原则:促进福祉、高透明度、应有的谨慎、负责任的科学、尊重人、公平和跨国合作。

最近,波特乌斯在2018年与人合著了一篇文章,指出鉴于人们对基因组编辑的兴趣激增,可能正在进行许多临床前概念验证研究。文章强调,在将研究用于帮助患者之前,需要采取几个关键步骤:

第一,必须对临床相关情况下的概念验证研究给予更多关注。例如,基本编辑系统只在易于操作和高度异常的人类癌细胞系中开发。不幸的是,我们已经了解到,在这类细胞系中工作良好的系统,如已发表的高保真Cas9核酸酶,在临床相关方式应用时并不具有高活性。因此,在与临床转化相关的系统中定量验证方法将是重要的。

第二,为了简化和有效地将临床前工作转化为临床工作,应该建立评估安全性和毒性的标准。在有限的范围内,监管机构应该与该领域合作,建立这样的标准。

第三,一旦临床试验启动,它们的设计应该产生更多关于基因组编辑临床应用的知识。目前被监测的标准"不良事件"应该通过分析补充,以了解体外或体内编辑方法产生的特定潜在毒性。

基因治疗领域告诉我们,人们可以从第一次试验中吸取宝贵的教训,然后提高后续临床试验的安全性和有效性。正是从过去的试验中吸取教训,促进了基因治疗的复兴。这一教

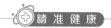
训不应被忘记,因为基因组编辑的变革潜力已经转化为临床。

 ## 治疗镰状细胞病的基因编辑

基因编辑工具CRISPR具有巨大的潜力,可以精确地修复影响世界各地数百万人的有害基因突变。但能否实现这一潜力将由专注于CRISPR安全性的临床试验的结果,以及它在治疗特定疾病方面的有效性来决定。其中一项试验计划由斯坦福大学的波特乌斯进行。它的重点是镰刀形细胞贫血症——一种常见的红细胞遗传病,患者在单一基因中有单一突变。在美国,它影响了大约10万人——其中绝大多数是非裔美国人——通常会导致过早死亡。从1979年到2005年,女性患者的平均预期寿命为42岁,男性为38岁。

这项临床试验是此类试验中的第一项,将使用CRISPR来纠正血液干细胞中的突变,然后将纠正后的干细胞返回给患者。从理论上讲,这应该会治愈患者。临床试验将检验这一理论。波特乌斯强调,治疗是非常精确的,而且它是个性化的,这种改变只在患有镰刀形细胞贫血症的患者身上进行——并使用该患者自己的细胞。

对于那些符合参与临床试验标准并同意参与的患者,第一步将采集他们自己的干细胞,然后使用CRISPR来定位和删除DNA突变。下一步,将需要对病毒进行改造,以传递正确的正常DNA序列。一旦这个为期1周的过程完成,波特乌斯和他的同事们将分析这些细胞,看看它们是否达到了所需的纠正频率,并确保对细胞没有造成可检测到的伤害。

当纠正后的细胞获得批准后,下一步是将它们归还给患者(即所谓的自体干细胞移植)。这包括患者住院并接受化疗,以杀死所有(或几乎所有)驻留在骨骼中的造血干细胞,因为这些干细胞会产生导致疾病的红细胞。这种疗法与骨髓移植中常用的疗法相似,成功率很高。

一旦化疗完成,并在36至48小时后从患者体内洗脱,患者自身的细胞将被重新植入。这是一个相对简单的过程,因为细胞可以通过静脉滴注到他们的血液中。在等待细胞植入并开始造血的过程中,患者将留在医院,被封闭在无菌舱中以防止感染。人们希望,在10到21天内的某个时候,新的干细胞将开始造血,患者可以出院,然后作为门诊患者进行随访。波特乌斯和他的同事们将跟踪校正后的干细胞是否开始制造没有镰状细胞疾病的红细胞。他说:"对很多人来说,那将是一个非常令人兴奋和伤脑筋的时刻。"

如果第一个小规模试验被证明是成功的,那么将启动一个更大的试验,以使该过程被批准为治疗镰刀形细胞贫血症患者的药物,而不仅仅是临床试验中的患者。但一种新药的批准可能需要10到15年的时间。美国食品和药物管理局(FDA)曾表示,希望加快创新新疗法的进程,如基因组编辑。

一旦获得批准,这将意味着美国的镰刀形细胞贫血症患者——或许还有全世界数以百万计的其他患者——将能够期待一件被认为是不可能的事情:在他们的余生中过着没有病症的生活。

 ## 胚胎的基因编辑

CRISPR有许多不同的潜在应用,尽管有广泛的公众和科学证据支持使用它来尝试纠正由于镰状细胞而导致的贫血等情况,但其他用途更具争议性。例如,2018年11月,一名生物物理学家透露,他在体外受精过程中对2个胚胎(后来成为双胞胎女孩)进行了基因编辑。鉴于这种编辑的安全性和有效性尚未确定,这一披露导致了对这位生物物理学家的广泛批评。几个月后,代表7个国家的18位著名科学家在《自然》杂志上发表了一篇论文,他们在论文中呼吁在5年内"全球暂停"编辑人类精子、卵子或胚胎中的DNA的做法。作者说,这5年将被用来制定一个国际框架。他们提出了几个出于技术、科学、医学和社会/伦理/道德方面的考虑。但科学界内部对暂停的价值存在意见分歧。尽管在《自然》杂志的论文上签名的科学家之一是CRISPR的共同发明人埃曼纽尔·沙彭蒂耶(Emmanuelle Charpentier),但该技术的另一位发明者詹妮弗·杜德纳(Jennifer Doudna)并没有在论文上签名。她在接受《华尔街日报》采访时表示:"现在呼吁暂停交易为时已晚。"有20多个国家的法律直接或间接禁止临床使用生殖系编辑,但这个问题远未得到解决——随着科学的进步,这个问题只会变得更加复杂。

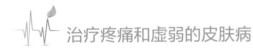

治疗疼痛和虚弱的皮肤病

一种名为大疱性表皮松解症(EB)的罕见皮肤病是有史以来诊断出的令人痛苦的疾病之一。2015年,一位名叫保罗·马丁内斯(Paul Martinez)的勇敢年轻人在一部关于EB患者的电影《蝴蝶效应》中说:甚至"疼痛这个词本身无法描述EB有多糟糕,我们的身体一直在燃烧——它从生肉的伤口中燃烧,并不断地重复着。这个循环永无止境"。

大约每20万名婴儿中就有1名出生时患有EB。这种情况有不同的亚型,但有一种常见的亚型是由于缺乏一种基因,导致皮肤无法产生一种称为锚定纤维的物质。它们主要由胶原蛋白组成,其功能就像一根钉子——将皮肤的顶层(表皮)附着在下一层(真皮)上。因此,对于EB患者来说,几乎任何施加在皮肤上的力都会导致起泡,那部分表皮脱落。这些伤口永远不会愈合,导致突变,引发转移性皮肤癌,并夺走其中许多患者的生命。

在没有任何EB治疗方法的情况下,大多数患者都不能活到20岁。但近年来,斯坦福大学的皮肤病学教授在开发一种治疗方法方面取得了稳步的进展,这种治疗方法可以为EB患者提供改变生活的伤口愈合治疗方法,并有可能帮助治疗其他更常见的疾病。

简·唐(Jean Tang)是斯坦福大学的教授,她和皮肤科的一些同事一直在研究一种名为EB101的疗法,通过这种疗法,他们从患者的皮肤上取出体细胞角质形成细胞,使用逆转录病毒重新插入基因,然后将这些细胞移植到患者身上。一期临床试验表明,这些移植物是安全的,可以使伤口持久愈合长达4年,而且还在继续。第三阶段临床试验定于2019年年中开始,积极的结果标志着朝着最终目标之一迈出了重要的一步:确保美国食品和药物管理局(FDA)批准一种治疗EB的药物。

Eugene和Gloria Bauer皮肤科教授安东尼·奥罗(Anthony Oro)正在研究治疗EB的下一代疗法。他的重点是开发一种产品,可以覆盖EB患者的伤口并使这些伤口永久愈合——而且在早期就进行治疗,这样他们就不会因为慢性创伤而患上皮肤癌。

他的研究旨在开发一个可扩展的制造平台,以制造大量矫正的组织干细胞。2014年,奥罗是与斯坦福大学病理学副教授马里厄斯·韦尼希(Marius Wernig)共同进行一项研究的作者之一。这项研究表明,有可能从EB患者的皮肤细胞中创造出可诱导的多能细胞,然后用健康版本的基因取代致病基因。奥罗将这一进展描述为——为这种疾病提供了一个全新的模式:

> 正常情况下,治疗一直局限于修复受损皮肤的外科手术方法,或预防和修复损伤的医学方法。但是,通过在干细胞中用正确的版本替换有缺陷的基因,然后将校正后的干细胞转化为角质形成细胞,我们就有可能实现永久性修复——用健康、完美匹配的皮肤移植来替换受损区域。

这一过程涉及使用CRISPR校正的自体诱导多能干细胞(iPS)。这些细胞是通过从一些容易接触的地方收集细胞样本而形成的,比如皮肤或血液。然后,这些细胞在培养皿中接受一系列基因的处理,这些基因使它们能够回到过去——这一过程被称为细胞重编程——这样它们就像构成所有组织的细胞一样。约翰·格登(John Gurdon)和山中伸弥(Shinya Yamanaka)因在再生医学方面的这一开创性工作而被授予2012年诺贝尔生理学或医学奖。

"CRISPR技术非常高效。"奥罗说,"它允许我们开发一种非常健壮的、一步克隆的制造方案,以制造自体CRISPR校正的iPS细胞。"(以前这些细胞是通过多个克隆步骤获得的,这带来了更多的风险,因为它们在培养中的时间越长,越容易发生更多的突变。)其结果是降低了成本,增加了安全性,并标志着从"这是可以做到的"到"现在它正在以更低的成本和更安全的方式完成"的转变。

这一过程也使大量培养细胞成为可能。下一步是诱导细胞的活动来制造皮肤,这将使iPS细胞衍生出一层薄薄的皮肤细胞。像EB101一样,这些薄片类似于智能手机大小的创可贴。每一层都被放在病人的伤口上,然后移植到病人的皮肤上。奥罗说,随着移植治愈伤口,患者获益几乎立即实现:"孩子们可以四处走动,不用担心他们不小心撞到什么东西会发生什么。"

如今,移植物很小,只覆盖了患者皮肤的一小部分。最终的目标是让移植物覆盖患者的所有皮肤——甚至可能是产品以液体的形式出现,可以喷洒到患者的皮肤上。

就像为治疗一种罕见疾病而开发的许多其他医学和技术发现一样,同样的技术可以推广到更常见的疾病。IPS技术在EB之外还有一系列潜在的应用。奥罗指出,这种疗法对那些愈合缓慢或根本不能愈合的伤口非常有效——比如那些由受伤、烧伤或糖尿病引起的伤口。从经过基因操作的iPS细胞制造组织的技术也被用于为其他组织制造干细胞。有关于胸腺、膀胱甚至心脏的研究正在进行中。唐指出,已经取得的许多进展是多年基础研究(特别是在重组DNA领域)以及强大的工具(如电子显微镜)和揭示重要信息的测试(如间接免疫荧光)的结果。当这些因素结合在一起,给病人带来减少痛苦的希望(如果痛苦无法消除的话),这是非常令人欣慰的。

皮肤移植的许多潜在应用是令人鼓舞的,我们仍然希望在开发治疗EB的药物方面继续取得进展,以结束这种疾病患者的痛苦。我在前文提过的保罗·马丁内斯,他参与了EB临床试验,并对结果充满希望:

> 即使我不能从中得到任何好处,我只想让疾病在未来停止。幸运的是,我比大多数患有这种疾病的人活得更长,但这是一种喜忧参半的感觉。我经历了一段长达35年的

痛苦生活。我不想让任何孩子经历这样的事。如果我能为 EB 的未来提供帮助,我就会这么做。

个体化细胞方法以了解个体的疾病

随着我们对疾病的一般特征有更多的认识,我们经常看到,对一个患者有效的治疗方法可能对另一个患者无效。在单个患者身上采用多种不同治疗方法反复试验的过程,是耗时、昂贵和有潜在危险的(因为有不良反应)。我在上一节中描述的制造 iPS 细胞的能力帮助改变了这一局面。由于 iPS 细胞技术的进步,现在可以使用该技术为人体内大多数细胞类型制造细胞。以下是一些例子,展示了这项技术如何被用来制造有组织的分化细胞群,这些细胞群形成了许多具有器官功能特征的组织,并测试了对这些由个别患者制成的有机化合物的治疗效果。

大脑

我在第 3 章中写到了我们对大脑有限的理解,以及这种知识鸿沟如何损害了精神疾病治疗方法的发展。然而,最近在大脑研究的许多领域都取得了令人瞩目的进展。许多人为这一进步作出了贡献(包括我所描述的那些人),还有一个人值得强调:斯坦福大学精神病学和行为科学助理教授赛尔久·帕斯卡(Sergiu Pasca),他帮助我们极大地扩大了对大脑功能的理解,以及什么机制会促进神经精神障碍的发生。

尽管斯坦福大学吸引了来自世界各地的教授,但帕斯卡是仅有的两位在罗马尼亚长大并加入医学院的教授之一,另一位是他的妻子安卡(Anca)。他在很小的时候就对基础科学产生了兴趣(他在 11 岁时建立了一个家庭实验室),在医学院期间,他得出了一个结论,这决定了他未来的计划:"我认为,精神病学在打破对人类大脑的理解的界限方面,有一个巨大的未得到满足的需求。我去肿瘤科病房时,对医学的进步感到惊讶,然后去精神病科病房时,则发现我能为病人做的很少。"他有时还开玩笑说自己患有"肿瘤学嫉妒综合征"。

正如帕斯卡所指出的那样,一个根本的挑战是,人类的大脑发育需要很长一段时间(出生前和出生后几年),"这在很大程度上无法在细胞水平上进行直接的功能研究。因此,人类中枢神经系统独有的特征以及大脑疾病背后的分子序列和细胞事件在很大程度上仍是未知的"。

随着帕斯卡等人取得了一些突破,这种情况已经开始改变。2011 年,他证明了通过这种方法构建诱导多能干细胞可以复制神经发育障碍的关键特征。今天,他的开创性的、非侵入性的技术可以从人体中获取任何细胞(使用 iPS 细胞技术),无论是来自血液还是来自皮肤的细胞,并且,在几个月的时间里,实现细胞到功能正常的人类脑组织的转变。这种组织被称为三维大脑类器官,其生长成一个类似于细胞球的东西漂浮在培养皿中,可以代表大脑的不

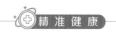

同区域。

这使得帕斯卡引入了另一种革命性的方法,将不同的大脑区域组合在一起连接成回路,并观察不同类型的细胞之间是如何相互作用的。值得注意的是,随着时间的推移,来自一个大脑区域的细胞可以迁移到另一个大脑区域——就像它们在一个活着的人的大脑中所做的事情一样。或者,来自一个大脑区域的神经元会发送神经递质,并通过突触与来自另一个大脑区域的神经元进行连接。

帕斯卡说,他的发现令人兴奋,因为"其中一些过程实际上发生在人类妊娠的后期——妊娠中期和晚期,以及出生后不久——即我们从未真正接触过的大脑发育和功能时期。但现在我们可以直接观察它们,并以一种无创的方式研究它们。并且我们可以看到它们是如何移动的,以及为什么它们会这样移动"。近年来,帕斯卡利用这些技术来深入了解神经发育障碍,如孤独症和精神分裂症的遗传形式。

帕斯卡将这些细胞鉴别为脑区域特定的球状体或类器官,通过它们的存在,他可以确定大脑区域的异常活动可能是一些疾病的诱因,比如孤独症、精神分裂症和癫痫。他说:"这就是我们进入个性化精神病学的大门。"如果不能完全预防这些疾病,他对利用这些见解治疗这些疾病的潜力也充满了热情:

> 这项技术将使我们第一次将分子生物学的力量引入精神病学。未来,它可以帮助我们做许多事情,比如了解是什么让人类大脑发育独特。这可能会对构建更好的人工智能产生影响。我相信,它也将帮助我们开发下一代的疾病模型,并将帮助我们开发针对这些疾病的新治疗方法。

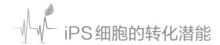
iPS细胞的转化潜能

诱导多能性细胞的应用超越了大脑,具有深远的潜力。斯坦福心血管研究所主任约瑟夫·吴(Joseph Wu)和医学博士兼医学和放射学教授西蒙·斯特萨(Simon Stertzer)说:iPS细胞背后的技术"不仅是科学的革命,而且将从根本上改变我们的医疗保健系统和医学的未来,使其具有积极性、预测性、预防性和个性化"。

吴说,这一潜力的象征是iPS细胞可能对治疗产生的影响,即将其从一刀切转变为个人定制。这是吴今天所描述的一种常见情况:

> 当病人因高血压来诊所时,医生会开一种流行的降压药。一周后,病人可能会回来声称药物无效,医生会改用另一种药物,例如将受体阻滞剂改用为钙通道阻滞剂。当病人不回来或不回电咨询时,这可能意味着处方药起作用了。然而,这是一个不能保证成功的方法,因为这只是我们有根据的猜测。现实是,我们有各种各样的药物来治疗同样的疾病,但我们不知道哪一种对特定的人最有效。在这种情况下,病人就是豚鼠。

吴的目标是"通过为每个病人提供个性化的药物来消除猜测"。iPS细胞可以让这成为可能,并且提供更多功能。为了说明iPS细胞的潜力,吴引用了一种叫作肥厚型心肌病(一种心肌增厚)的疾病,它会导致人突然昏倒,甚至死亡。当个体恢复知觉后,他们可以对DNA

进行测序,以了解自己的病情。然而,尽管研究结果可以揭示许多基因变异,但目前还没有可靠的方法来检测可能导致肥厚型心肌病的变异。

这让科学家们找到了下一个最好的选择,即培育出带有相同突变的老鼠,看看它们是否会患上肥厚型心肌病。但在大多数情况下,老鼠不会受到这种情况的折磨,因为它们在许多关键方面与人类不同。

吴认为,构建iPS细胞可以帮助识别导致肥厚型心肌病的关键变异或突变。"我们可以看看你的心脏细胞是否患有肥厚型心肌病。通过基因组编辑,删除其中一个变异,观察肥厚型心肌病的表型是否会消失。同样的突变体也可以被引入到我的iPS对照细胞系中,观察肥厚型心肌病是否会出现。"吴认为,这个过程,可以在几种情况下被重复,是精确医疗的一个标志:"这对每个人来说都将是一个非常不同的过程。"

吴还领导了他称之为"培养皿临床试验"的研究。这代表了对传统临床试验模式的打破,即一家制药公司正在研发多种药物来治疗相同的疾病,但由于药物开发和临床试验相关的高成本,因此无法全部进行测试。这意味着有时被认为最有效的药物可能会在这个过程中被排除或丢失。

相比之下,在"培养皿临床试验"模式下,一家公司可以跳过许多传统步骤,首先在iPS细胞上测试其所有药物选项,然后只对最有效的药物选项进行临床实验。这种方法将极大地提高药物测试和批准的成功率,更快地给病人带来新药,而且成本只是我们今天支付的一小部分。

除了测试药物的有效性外,iPS细胞还可以用来揭示哪些患者会对特定药物有不良反应。这对癌症患者有很大的好处,因为没有可靠的方法来测试化疗是否会导致特定患者的心脏毒性,因此许多癌症患者会患上心脏病。例如,构建iPS细胞并分化成心脏细胞,然后暴露于阿霉素(乳腺癌患者的常见治疗方法)中,观察身体的反应。吴说:"这可能是我们所拥有的最好的试验,因为它包含了遗传信息、转录本信息、蛋白质信息、代谢信息,所有这些信息结合产生一个微型细胞示值读数。"吴还领导了一项开创性的研究,该研究使用乳腺癌患者的iPS来源的心肌细胞来预测哪一种在使用阿霉素治疗后会发生心脏毒性。他相信这项技术将成为研究其他类型化疗引起的心脏毒性的分子和遗传基础的一个非常受欢迎的平台。

iPS技术也可用于再生目的。试想有人心脏病发作,摧毁了25%的心肌。那部分心肌已经坏死了,无法被替换。但是有了从个体的血液中产生的iPS细胞,数十亿的心脏细胞可以被分化出来注射回个体体内,即有可能用个体自己的心脏细胞取代死亡的组织。

最终开发诱导多能干细胞的一个主要目标是使精确的药物成为可能。吴说,在10年或20年后,"我们应该能够通过抽血制造iPS细胞,将它们分化为心肌细胞或其他细胞类型,并将这些细胞暴露于不同的药物中,以找出适合该患者的理想药物。这是个性化医疗的未来"。

 探索类器官的治疗价值

斯坦福大学医学教授卡尔文·郭(Calvin Kuo),正走在类器官研究的前沿。2009年,他在学术期刊上发表了一篇关于肠道作为类器官长期生长的潜力的论文。这篇论文极大地扩展了对类器官潜在治疗价值的研究,随着该领域的发展,郭一直在持续探索如何利用它们来实现更精确的疾病治疗。

他最近的研究重点是发展三维类器官,以复制整个健康器官的细胞复杂性(其他的类器官可能只复制细胞内膜)。"在我们的类器官中,我们不希望只在正常器官中建立肿瘤细胞或黏膜上皮细胞的简单模型。我们想要建立人体内存在的细胞相互作用的多样性。"

他的大部分工作都致力于利用类器官来模拟癌症。他和他的同事们成功地获取了"健康"的结肠、胃和胰腺类器官,通过引入癌变,使它们"不健康"。这些突变会导致类器官复制类似肿瘤的行为——转移和入侵——并在植入小鼠体内时形成肿瘤。

郭认为,这种将健康组织和类器官转化为癌症的能力"代表了一个发现和证明新型致癌突变功能的强大系统":

> 肿瘤细胞通常有成百上千的突变和其他表观遗传改变,但只有少数是导致癌症的关键"驱动"突变,而绝大多数是无关的"过客"突变。与合作者一起,我们利用计算和系统生物学原理来查询大型肿瘤DNA测序数据集,以确定候选的癌症驱动基因。然后,我们利用类器官的力量来发现癌症基因,系统地插入在癌细胞中发现的突变,以测试这些突变是否成功地将类器官转化为癌症表型。加速对致癌突变功能的验证,使得针对这些基因开发治疗和诊断方法成为可能。

郭和他的同事们已经成功地培育出了能够再现肿瘤细胞和肿瘤支持细胞的类器官。其中包括免疫细胞,这对研究肿瘤是如何发展的和找出控制肿瘤的策略极其重要。以这种更全面的方式培育的肿瘤被视为下一代类器官。一位作家总结了郭于2018年在《细胞》杂志上发表的一篇文章,将他的研究成果称为"类器官2.0"。

郭的实验室取得的突破是培育出能将肿瘤浸润的免疫细胞保存在内部的肿瘤类器官。然后,他们应用美国食品和药物管理局(FDA)批准的免疫治疗药物,其以免疫检查点为目标(肿瘤细胞击退攻击性免疫细胞的机制)。肿瘤细胞在细胞表面表达某些蛋白质,然后与攻击性淋巴细胞表面的蛋白质进行交流,从而击退淋巴细胞。

通过操纵肿瘤使淋巴细胞攻击肿瘤有可能预测哪些患者会对免疫治疗产生反应——考虑到当今的治疗有效率只有25%左右,这是一个重要的成就。至少,从患有癌症等疾病的人身上提取的组织来测试治疗的有效性,应该可以显著降低不必要治疗的发生率——并确保使用成功可能性更高的治疗方法。

郭的实验室正在与斯坦福大学马特·波特乌斯(Matt Porteus)合作,研究从有特定突变的患者身上提取的细胞中培养器官,并对这些类器官中的基因进行纠正,目的是把它们放回病人体内。这种方法的典型代表是囊性纤维化。它影响身体的许多不同部位——肺、结肠、胰腺以及鼻窦。鼻窦组织的优点是非常容易获得——耳、鼻、喉的外科医生可以很容易地提取出它——并且郭的实验室设计了利用类器官培育囊性纤维化患者的鼻窦组织的方法。

从那时起,波特乌斯和他的同事们已经能够使用CRISPR技术对它们进行基因纠正。其想法是从类器官中提取这种基因矫正后的组织,然后将其重新植入患者体内。尽管这项工作仍处于研究阶段,但它仍有可能为利用类器官培育患者自身组织的过程提供模板,然后可以进行有害突变的基因纠正,并移植回病人体内。

郭还在探索使用类器官来创建生物样本库,这是一种储存人类样本用于研究的生物存储库。这些通常是患者手术时采集的组织样本,保存在显微镜载玻片上以供进一步研究。这种状态下的组织是"死亡的",因为其被固定和保存了下来。郭正在努力以类器官的形式将死亡的组织样本替换为活的组织。(这些组织以冷冻瓶的形式储存并冷冻在液氮中,然后可以在任何人想查看它的时候解冻。)他说,世界各地都在努力使癌症组织成为类器官,目的是研究不同类型的癌症。"每一种癌症都是不同的。"郭指出,"而且每个病人都有不同的突变。但研究人员可能会找到一种类器官,其具有与他感兴趣的基因相似的突变基因序列。"这些类型的类器官也可以用于筛选一系列已转化为活的类器官的癌症化疗药物。类器官还可以在癌症以外疾病的生物样本库组织中有应用,包括遗传或炎症疾病。

在抗击艾滋病毒的斗争中取得了进展

我在本章的开头提过,寻求医学治疗通常是一个十分漫长且昂贵的过程,取得突破的可能性很低。但是,在有效治疗一种众所周知的疾病——艾滋病方面,已经取得了显著的快速进展。今天,有一些药物可以使大多数艾滋病患者能够过上长寿和健康的生活。斯坦福大学的医学、微生物学和免疫学教授亚平德·辛格(Upinder Singh)说,这一进展是"过去30到40年来在传染病方面取得的最大成就"。

直到1981年,《新英格兰医学杂志》才首次报道了类似艾滋病的情况。第二年,美国政府的疾病控制中心将这种疾病标记为"获得性免疫缺陷综合征"。当时,治疗前景黯淡,由于没有已知的治疗方法和诊断往往会导致病人死亡。在美国,死亡人数稳步增加,直到1995年,达到约50 000人。但从那以后,与艾滋病毒相关的死亡率急剧下降。截至2016年,经年龄调整后的艾滋病死亡率比1995年降低了80%以上。全球各地也记录了死亡率的下降情况。自2004年达到顶峰以来,与艾滋病相关的死亡人数已经下降了51%以上。

这一进展是由几个不同的相关因素造成的。首先,美国政府在研究艾滋病病毒的基础生物学方面发挥了主导作用。这项研究是在国家过敏和传染病研究所以及国家癌症研究所进行的。那里是罗伯特·加洛(Robert Gallo)工作的地方,他在1984年与他人共同发现了艾滋病毒和艾滋病之间的联系。

制药公司也发挥了关键作用,在开发抗逆转录病毒药物方面进行了大量投资。Burroughs Wellcome公司(现在是GlaxoSmithKline公司的一部分)在1987年开发了AZT,这是美国食品和药物管理局(FDA)批准的第一个用于治疗艾滋病的药物。这种药物研究在此之后持续了很多年,从而使得抑制艾滋病毒的抗逆转录病毒药物被开发出来。制药公司和政府研究人员也在合作寻找治疗方法。"每个人都认为这是一项非常重要的使命。"迪恩·温斯洛(Dean Winslow)回忆道,他是斯坦福医学中心的医学教授,有着在制药部门工作的经验。"在美国和欧洲,很多真正优秀的人都把自我放在一边,共同努力解决这个问题。"

在所有对艾滋病毒和艾滋病的研究中,科学家们也从一些完全脱离他们控制的东西中

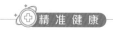

受益:这种疾病的一些关键因素可以通过对许多其他疾病更难以捉摸的方式来理解和治疗。正如温斯洛指出的:

> HIV病毒属于慢病毒家族成员,它主要通过所谓的"细胞病变效应"导致免疫抑制。在体外培养的组织以及人类的淋巴结中HIV会吞噬宿主细胞。这是HIV引起宿主免疫抑制从而导致疾病的一个比较直接的过程。一旦这种病毒被分离出来,并且我们弄清楚病毒粒子的组装、复制,相关的抑制剂就可能被开发出来,用于干扰病毒生命周期。作为研究人员,开发这些抑制剂是一件容易解决的事情。

公众压力为对抗艾滋病也提供了帮助。从艾滋病早期开始,就有一股积极的游说势力发出洪亮的声音,要求政府机构和制药公司开发更先进的治疗方法。这些积极认识显然发挥了重要作用。温斯洛说:"他们在确保艾滋病得到重视,公共和私营部门对此进行的投资起到了积极的作用。"

对于所有的进步,重要的是要明白,现在仍然没有治疗艾滋病的方法。HIV阳性患者仍然需要每天服用推荐的药物来抵抗疾病。尽管抗逆转录疗法已经推广,尤其是在非洲。但是联合国估计,在2017年,艾滋病患者约有3 700万,超过1 500万尚未接受抗逆转录疗法。这也是2017年全世界大约94万人死于艾滋病导致的相关疾病,同年大约新增180万人感染艾滋病的原因。这些都表明了需要加强对药物输送和疾病预防的关注。现在,艾滋病疫苗的研究也在进程中,疫苗的作用在于训练机体免疫系统在暴露于HIV病毒后识别并对抗病毒。这种疫苗正在临床试验中,但是还未获得美国食品和药物管理局(FDA)的批准。

对传染病治疗的持续威胁

艾滋病是世界上被发现的众多传染病之一。抗生素的发现极大地减少了疾病的死亡率,但仍有巨大的差距。例如,在2017年约有160万人死于肺结核。如今,耐药微生物和病毒性感染增加成为新的威胁。在第3章中提到过的露西·夏皮洛(Lucy Shapiro),她曾激情洋溢地谈到这种威胁以及补救的必要性。世界卫生组织也强调这种威胁——新的耐药机制在全球出现和蔓延,正在威胁我们治疗常见传染病的能力,导致长期的疾病、残疾和死亡。2016年出版的英国政府与Wellcome信托基金联合公报指出:到2050年,每年将有1 000万人面临耐药感染的风险,这远高于2016年70万人,而且大部分影响表现在中低收入国家(如今,每年死于心脏疾病的人数接近1 000万人,这个数字比其他任何疾病都多)。

这种现象产生的原因有很多,例如不断扩大的边境人员流动导致疾病快速蔓延。另外,环境的变化,如气候改变也起一定作用。辛格指出,现在南美疟疾不再泛滥,但是传播的媒介仍旧存在,并且温度升高后疟疾将会卷土重来。还有明确的证据表明,一些药物在对抗许多传染病方面的效果越来越差。世界卫生组织指出:

> 抗生素耐药性往往是通过日积月累的遗传物质改变而自然产生的。并且抗生素滥

用和过度使用加速了耐药性的产生。在许多地方,抗生素在任何动物上被滥用和过度使用,而且经常没有专业的监管。例如抗生素滥用的现象表现在人类感冒和流感的使用中、作为动物的促生长药剂以及用于健康动物的疾病预防。

抗生素耐药性已经成为21世纪威胁公共健康安全的挑战之一。制药公司持续的研究和开发新药至关重要,但是却面临着经济问题。正如辛格指出的:

> 如果制药公司研发了一种治疗高血压或糖尿病的新药,那么总有一大群高血压或糖尿病的病人,他们终生需要每天服用这种药物延缓病情。但是对于抗生素研发,花相同的资金研发一款新药,病人的使用效果并不好。往往使用几天后便停止使用了。因此制药公司缺少利益的动力。

抗生素耐药性是一个巨大的挑战,克服这一难题需要药企、政府机关和科研中心三方面共同努力。

逐渐高效并且侵入性更小的外科手术

尽管治疗学的研究进展集中在疾病的分子和遗传水平上,但是外科手术方面的里程碑仍在不断实现。所有的一切都是为病人量身定做的,通过特定的手术。外科手术也是一个不断创新的中心,因为它经常借鉴不同学科的经验,例如工程和制造方面。

许多重要的创新诞生于斯坦福。在1968年1月,斯坦福大学医学院成功进行了美国第一例成人心脏移植手术,手术过程吸引了全世界媒体的关注。许多其他外科手术在斯坦福大学里取得了里程碑意义,包括世界上第一例成年人心肺联合移植手术和第一例将外科心室辅助装置作为移植桥梁的移植手术。在过去10年里,许多外科手术改革创新,提高了手术过程的精准性和病人的术后恢复能力。

其中一个创新就是微创手术领域。尽管心脏手术无可避免地需要打开胸腔,但是斯坦福大学团队研发了许多技术,在胸部一侧开一个小创口,以绕过肋骨的方式完成手术。使用这项技术有恢复更快、痛苦少、并发症少、治疗周期短、瘢痕小等特点,使病人受益匪浅。

艾薇丽娜·卡薇特(Evelina Cavett)居住在涅瓦达,在她教育生涯的50年来一直保持着积极的生活方式,其中包括教授K-8学生,在美国各地的学校担任表演艺术总监并指导交际舞35年。但是在2017年,她发现自己总是极度疲劳并且呼吸短促。医生诊断她患有所谓的"反流"——指的是二尖瓣没有完全闭合,导致血液在瓣膜内逆向流动而不是向前流动。这会导致心力衰竭。几十年来,正中胸骨切开术是治疗二尖瓣反流的标准疗法,这项手术需要切开胸骨才能接触到心脏,因此手术具有高入侵性、风险大、术后恢复时间长等特点。

但是卡薇特结识了斯坦福大学心胸外科医生约瑟夫·吴(Joseph Wu),他在2018年7月就实现了微创二尖瓣修复手术。这项手术通过侧向微创口直接看到二尖瓣,比正中

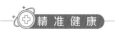

胸骨切开术更好。

对于卡薇特来说,二尖瓣修复手术仅仅花费了2个小时,术后重症监护1天。术后恢复速度远超她的预期,并且在3个月内她又重新开始教授舞蹈和其他表演艺术。她对手术的结果非常满意,她告诉吴,她将利用社交媒体来传播这个消息:"不仅在美国,全世界的人们都应该知道这项手术。"

第二项心脏手术的创新打破了数十年来心脏和肺停跳的做法。一般来说,患者需要心肺机维系生命。这种机器产生于20世纪50年代,此后几十年里没有太大变化。这个机器基本上有2根大管子,一根将血液从病人体内抽出来,机器给血液添氧,再通过另一根导管将血液输回病人体内。心脏搏动手术——有时人们把它比作在发动机运转的情况下更换汽车的变速器——可以避免一些与传统的搭桥手术相关的风险,并与心肺机相连,如失血、中风和肾衰竭。

第三项创新是自然修复技术。这项技术尽可能多地使用心脏自然活组织进行修复,而不是更换心脏内部的部件。外科医生不需要移除病人病变的心脏瓣膜,代之以人工瓣膜(通常由动物器官、金属或塑料制成),而是迫切需要利用病人的自然组织进行重塑、重建、切割、缝合和建造新的结构来进行修复。活组织具有自愈、生长、适应融合特点,它的使用效果明显优于人工代替物。

人工心脏泵也在不断革新。在过去10至15年里,虽然人工泵越来越小且更加容易进入胸腔,但是它们仍需要穿过患者的皮肤传动系统供电。下一步是利用经皮能量传输(即感应充电)为该设备供电。理想情况下,植入人工泵的人在胸部有一个贴近皮肤的感应纽扣,可以通过感应纽扣使用外界设备进行充电。

另一个正在进行的研究是解决人工泵与血液接触带来的问题。当人体血管内部光滑表面以外的任何东西后,血液感应到剪切力并立即凝结。为了解决这个问题,科学家和工程师一直在尝试设计生物工程表面,让血管误以为机器不是机器,截至2018年9月,这项技术是欧洲正在进行的早期试验的一部分。

斯坦福大学正在探索的另一项创新涉及冠状动脉绕道手术,这是美国每年最常见的手术,大约每年有50万例。当病人的动脉出现堵塞阻碍血液流动时,动脉旁路被设计用来分流血液的。尽管旁路手术需求量很大,但是却没有关于最佳配置的具体方案。斯坦福大学心胸外科系主任约瑟夫·吴(Joseph Woo)坦言:"我应该把静脉插入到A处还是B处呢?我应该改变角度吗?没有人知道对病人来说什么是最好的。"

吴是一个跨学科小组的成员,这个小组中有内科医生、工程师和数学家。他们使用图像数据创建每个病人疾病和原生血管的3D流体动力学计算机模型,并且绘制了刺激后血流变信息。这些信息随后将在手术室中被使用,流量探头可确定确切的流量,这使得能够立即证实计算结果。由此,可以制定不同的手术策略,并确定最佳的手术流程。这项工作在2018年秋季处于试点研究阶段,是一个利用工程学、科学和医学来精确确定每个患者最佳治疗方案的例子。

微创技术也用于身体其他部位的手术中。斯坦福大学外科系主任玛丽·霍恩(Mary Hawn)是该领域的领袖之一。她认为外科手术已经革新:

20世纪90年代,我还是住院医师的时候,我们开始看到微创腹腔镜手术在胃肠道手术的应用,最出名的是腹腔胆囊切除术。这项技术改变了胆囊切除等手术的方法。传统手术方式是在腹部肌肉中开一个大创口,病人需要住院5到7天,在6周之内很难恢复正常工作。相比于传统手术,这项技术通过微创口操作,很多情况下病人当天就出院了。在患者发病率最低的情况下进行微创手术,让他们更快地回到生活中,并且有更好的效果,这令人十分吃惊。

随着霍恩以及其他外科医生逐渐熟练微创外科手术,他们将腹腔镜手术拓宽到腹部手术的其他器官治疗,包括阑尾、胃、食管、结肠以及胰腺。此外,微创治疗的理念延伸到其他疾病过程中。其中一种被称作坏死性胰腺炎,这种疾病是胰腺感染导致的坏死组织堆积,需要将其移除。在过去,移除组织意味着一个大的开放式手术,患者需要多次往返于手术室。如今的微创外科手术使用腹腔镜通过患者腹腔壁,或者用内窥镜通过胃进入坏死腔中。在第二种情况下没有腹部创口,术后瘢痕组织更小,愈合问题更少,从胰腺到皮肤的慢性瘘的形成率更低。

微创手术的突破之一是机器人工具的发展。这项技术实现了外科医生控制机械臂来操作手术器材。对外科医生来说,在身体的某些部位(如骨盆)进行手术尤其具有挑战性。正如霍恩所解释的:

> 作为一名外科医生,使用一种符合人体工程学的友好方式进入盆骨是十分困难的。如果手术室通过腹腔镜进行,那么外科医生往往需要用手将病人倾斜。这可能会导致医生受伤。而机器人配备有能够进入更小腔体的设备。这就是为什么机器人外科手术被泌尿科医生、妇科医生,尤其是结肠外科医生广泛采用。

霍恩也谈到随着技术革新推动外科技术革新情况下外科手术近20年的改变。在过去,外科手术需要所谓的剖腹检查辅助,其中包括从胸部向下切开到小腹以便探究腹腔和绘制手术路线。如今,这些过程已经不再常见:

> 做手术前,因为有高质量的影像技术(通常是CT和MRI)做辅助,做手术时,我们对病人的解剖学和病例有了深入的了解。通过这些我们可以检测疾病是否已经扩散、是否存在其他未诊断的疾病。我们能利用这些所有的信息来选择最优的手术。然后我们可以下结论:哪一种是处理这个病人病情或病例的最好方法?

展望未来,霍恩期待看到利用图像技术指导手术方面的进步。她说:"在微创外科手术中,我们已经在操作图像了,这意味着我们没有直接看着正在手术的组织,而是看着屏幕上的图像。在未来,我们将有很多方法增强这些图像技术。"她表示,使用造影剂可以看到某些结构。如今,我们可以使用一种造影剂"照亮"胆囊和胆管,这种造影剂被排泄到胆汁中,如果光线的波长改变,造影剂就会发射荧光。霍恩说:"随着时间推移,将会开发出更多的药剂,这些药剂会帮助外科医生更加清楚准确地诊断每个病人的身体结构,使手术更加精确。"

霍恩是美国一项国家计划的领军人物,这项计划专注于预测患者风险因素,并特别强调那些术后预后不良的高风险患者。使用预测模型可以帮助医院在高危患者接受高危手术的

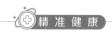

情况下准备可用的资源。但是,这些高风险的手术是在与手术相关的总体风险较低的环境中进行的,同时也扩大了手术的覆盖面。"我们给病人做一些在20年前还被认为是高风险的手术。这是微创手术的伟大财产之一。"

＊　　＊　　＊

治疗方法和寻找新治疗方法一直是医学最基本的特征,而且必将继续如此。但是,就像前面所举的例子,目前医学正朝着更精准地为病人量身定制治疗方法的方向上稳步前进。无论是免疫疗法(动员自身免疫细胞对抗癌症),还是中风治疗窗口(由一个人中风大小决定),现代医学对过去那种"一刀切"的治疗的依赖性有所减少。

这是一个令人振奋的进步。那些人和机构将继续推动这一发展,追求他们认为更好的治疗疾病和其他医疗状况的方法。这些创新者,或者称作是"破坏者",常常面临来自那些安于现状(真实现状和象征现状)的人的阻力,但是他们的先驱精神将是推动医学不断进步的动力。

(翻译:徐索文)

尾声　实现精准健康:未来的机遇和挑战

100年前,人类的健康遭遇了巨大的危机。第一次世界大战刚刚结束,但停战并不是什么值得庆祝的事。在这场战争中,约3 500万至4 000万的平民和士兵丧生。然而悲剧仍未停止,伴随着战争的落幕,西班牙流感开始大流行。此后的18个月内,西班牙流感致使约5 000万人死亡。在此之前,全球人类预期寿命预计仅有34年,而到了1919年,几乎可以肯定这个数字降得更低。

但是,在那个糟糕的时代过去后,新的时代开始了,健康与医学的新纪元到来了。医学研究的投入开始获得回报。1921年,人类首次接种了结核疫苗。同年,胰岛素的发现使得糖尿病从必死疾病转变为可控疾病。几年后,青霉素的发现为抗感染治疗增加了新武器,并在之后的数十年间拯救了数以百万计的生命。20世纪20年代,人们发现了几种重要的维生素(A、B、C、D、E、K)。在那个年代,人们也第一次见证了铁肺的应用让因小儿麻痹症导致肺功能受损的患者呼吸更加轻松。

当我们回顾过去时,发现1919年是一个拐点;我同样希望100年后的人们回首时,能发现2019年亦是如此——这是一个重新关注数字健康技术、大数据、人工智能、基因组学、代谢组学、蛋白质组学和游离细胞DNA检测所带来的无限潜力的年代。总而言之,诸如此类的事物,极大地扩展了我们对于健康和疾病决定因素的认识。这些极有可能彻底改变我们研究健康和提供卫生保健的方法。我在这本书中提出的"精准健康"观点可以作为这种新方法的核心。

如今改革的关键在于那些能够将我们和百年之前的努力联系起来的东西。精准健康的基石之一是试图预防疾病的发作。我们和20世纪前的人们的不同之处在于,我们可以利用新知识和新技术预测疾病的发生,并在早期对其进行针对性的干预。同样,新知识和新技术能够根据我们个体的不同进行调整,精确地处理健康和医疗保健问题,从而让医生在全面了解个体患者(以及其他类似的患者)的基础上推荐治疗方案。

我在第3章中提到的创新和颠覆,以及我在第4章提到的发现式基础研究,都是未来健康和卫生保健改革的关键。随着亚马逊、苹果和谷歌等公司开始关注消费者的健康,我们会看到更多的变化。例如亚马逊公司已经和摩根大通以及伯克希尔哈撒韦合作,成立了一家致力于降低医疗成本的公司。在CNBC采访中,摩根大通的首席执行官杰米·戴蒙(Jamie Dimon)谈到这家合资企业如何开展这一问题时表示:

> 我一直认为我们是身具长远目光、不追求利润,可以把正在做的事情做得更好的
> 人。我们并不期望在一两年这样的短时间内取得进展,但如果我们提出了一些很棒的

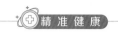

东西,我们将会与所有人分享……

我们全力以赴并且耐心等待。我要提醒大家的是,杰夫·贝索斯(Jeff Bezos)创立亚马逊时,他可能设想过"万物商店",但是他从卖书做起,并花了10年时间把书卖好。所以我们可能也会花很多时间来完成一件看似不大的事,并测试各种方法,看看哪些是有效的。

这种思路(尤其是保持耐心)令我深受鼓舞。因为医疗保险公司和医疗服务提供商每天都在经营日常业务,而且必须满足季度收益预期,所以他们很难进行长远考虑。相比之下,这3家公司因为并不依靠医疗保健部门,所以他们可以花费足够的时间,提出超常规的想法来引起全面的改变。

至于苹果公司,它与斯坦福大学在心房颤动研究上的合作表明,其对健康越来越感兴趣。2018年,苹果公司宣布消费者可以在苹果手机上整合他们的电子健康档案数据。苹果的首席执行官蒂姆·库克(Tim Cook)在2019年1月接受CNBC采访时阐述了对公司所作贡献的愿景:

> 如果你把目光拉到未来,回头看时,你会问这样一个问题:"苹果对人类最大的贡献是什么?"它将与健康有关……我们正在使之民主化,我们将与机构合作并授权个人管理他们自己的健康。

谷歌把健康工作列为优先事项。它正在赞助一项有关人类健康的重大研究,我将在下文介绍。它还成立了一家名为Calico的研发公司,致力于扩大人们对控制寿命的生物学理解。谷歌请了几位医疗保健行业中顶尖的高管,如曾经担任宾夕法尼亚州盖辛格医疗系统首席执行官的大卫·范伯格(David Feinberg),以及曾经担任克利夫兰诊所首席执行官的托比·科斯格罗夫(Toby Cosgrove)。谷歌高级执行官杰夫·迪恩(Jeff Dean)介绍了该公司如何看待其医疗保健工作:

> 谷歌的初心是为人们收集和整理世界上的信息,使其变得有用。很明显,医疗保健是一个特定的领域,在这个系统中有很多复杂的东西,它以散落的形式提供大量的信息。如果能够整理这些信息,那么会对病人的照护产生很大的改变。它可以让人们活得更久,作出更好的决定并让医生对自己作出的决定更有信心。所以对我们来说,这是一项可以发挥我们天然优势的非常有意义的工作。

这些公司对医疗领域经常忽视的客户体验有着深刻的理解。更好的用户体验会有利于数字卫生工具发挥更大的作用。"如果消费者不害怕这些技术,他们就会更想要接触它。"企业家、前通用电气首席创新官、通用电气首席执行官苏·西格尔(Sue Siegel)如是说,"仅此一项就可以提高消费者的健康水平,如果这个过程变得有教育意义,那么消费者将更好地理解如何预防疾病和保持健康。"

现在判断亚马逊、苹果和谷歌公司是否会实现他们目标还为时尚早,但鉴于他们在其他领域取得的成果和产生的颠覆性影响,我很高兴能目睹他们都进入医疗保健领域。即便如此,健康领域的进步远非已经命中注定。

就如我在多个章节中提到的那样，无论是新药物、新设备还是新工具，医疗保健的创新都是困难的（而且通常非常昂贵），例如IBM的Watson一直在努力实现其领导人所鼓吹的健康信息洞见。监管因素和美国医疗体系极其复杂的结构都使这些创新进步缓慢。

未来还有许多其他挑战，令人沮丧的是，我在书中介绍的许多不同的大多数医学和技术进步，它们和减少癌症、心血管疾病和糖尿病等非传染性疾病发病率的整体趋势一样进展缓慢。据估计，全世界约71%的死亡源于这些疾病。每年超过700万人因直接或间接接触烟草导致死亡，也就是每天超过19 000人。

同样，美国和其他发达经济体也面临着许多健康相关的挑战，由于收入和教育的差异，人们的健康状况存在显著差异。尤其是美国，尽管医疗保健支出很高，但是在广泛的健康衡量指标上结果很差。

我们可以看到新药物和新技术逐步提高了人类的健康水平，我已在前文中提及了许多。然而，在美国以及其他发达国家和地区，最大的收获来自于改善社会、环境和人们的行为，因为这些因素在个人健康方面发挥着非常重要的作用。正如我在第6章提到的，过去50年吸烟率的急剧下降告诉我们，威胁生命的行为并非不可改变。近年来，美国的心脏病死亡率显著下降——从2003年到2015年降低了28%。

未来仍然面临着很多令人不安的挑战。例如，2017年有7万人死于药物过量使用，这是一个破纪录的数据，是1999年的4倍多。滥用药物并不是困扰美国的唯一问题，正如一位记者所说，"在美国的十大死因中，只有癌症的死亡率在2017年有所下降，而自杀、脑卒中、糖尿病、阿尔茨海默病、流感/肺炎、慢性下呼吸道疾病和意外受伤这7种疾病的死亡率均有所上升"。尽管吸烟人数有所下降，但美国每年仍然约有48万人死于吸烟，吸烟仍是可预防性死亡的主要原因。

一些毫无科学依据的主张正在快速传播，这给人类健康带来了一种截然不同的挑战。反对儿童接种疫苗是其中的一个典型，世界卫生组织已将抵制疫苗接种列为2019年全球十大健康威胁之一。加州的马林县是全美国受教育程度较高的县之一，根据凯萨医疗机构2015年的一项研究，在马林县36个月以下的儿童中，近五分之一没有完成全部疫苗的接种。美国政府的数据显示，2001年以来，没有接种疫苗的儿童比例增加了4倍。这在很大程度上是因为对疫苗副作用存在毫无科学依据的恐惧。疫苗接种率的下降增加了人们感染麻疹的风险——这一潜在威胁在2019年初爆发了，导致华盛顿克拉克县的官员宣布进入公共卫生紧急状态。

克服这些或者其他类似的困难需要时间，更需要有针对性的解决方案。当我们努力实现这些目标后，不能忘了一个更长远的目标：深化我们对人类生物学的理解，并专注于将我们的生物学知识转化为临床上的新疗法。基础研究一直是，而且将永远是新发现和新进展最持久、最可靠的来源。世界各地都在进行基础研究，这是我对未来依然非常乐观的原因之一。我期待以下两个研究项目能对医学研究者有所启发并推动精准医学、精准健康的发展。

其中一个项目是"基线健康研究项目（Project Baseline Health Study）"，它是有史以来最大的人类健康研究项目，预计会在旧金山、北卡罗莱纳和洛杉矶招募约10 000名受试者。这些受试者的健康状况不一，包括健康人群以及心血管疾病、肺癌和乳腺癌/卵巢癌的高风险人群。该项目由Verily承办，是一个斯坦福大学医学院和杜克大学医学院参与其中的学术-

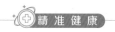

产业合作项目。

该项目将检测几乎所有可以想到的项目,包括唾液、粪便、微生物组、心脏成像和基因组。受试者还将使用可穿戴设备进行连续监测,并且在他们的住所中将会安装传感器进行睡眠监测。他们将被纵向跟踪,并且在开始时采集足够多的基线数据,以便当他们的健康状况发生变化时,可以回顾基线数据并分析该事件发生的原因。所有受试者都同意对他们的数据进行分析,研究人员与当地个人和机构进行了大量合作,并创建了受试者社区,以增强受试者们的研究体验。最终目标是将"基线项目"的数据公之于众。

另一个项目名称为"我们所有人(All of Us)",它类似于我在介绍中提到的弗雷明翰研究(Framingham Study)(基线项目也是如此),主要区别在于它的参与人群来自全国各地,他们的健康状况也更加多样化。该项目于2018年5月启动,由美国国立卫生研究院(National Institutes of Health)赞助,预计到2023年招募约100万人参与该研究,其中70%~75%的受试者是曾经被认为在医学研究中代表性不足的人,并有50%的受试者是少数族裔。

参与者将同意分享他们多年的健康数据,并公开去隐私化的数据,以帮助医学科研人员对疾病的研究,探索人们的生活环境与不同健康状况之间的联系。[经"我们所有人"批准的研究人员将能够查看个人健康数据。]鉴于其规模以及被招募人员的特点,"我们所有人"很有可能解锁有价值的新知识并推进精确预测、预防和治疗疾病的"精确健康"目标。

＊　　　＊　　　＊

在本书的开头,我描述了一个你面临着患有难以早期预测的、致命的高风险胰腺癌场景。但是我们通过细致的检查发现早期胰腺癌并与医生协调进行精准的靶向治疗,使得一个微小的胰腺肿瘤在发展的早期阶段就被扼杀。这并不是天方夜谭,已经读了本书许多内容的你应该更能了解这件事确实可以实现。

我希望我们在精准地预测、预防和治愈疾病方面的能力都将稳步提升,但是这取决于我们能否继续培养创新精神,尤其是研究型大学和医疗中心、制药公司和数字健康机构。这种精神已经促成了一些突破性成果,例如斯坦利·科恩(Stanley Cohen)和赫伯特·波伊尔(Herbert Boyer)帮助人类解锁了基因克隆的能力,年代更近一点的,卡尔·戴瑟罗斯(Karl Deisseroth)开创了光遗传学。

实现精准健康的目标还需要更多地关注社会、环境和人们的行为等因素。如第2章所述,这些因素对健康的影响比我们过去所关注和研究的领域要大得多,同时它们的问题也是最难解决的。即使困难很大,健康和医疗保健领域也都正在取得意义重大的进展。比如发现了改善空气质量可以降低儿童哮喘的发病率,数字健康工具正在为糖尿病等慢性病患者带来更好的预后,新医疗技术正在帮助我们加深对精神疾病(如抑郁症)机制的理解,并为有效治疗它们提供新的手段。

在未来我们能解决这些医疗保健难题的关键在于对科学、健康和医学实践不断有新思维涌入。新的思维将有助于以新发现为重点的基础研究能够继续揭开人体的奥秘,为更有效地预测和预防疾病奠定基础。另外,影响健康的社会问题的处理也非常重要。最后,处于健康第一线的——医生、护士以及其他卫生保健专业人员,应该在治疗疾病方面发挥关键作用的同时不断适应持续变化的患者需求,帮助患者了解如何才能获得健康并保持健康。

本书的中心主题之一是数字工具注定要深入医疗保健系统。《华尔街日报》科技专栏作家安迪·凯斯勒（Andy Kessler）写道："医生的数量是有限的，医学的真正未来是数字诊断。最好的医生一次也只能看一个病人，但一段'聪明'的代码可以被无数人使用。"这在一定程度上是正确的。例如，人工智能将有助于实现知识获取的民主化，使得某些诊断不会完全依赖于世界某些地区可能供不应求的专家。但我在第6章中提到ClickWell研究发现，尽管年轻人愿意接受虚拟医疗，但他们仍然希望他们的第一次就医是与人类医疗保健专业人员互动。我认为这种想法不会很快发生变化。

希望我在本书中阐述的关于精准健康的愿景能够成为新思维的催化剂，并有助于推动精准健康的长期发展，从而为全球范围内的人们带来更健康的生活，并加速人类的进步。

（翻译：翁建平）

注　释

引言

1. https://www.cancer.net/cancer-types/pancreatic-cancer/stages

2. http://pancreatic.org/pancreatic-cancer/pancreatic-cancer-facts/

3. https://www. cancer. org/content/dam/cancer-org/research/cancer-facts-and-statistics/annualcancer-facts-and-figures/2017/cancer-facts-and-figures-2017.pdf

4. "Reports and Papers Presented at the Meetings of the American Public Health Association," 1873. Accessed online March 2, 2018: https://tinyurl.com/yc5ukpde

5. https://www.framinghamheartstudy.org/fhs-about/history/epidemiological-background/

6. https://www.framinghamheartstudy.org/fhs-risk-functions/

7. "How Tech Can Turn Doctors Into Clerical Workers," New York Times, May 16, 2018. https://www.nytimes.com/interactive/2018/05/16/magazine/health-issue-what-we-lose-with-datadriven-medicine.html

8. http://med.stanford.edu/news/all-news/2018/02/5-questions-sam-gambhir-on-progress-inprecision-health.html

9. Ibid.

10. http://stanmed.stanford.edu/2016winter/target-health.html

11. http://med.stanford.edu/news/all-news/2018/02/5-questions-sam-gambhir-on-progress-inprecision-health.html

12. "Defeating the ZIP Code Health Paradigm: Data, Technology, and Collaboration are Key," Health Affairs blog, August 6, 2015. https://www.healthaffairs.org/do/10.1377/hblog20150806.049730/full/

13. https://www.healthsystemtracker.org/chart-collection/u-s-life-expectancy-compare-countries/

14. https://www. healthsystemtracker. org/chart-collection/infant-mortality-u-s-compare-countries/#item-infant-mortality-higher-u-s-comparable-countries

15. "Sound-and/or pressure-induced vertigo due to bone dehiscence of the superior semicircular canal," Archives of Otolaryngology — Head & Neck Surgery, March 1998. https://jamanetwork. com/journals/jamaotolaryngology/fullarticle/219008

16. Thomas Goetz, The Decision Tree: Taking Control of Your Health in the New Era of Personalized Medicine (New York: Rodale Books, 2010).

17. https://obamawhitehouse. archives. gov/photos-and-video/video/2015/01/30/president-obamaspeaks-precision-medicine-initiative

18. "A New Initiative on Precision Medicine," New England Journal of Medicine, February 26, 2015. https://www.nejm.org/doi/full/10.1056/NEJMp1500523

19. Disclosure of relationships that leaders of academic institutions and medical centers have with industry is

important in ensuring the integrity of the mission of these institutions. As of May 2019, I am a member of advisory boards for the following companies for which I receive compensation for my activities: Ancestry, Mammoth Biosciences, Mission Bio, and Sensyne Health. I am also a compensated advisor to General Atlantic, a private equity firm. I am a member of the advisory board of Thrive Global, for which I receive no compensation. As a part of my role as Dean of Medicine at Stanford, I am on an advisory board focused on exploring collaborations between Novartis and academic institutions in the area of digital health. I receive no compensation from Novartis in this role. I own common stock in Apple and in Alphabet. This stock was purchased before any significant digital health collaborations between the Stanford School of Medicine and these companies, and I have not bought or sold stock in these companies since that time.

第1章

1. https://www.youtube.com/watch? v=ssw0QanLS74

2. https://www.cdc.gov/nchs/data/nvsr/nvsr66/nvsr66_04.pdf (Table 19)

3. https://www.cia.gov/library/publications/the-world-factbook/rankorder/2102rank.html

4. https://data.worldbank.org/indicator/SP.DYN.LE00.IN? year_low_desc=true

5. "Inequalities in Life Expectancy Among US Counties, 1980 to 2014: Temporal Trends and Key Drivers," JAMA Internal Medicine, July 2017. https://jamanetwork. com/journals/jamainternalmedicine/fullarticle/2626194

6. "The Association Between Income and Life Expectancy in the United States, 2001-2014," Journal of the American Medical Association, April 26, 2016. https://jamanetwork. com/journals/jama/article-abstract/2513561

7. Ibid.

8. "Wealth Inequality in the United States since 1913: Evidence from Capitalized Income Tax Data," Quarterly Journal of Economics, May 2016, 519-578. https://doi.org/10.1093/qje/qjw004

9. "Socioeconomic Differences in the Epidemiologic Transition from Heart Disease to Cancer as the Leading Cause of Death in the United States, 2003 to 2015: An Observational Study," Annals of Internal Medicine, December 18, 2018. https://annals. org/aim/article-abstract/2715460/socioeconomic-differences-epidemiolo gic-transition-from-heart-disease-cancer-leading-cause

10. "U.S. Health in International Perspective: Shorter Lives, Poorer Health," National Academies Press; 2013. www.ncbi.nlm.nih.gov/books/NBK115854/

11. "US Burden of Disease Collaborators. The State of US Health, 1990-2010 Burden of Diseases, Injuries, and Risk Factors," Journal of the American Medical Association, August 14, 2013. https://jamanetwork.com/journals/jama/fullarticle/1710486

12. https://jamanetwork.com/data/Journals/JAMA/936922/joi180029t1.png

13. Ibid.

14. "Prevalence of obesity among adults and youth: United States, 2015-2016," National Center for Health Statistics. 2017. https://www.cdc.gov/nchs/products/databriefs/db288.htm

15. "World-wide trends in body mass index, underweight, overweight, and obesity from 1975-2016: a pooled analysis of 2416 population-based measurement studies in 128.9 million children, adolescents, and adults," The Lancet, December 16, 2017.

16. "Health Effects of Overweight and Obesity in 195 Countries Over 25 Years," New England Journal of

Medicine, July 6, 2017. http://www.nejm.org/doi/full/10.1056/NEJMoa1614362

17. "U.S. Health Care Quality Ratings Among Lowest Since '12," Gallup, November 30, 2017.

18. "Americans Still Hold Dim View of U.S. Healthcare System," Gallup, December 11, 2017.

19. "The fax of life: Why American medicine still runs on fax machines," Vox, January 12, 2018. https://www.vox.com/health-care/2017/10/30/16228054/american-medical-system-faxmachines-why

20. "How Tech Can Turn Doctors Into Clerical Workers," New York Times Magazine, May 16, 2018. https://www.nytimes.com/interactive/2018/05/16/magazine/health-issue-what-we-lose-withdata-driven-medicine.html

21. "Physician Burnout in the Electronic Health Record Era: Are We Ignoring the Real Cause?" Annals of Internal Medicine, May 8, 2018. https://annals.org/aim/article-abstract/2680726/physician-burnout-electronic-health-record-era-we-ignoring-real-cause

22. "The Future of Electronic Health Records," Stanford Medicine, September 2018. http://med.stanford.edu/content/dam/sm/ehr/documents/SM-EHR-White-Papers_v12.pdf

23. "Death by a Thousand Clicks: Where Electronic Health Records Went Wrong," Fortune, March 18, 2019. http://fortune.com/longform/medical-records/

24. https://www.cms.gov/research-statistics-data-and-systems/statistics-trends-and-reports/nationalhealthexpenddata/nhe-fact-sheet.html

25. http://stats.oecd.org/Index.aspx? DataSetCode=SHA

26. "How does health spending in the U.S. compare to other countries?" Kaiser Family Foundation, December 7, 2018. https://www.healthsystemtracker.org/chart-collection/health-spendingu-s-compare-countries/#item-average-wealthy-countries-spend-half-much-per-person-health-us-spends

27. Elisabeth Rosenthal, An American Sickness: How Healthcare Became Big Business and How You Can Take It Back (Penguin, 2017), p. 2.

28. "Remarks on Value-Based Transformation to the Federation of American Hospitals," March 5, 2018. https://www.hhs.gov/about/leadership/secretary/speeches/2018-speeches/remarks-onvalue-based-transformation-to-the-federation-of-american-hospitals.html? new

29. "Medical errors may stem more from physician burnout than unsafe health care settings," Stanford Medicine, July 8, 2018. https://med.stanford.edu/news/all-news/2018/07/medical-errors-maystem-more-from-physician-burnout.html

30. "Physician Well-Being: The Reciprocity of Practice Efficiency, Culture of Wellness, and Personal Resilience," NEJM Catalyst, August 7, 2017. https://catalyst.nejm.org/physician-well-beingefficiency-wellness-resilience/

31. "Research Shows Shortage of More than 100 000 Doctors by 2030," Association of American Medical Colleges, March 14, 2017. https://www.aamc.org/news-insights/research-showsshortage-more-100000-doctors-2030

32. http://wellmd.stanford.edu/content/dam/sm/wellmd/documents/2017-ACPH-Hamidi.pdf

33. "Symptoms of burnout common among medical residents; UW taking steps to help," UW News, March 4, 2002. http://www.washington.edu/news/2002/03/04/symptoms-of-burnout-commonamong-medical-residents-uw-taking-steps-to-help/

34. "Intervention to promote physician well-being, job satisfaction, and professionalism: a randomized clinical trial." JAMA Internal Medicine, April 17, 2014. https://www.ncbi.nlm.nih.gov/pubmed/24515493

"A randomized controlled trial evaluating the effect of COMPASS (Colleagues Meeting to Promote and Sustain Satisfaction) small group sessions on physician well-being, meaning, and job satisfaction," Journal of General Internal Medicine, April 2015.

35. "Physician and Nurse Well-Being: Seven Things Hospital Boards Should Know," Journal of Healthcare Management, November/December 2018. https://www.ncbi.nlm.nih.gov/pubmed/30418362

36. "Making the Case for the Chief Wellness Officer in America's Health Systems: A Call to Action," Health Affairs blog, October 26, 2018. https://www.healthaffairs.org/do/10.1377/hblog20181025.308059/full/

第2章

1. "The Case for More Active Policy Attention to Health Promotion," Health Affairs, March/April 2002. https://www.healthaffairs.org/doi/10.1377/hlthaff.21.2.78

   American Journal of Preventive Medicine, February 2017, pp. 129-135. https://www.ajpmonline. org/article/S0749-3797(15)00514-0/fulltext

   Commission on Social Determinants of Health, The World Health Organization, 2008. https://www.who.int/social_determinants/thecommission/finalreport/en/

   "The Key Role of Epigenetics in Human Disease Prevention and Mitigation," New England Journal of Medicine, April 5, 2018. https://www.nejm.org/doi/full/10.1056/NEJMra1402513

2. "Prevalence of Obesity Among Adults, by Household Income and Education — United States, 2011-14," Centers for Disease Control and Prevention, December 22, 2017. https://www.cdc.gov/mmwr/volumes/66/wr/pdfs/mm6650a1-H.pdf

3. "Cigarette Smoking and Tobacco Use Among People of Low Socioeconomic Status," Centers for Disease Control and Prevention. https://www.cdc.gov/tobacco/disparities/low-ses/index.htm

4. Robert M. Kaplan and Arnold Milstein, "Contributions of Healthcare to Longevity: A Review of Four Estimation Methods," Annals of Family Medicine, May/June 2019. http://www.annfammed.org/content/17/3/267.full

5. "Bad genes don't mean you are doomed to heart disease and early death," Washington Post, February 27, 2018. https://www. washingtonpost. com/national/health-science/bad-genes-dontmean-you-are-doomed-to-heart-disease-and-early-death/2018/02/23/ddf19a78-0b73-11e8-8890-372e2047c935_story.html?

6. "Genes can push you toward obesity, but there are things you can do to prevent that," Washington Post, August 13, 2017. https://www. washingtonpost. com/national/health-science/genes-can-push-you-toward-obesity-but-there-are-things-you-can-do-to-prevent-that/2017/08/11/5bb7a80e-77ad-11e7-8f39-eeb7d3a2d304_story.html?

7. "Friends and Family May Play a Role in Obesity," National Institutes of Health, August 13, 2007. https://www.nih.gov/news-events/nih-research-matters/friends-family-may-play-role-obesity

8. "Obesity Is 'Socially Contagious,' Study Finds," UCSD News Center, July 25, 2007. https://ucsdnews.ucsd.edu/archive/newsrel/soc/07-07ObesityIK-.asp

9. "Physical Activity Attenuates the Influence of FTO Variants on Obesity Risk: A Meta-Analysis of 218 166 Adults and 19 268 Children," PLOS Medicine, November 1, 2011. https://journals.plos.org/plosmedicine/article? id=10.1371/journal.pmed.1001116

10. "Well now: What humans need to flourish," Stanford Medicine, Summer 2016. https://stanmed.stanford.edu/2016summer/well-now.html

11. "The thrifty phenotype hypothesis: Type 2 diabetes, British Medical Bulletin, November 2001. https://academic.oup.com/bmb/article/60/1/5/322752

12. "Association of Improved Air Quality with Lung Development in Children," New England Journal of

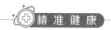

Medicine, March 5, 2015. https://www.nejm.org/doi/full/10.1056/NEJMoa1414123

13. "FEAST: Empowering community residents to use technology to assess and advocate for healthy food environments," Journal of Urban Health, 2017.

Buman MP, Winter SJ, Baker C, Hekler EB, Otten JJ, King AC, "Neighborhood Eating and Activity Advocacy Teams (NEAAT): engaging older adults in policy activities to improve food and physical environments." Transl Behav Med 2012, 2(2):249-253.

14. "A qualitative study of shopper experiences at an urban farmers' market using the Stanford Healthy Neighborhood Discovery Tool," Public Health Nutrition, April 2015. https://www.ncbi.nlm.nih.gov/pubmed/24956064

15. "Harnessing Technology and Citizen Science to Support Neighborhoods That Promote Active Living in Mexico," Journal of Urban Health, December 2016. https://www.ncbi.nlm.nih.gov/pubmed/27752825

16. "Maximizing the promise of citizen science to advance health and prevent disease," Preventive Medicine, February 2019. https://www.ncbi.nlm.nih.gov/pubmed/30593793

17. "The Stanford Healthy Neighborhood Discovery Tool: a computerized tool to assess active living environments," American Journal of Preventive Medicine, April 2013. https://www.ncbi.nlm.nih.gov/pubmed/23498112

18. "Well now," Stanford Medicine, Summer 2016.

19. "Smart phones could be game-changing tool for cardiovascular research," Stanford Medicine News Center, December 14, 2016. https://med.stanford.edu/news/all-news/2016/12/smartphones-could-be-game-changing-tool-for-cardiovascular-research.html

20 "Arianna Huffington Thought 'Huff Post' Would Be Her Last Chapter. Was She Ever Wrong." Entrepreneur, October 26, 2018. https://www.entrepreneur.com/article/322204

21. "How to make healthy life changes from tiny habits," WRVO, August 13, 2016. https://www.wrvo.org/post/how-make-healthy-life-changes-tiny-habits

第3章

1. "2018 Year End Funding Report: Is digital health in a bubble?" Rock Health. https://rockhealth.com/reports/2018-year-end-funding-report-is-digital-health-in-a-bubble/

2. "Internet Trends 2017 — Code Conference," May 31, 2017. https://www.kleinerperkins.com/perspectives/internet-trends-report-2017

3. "6 Reasons Why Digital Health Startups Will Fail (Obamacare Repeal Won't Be One of Them)," Medtech Boston, January 9, 2017. https://medtechboston.medstro.com/blog/2017/01/09/6-reasons-why-digital-health-startups-will-fail-obamacare-repeal-wont-be-one-of-them/

4. Ibid.

5. "The secret weapon of World War II," Baltimore Sun, January 11, 1993. http://articles.baltimoresun.com/1993-01-11/news/1993011049_1_fuse-proximity-smart-weapons

6. Ibid.

7. "The Cell's Integrated Circuit: A profile of Lucy Shapiro," The Scientist, August 1, 2018. https://www.the-scientist.com/profile/the-cells-integrated-circuit--a-profile-of-lucy-shapiro-64496

8. Ibid.

9. "More can benefit from stroke treatment," Stanford Medicine Newsletter, Summer 2018. https://med.

stanford.edu/communitynews/2018summer/more-can-benefit-from-stroke-treatment.html

10. "Prompt clot-grabbing treatment produces better stroke outcomes," American Heart Association, January 25, 2018. http://newsroom.heart.org/news/prompt-clot-grabbing-treatment-producesbetter-stroke-outcomes

11. "Thrombectomy for Stroke at 6 to 16 Hours with Selection by Perfusion Imaging," New England Journal of Medicine, February 22, 2018. https://www.nejm.org/doi/full/10.1056/NEJMoa1713973

12. "Stanford-led clinical trials shows broader benefits of acute stroke therapy," Stanford Medicine News Center, January 24, 2018. https://med. stanford. edu/news/all-news/2018/01/clinical-trialshows-broader-benefits-of-acute-stroke-therapy.html

13. "More can benefit from stroke treatment," Stanford Medicine Newsletter, Summer 2018.

14. Ibid.

15. "Greg Albers: Changing the face of the stroke stopwatch," The Lancet, January 5, 2017. https://www.thelancet.com/journals/laneur/article/PIIS1474-4422(16)30386-6/fulltext

16. "Purification and characterization of mouse hematopoietic stems cells," Science, July 1, 1988. http://science.sciencemag.org/content/241/4861/58

17. "Long-Term Outcome of Patients with Metastatic Breast Cancer Treated with High-Dose Chemotherapy and Transplantation of Purified Autologous Hematopoietic Stem Cells," Biology of Blood and Marrow Transplantation, January 2012. https://www.bbmt.org/article/S1083-8791(11)00299-0/fulltext

18. "Survival of stage IV breast cancer patients improves with stem cell treatment, study finds," Stanford Medicine News Center, July 22, 2011. https://med. stanford. edu/news/all-news/2011/07/survival-of-stage-iv-breast-cancer-patients-improves-with-stem-cell-treatment-study-finds.html

19. "Anti-CD47 cancer therapy safe, shows promise in small clinical trial," Stanford Medicine News Center, October 31, 2018. https://med. stanford. edu/news/all-news/2018/10/anti-cd47-cancertherapy-safe-shows-promise-in-small-trial.html

20. Ibid.

21. "Efficient transplantation via antibody-based clearance of hematopoietic stem cell niches," Science, November 23, 2007. https://www. ncbi. nlm. nih. gov/pubmed/18033883; "Hematopoietic stem cell transplantation in immunocompetent hosts without radiation or chemotherapy," Science Translational Medicine, August 10, 2016. https://www.ncbi.nlm.nih.gov/pubmed/27510901

22. "How One Thing Led to Another," Annual Review of Immunology, May 2016. https://www.annualreviews.org/doi/10.1146/annurev-immunol-032414-112003

23. Mark M. Davis, "A Prescription for Human Immunology," Immunity, December 19, 2008.

24. "1 in 3 adults don't get enough sleep," Centers for Disease Control and Prevention," February 18, 2016. https://www.cdc.gov/media/releases/2016/p0215-enough-sleep.html

25. "A harrowing journey through disordered sleep," Nature, February 27, 2018. https://www. nature. com/articles/d41586-018-02510-3

26. "Artificial Intelligence May Unlock the Mysteries of Sleep Testing," Thrive Global, December 10, 2018. https://thriveglobal.com/stories/this-device-may-be-key-to-finding-out-why-you-arentsleeping/

27. "Neural network analysis of sleep stages enables efficient diagnosis of narcolepsy," Nature, December 6, 2018. https://www.nature.com/articles/s41467-018-07229-3

28. "A harrowing journey through disordered sleep," Nature, February 27, 2018.

29. "Prevalence and Severity of Food Allergies Among US Adults," JAMA Network Open, January 4, 2019. https://jamanetwork.com/journals/jamanetworkopen/fullarticle/2720064? mod=article_inline

30. "The Public Health Impact of Child-Reported Food Allergies in the United States," Pediatrics, December

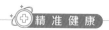

2018. http://pediatrics.aappublications.org/content/142/6/e20181235? mod=article_inline

31. "Trends in Allergic Conditions Among Children: United States, 1997-2011," National Center for Health Statistics, May 2013. https://www.cdc.gov/nchs/products/databriefs/db121.htm

32. https://www.nimh.nih.gov/health/statistics/mental-illness.shtml

33. https://med.stanford.edu/psychiatry/special-initiatives/precisionpsychiatry/pmhw.html

34. "To Diagnose Mental Illness, Read the Brain," Scientific American, June 25, 2016. https://www.scientificamerican.com/article/to-diagnose-mental-illness-read-the-brain/

35. "Initial Severity and Antidepressant Benefits: A Meta-Analysis of Data Submitted to the Food and Drug Administration," PLOS Medicine, February 2008. https://www.ncbi.nlm.nih.gov/pmc/articles/PMC2253608/

36. https://es-la.facebook.com/worldeconomicforum/videos/10153794471101479/

37. https://www.dailymotion.com/video/x31jyrp

38. "To Diagnose Mental Illness, Read the Brain," Scientific American, June 25, 2016.

39. https://es-la.facebook.com/worldeconomicforum/videos/10153794471101479/

40. "Data & Statistics on Autism Spectrum Disorder," Centers for Disease Control and Prevention. https://www.cdc.gov/ncbddd/autism/data.html

41. "Randomized, Controlled Trial of an Intervention for Toddlers with Autism: The Early Start Denver Mode," Pediatrics, January 2010. http://pediatrics.aappublications.org/content/125/1/e17.short

42. "The urgent need to shorten autism's diagnostic odyssey," Spectrum, July 15, 2014. https://www.spectrumnews.org/opinion/viewpoint/the-urgent-need-to-shorten-autisms-diagnostic-odyssey/

43. "Cognoa's AI platform for autism diagnosis gets first FDA stamp," TechCrunch, February 21, 2018. https://techcrunch.com/2018/02/21/cognoas-ai-platform-for-autism-diagnosis-gets-first-fda-stamp/

44. "Screening in toddlers and preschoolers at risk for autism spectrum disorder: Evaluating a novel mobile-health screening tool," Autism Research, July 2018. https://www.ncbi.nlm.nih.gov/pubmed/29734507 See also, "Machine learning approach for early detection of autism by combining questionnaire and home video screening," Journal of the American Medical Informatics Association, August 2018. https://doi.org/10.1093/jamia/ocy039

45. "Exploratory study examining the at-home feasibility of a wearable tool for social-affective learning in children with autism," npj Digital Medicine, August 2, 2018. https://www.nature.com/articles/s41746-018-0035-3

46. "Innovation in the pharmaceutical industry: New estimates of R&D costs," Journal of Health Economics, May 2016. https://www.sciencedirect.com/science/article/abs/pii/S0167629616000291? via%3Dihub

47. "Her one-in-a-million baby," Stanford Children's Health. https://www.stanfordchildrens.org/en/service/fertility-and-reproductive-health/one-in-a-million-baby

48. "Meet Rhiju Das," Biomedical Beat Blog — National Institute of General Medical Sciences, July 9, 2014. https://biobeat.nigms.nih.gov/2014/07/meet-rhiju-das/

49. Rhiju Das, Benjamin Keep, Peter Washington, and Ingmar H. Riedel-Kruse, "Scientific discovery games for biomedical research," Annual Review of Biomedical Data Science, 2019.

50. Ibid.

51. "Principles for Predicting RNA Secondary Structure Design Difficulty," Journal of Molecular Biology, February 27, 2016. https://doi.org/10.1016/j.jmb.2015.11.013

52. "Power to the people: Does Eterna signal the arrival of a new wave of crowd-sourced projects?" BMC Biochemistry, October 23, 2013. https://www.ncbi.nlm.nih.gov/pmc/articles/PMC3854504/

53. "Diagnosing suspected arrhythmias: An interview with Uday Kumar of iRhythm," Stanford Byers Center for Biodesign. https://biodesign.stanford.edu/our-impact/technologies/irhythm.html

54. https://tedmed.com/talks/show? id=292997

55. Ibid.

56. http://10newtons.com/whatwedo/datascience/

57. "Sensor Technology in Assessments of Clinical Skill," New England Journal of Medicine, February 19, 2015. https://www.nejm.org/doi/full/10.1056/NEJMc1414210

58. http://10newtons.com/new-technology-seeks-to-teach-proper-self-breast-exam-techniques/

59. https://tedmed.com/talks/show? id=292997

60. https://vimeo.com/76445878

61. "Getting real: Medical residents experience global health needs firsthand," Stanford Medicine, Winter 2019. http://stanmed.stanford.edu/2019winter/residents-global-health-needs-firsthand.html

62. "Interventions to Improve Adherence to Self-Administered Medications for Chronic Diseases in the United States: A Systematic Review," Annals of Internal Medicine, December 4, 2012. http://annals.org/aim/fullarticle/1357338/interventions-improve-adherence-self-administeredmedications-chronic-diseases-united-states

63. https://faq.impossiblefoods.com/hc/en-us/articles/360018936694-What-is-Impossible-Foods-mission-

64. https://impossiblefoods.com/mission/2019impact/

65. "Our Meatless Future: How the $90B Global Meat Market Gets Disrupted," CB Insights, January 16, 2019. https://www.cbinsights.com/research/future-of-meat-industrial-farming/?

66. "Why Most Published Research Findings Are False," PLOS Medicine, August 30, 2005. https://doi.org/10.1371/journal.pmed.0020124

67. "Primary Prevention of Cardiovascular Disease with a Mediterranean Diet," New England Journal of Medicine, April 4, 2013. https://www.nejm.org/doi/full/10.1056/NEJMoa1200303

68. "Retraction and Republication: Primary Prevention of Cardiovascular Disease with a Mediterranean Diet," New England Journal of Medicine, June 21, 2018. https://www.nejm.org/doi/full/10.1056/NEJMc1806491

69. "Science mapping analysis characterizes 235 biases in biomedical research" Journal of Clinical Epidemiology, November 2010. https://www.researchgate.net/publication/43182837_Science_mapping_analysis_characterizes_235_biases_in_biomedical_research

70. "Reproducible Research Practices and Transparency across the Biomedical Literature," PLOS Biology, January 4, 2016. http://journals.plos.org/plosbiology/article? id=10.1371/journal.pbio.1002333

71. "Reproducible research practices, transparency, and open access data in the biomedical literature, 2015-2017," PLOS Biology, November 20, 2018. https://journals.plos.org/plosbiology/article? id=10.1371/journal.pbio.2006930

72. https://www.sec.gov/litigation/complaints/2018/comp-pr2018-41-theranos-holmes.pdf

73. "Stealth Research: Is Biomedical Innovation Happening Outside the Peer-Reviewed Literature?" February 17, 2015. https://jamanetwork.com/journals/jama/article-abstract/2110977

74. http://www.demog.berkeley.edu/~andrew/1918/figure2.html

75. https://www.cdc.gov/nchs/data/databriefs/db293.pdf

第4章

1. "Science: The Endless Frontier," A Report to the President by Vannevar Bush, Director of the Office of Scientific Research and Development, July 1945. https://www.nsf.gov/about/history/vbush1945.htm

2. Donald E. Stokes, Pasteur's Quadrant: Basic Science and Technological Innovation (Brookings Institution Press, 1997), pp. 73-74.

3. https://parkinsonsdisease.net/basics/statistics/

4. https://www.pbs.org/newshour/health/the-real-story-behind-the-worlds-first-antibiotic

5. "Francisco Mojica, the scientist who discovered CRISPR and DNA editing," ABC.net.au, June 14, 2018. https://www. abc. net. au/news/2018-06-15/francisco-mojica-scientist-who-discoveredcrispr-dna-editing/986 4070

6. Ibid.

7. Horace Freeland Judson, The Eighth Day of Creation: The Makers of the Revolution in Biology (Simon & Schuster, 1979) p. 326.

8. As quoted in Errol C. Friedberg, A Biography of Paul Berg: The Recombinant DNA Controversy Revisited (World Scientific Publishing, 2014), pp. 71-72.

9. Friedberg, A Biography of Paul Berg, p. 73.

10. Ibid.

11. Siddhartha Mukherjee, The Gene: An Intimate History (Scribner, 2017), p. 234.

12. Sally Smith Hughes, Genentech: The Beginnings of Biotech (University of Chicago Press, 2011), p. 10

13. Hughes, Genentech, pp. 10-11.

14. Hughes, Genentech, p. 11.

15. "DNA cloning: A personal view after 40 years," PNAS, September 24, 2013. https://www.pnas.org/content/110/39/15521

16. Stanley N. Cohen, M.D., "Science, Biotechnology, and Recombinant DNA: A Personal History," an oral history conducted by Sally Smith Hughes in 1995, Regional Oral History Office, The Bancroft Library, University of California, Berkeley, 2009.

17. https://www.nobelprize.org/prizes/medicine/2006/press-release/

18. "Potent and specific genetic interference by double-stranded RNA in Caenorhabditis elegans," Nature, February 19, 1998. https://www.nature.com/articles/35888

19. http://news.bbc.co.uk/2/hi/health/5398844.stm

20. https://www.nobelprize.org/prizes/chemistry/2012/kobilka/biographical/

21. "Stanford scientist Brian Kobilka wins Nobel Prize for Chemistry," Stanford News, October 10, 2012. https://news.stanford.edu/news/2012/october/nobel-prize-kobilka-101012.html

22. https://www.nobelprize.org/prizes/chemistry/2013/levitt/facts/

23. http://med.stanford.edu/news/all-news/2013/10/the-science-behind-michael-levitts-nobelprize.html

24. https://www.nobelprize.org/prizes/medicine/2013/sudhof/biographical/

25. "Lighting the Brain: Karl Deisseroth and the optogenetics breakthrough," The New Yorker, May 11, 2015. https://www.newyorker.com/magazine/2015/05/18/lighting-the-brain

26. https://news.stanford.edu/features/2014/optogenetics/

27. "A Look Inside the Brain," Scientific American, October 2016. http://clarityresourcecenter. org/pdfs/Deisseroth_SciAm2016.pdf

28. The acronym is based on the following construction: "clear lipid-exchanged acrylamidehybridized rigid imaging/immunostaining/in situ hybridization-compatible tissue-hydrogel."

29. "Turning back time with emerging rejuvenation strategies," Nature Cell Biology, January 2, 2019. https://www.nature.com/articles/s41556-018-0206-0

30. https://web.stanford.edu/group/brunet/research%20interests.html

31. https://www.ted.com/talks/tony_wyss_coray_how_young_blood_might_help_reverse_aging_yes_really? langu age=en

32. "Redefining differentiation: Reshaping our ends," Nature Cell Biology, May 30, 2012. https://www.nature. com/articles/ncb2506? draft=collection

33. Ibid.

34. "Profile of Helen M. Blau," Proceedings of the National Academy of Sciences, October 31, 2017. https:// www.pnas.org/content/114/44/11561 OF I L

35. "Plasticity of the differentiated state," Science, November 15, 1985. https://www.ncbi.nlm.nih.gov/pubmed/ 2414846

36. "Nuclear reprogramming to a pluripotent state by three approaches," Nature, June 9, 2010. https://www. nature.com/articles/nature09229

37. "Differentiation requires continuous regulation," Journal of Cell Biology, March 1991. https://www.ncbi.nlm. nih.gov/pubmed/1999456

38. https://med. stanford. edu/news/all-news/2010/12/new-mouse-model-for-duchenne-musculardystrophy-implica tes-stem-cells-researchers-say.html

39. "Re'evolutionary' regenerative medicine," Journal of the American Medical Association, January 5, 2011. https://jamanetwork.com/journals/jama/article-abstract/644485

40. "Identification and specification of the mouse skeletal stem cell," Cell, January 15, 2015. https://doi.org/ 10.1016/j.cell.2014.12.002

41. https://med. stanford. edu/news/all-news/2015/01/researchers-isolate-stem-cell-that-gives-rise-tobones-cartil age.html

42. "Identification of the human skeletal stem cell," Cell, September 20, 2018.

43. https://med.stanford.edu/news/all-news/2018/10/skeletal-stem-cells-regress-when-tasked-withextensive-regen eration.html

44. "Human Skeletal Stem Cell Found," The Scientist, September 20, 2018. https://www.the-scientist.com/ news-opinion/human-skeletal-stem-cell-found-64830

45. https://med. stanford. edu/news/all-news/2018/09/study-identifies-stem-cell-that-gives-riseto-new-bone-cartil age. html

46. https://med. stanford. edu/news/all-news/2018/10/skeletal-stem-cells-regress-when-tasked-withextensive-rege neration.html

47. "Genetics, FACS, Immunology and Redox: A Tale of Two Lives Intertwined," Annual Reviews of Immunology, December 16, 2003. https://www. annualreviews. org/doi/full/10.1146/annurev. immunol. 22. 012703.104727

48. "Leonard Herzenberg, geneticist who developed key cell-sorting technology, dies," Stanford Medicine News Centers, October 31, 2013. http://med. stanford. edu/news/all-news/2013/10/leonard-herzenberg-geneticist- who-developed-key-cell-sorting-technology-dies.html

49. https://www. nytimes. com/2013/11/11/us/leonard-herzenberg-immunologist-whorevolutionized-research-dies- at-81.html

50. http://med. stanford. edu/news/all-news/2013/10/leonard-herzenberg-geneticist-who-developedkey-cell-sort ing-technology-dies.html

51. http://archive.sciencewatch.com/inter/aut/2008/08-apr/08aprNolan/

52. "Single-cell mass cytometry of differential immune and drug responses across a human hematopoietic continuum," F1000 Prime, May 6, 2011. https://f1000.com/prime/10641956? key=qllgw6hpwr306f5#

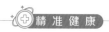

53. https://med.stanford.edu/news/all-news/2018/05/slac-stanford-open-facility-for-cryogenicelectron-microscopy.html

54. "Visualizing virus assembly intermediates inside marine cyanobacteria," Nature, October 9, 2013. https://www.nature.com/articles/nature12604

55. https://www.nobelprize.org/prizes/chemistry/2017/press-release/

56. "Refinement and Analysis of the Mature Zika Virus Cryo-Em Structure at 3.1 Å Resolution," Cell, June 26, 2018. https://www.cell.com/structure/fulltext/S0969-2126(18)30170-9

57. "Cryo-EM stuctures of tau filaments from Alzheimer's disease," Nature, July 5, 2017. https://www.nature.com/articles/nature23002

第5章

1. https://www.canaryfoundation.org/about-canary/founders-story/

2. https://www.canaryfoundation.org/about-canary/

3. https://www.ncbi.nlm.nih.gov/books/NBK338586/

4. "New center sets out to stop disease before it starts," Stanford Medicine News Center, May 16, 2018. https://med.stanford.edu/news/all-news/2018/05/new-center-sets-out-to-stop-diseasebefore-it-starts.html

5. "QnAs with Stephen Quake," Proceedings of the National Academy of Sciences, August 2, 2016. https://www.pnas.org/content/113/31/8557

6. "Noninvasive diagnosis of fetal aneuploidy by shotgun sequencing DNA from maternal blood," Proceedings of the National Academy of Sciences, October 21, 2008. https://www.pnas.org/content/105/42/16266

7. "Cell-free DNA Analysis for Noninvasive Examination of Trisomy," New England Journal of Medicine, April 23, 2015. https://www.nejm.org/doi/full/10.1056/NEJMoa1407349

8. https://www.washingtonpost.com/national/health-science/a-safe-prenatal-genetic-test-isgaining-popularity-with-young-moms-to-be-and-their-doctors/2019/01/04/746516a2-f4f2-11e8-bc79-68604ed88993_story.html?utm_term=.fbb1d97567b6

9. "Disruptive Technology: Dr. Diana Bianchi Talks Prenatal DNA Testing," The NICHD Connection, June 2019. https://science.nichd.nih.gov/confluence/display/newsletter/2017/09/07/Disruptive+Technology%3A+Dr.+Diana+Bianchi+Talks+Prenatal+DNA+Testing

10. "What are common treatments for Down syndrome?" National Institute of Child Health and Human Development. https://www.nichd.nih.gov/health/topics/down/conditioninfo/treatments#f2

11. https://www.cancer.org/cancer/breast-cancer/screening-tests-and-early-detection/mammograms/limitations-of-mammograms.html

12. "Ultrasound Molecular Imaging with BR55 in Patients with Breast and Ovarian Lesions: First-in-Human Results," Journal of Clinical Oncology, March 14, 2017. http://ascopubs.org/doi/abs/10.1200/JCO.2016.70.8594

13. http://med.stanford.edu/news/all-news/2017/04/ultrasound-and-microbubbles-flag-malignantcancer-in-humans.html

14. "Cost-effectiveness of Screening for Breast Cancer with Magnetic Resonance Imaging in BRCA1/2 Mutation Carriers," JAMA, May 24, 2006. https://jamanetwork.com/journals/jama/fullarticle/202909

15. "American Cancer Society guidelines for breast screening with MRI as an adjunct to mammography." CA: A Cancer Journal for Clinicians, March-April 2007. https://www.ncbi.nlm.nih.gov/pubmed/17392385

16. "Effect of screening and adjuvant therapy on mortality from breast cancer," New England Journal of Medicine, October 27, 2005.

17. "Association of Screening and Treatment with Breast Cancer Mortality by Molecular Subtype in US Women, 2000-2012," Journal of the American Medical Association, January 9, 2018. https://jamanetwork.com/journals/jama/fullarticle/2668347

18. https://www.statnews.com/feature/retro-report/the-code/

19. https://www.genome.gov/12011238/an-overview-of-the-human-genome-project/

20. https://stanmed.stanford.edu/2017winter/could-genetic-mosaicism-have-caused-a-deadly-heartarrhythmia-long-qt-syndrome.html

21. https://med.stanford.edu/news/all-news/2018/06/study-solves-mystery-of-genetic-test-resultsfor-patient-with-heart-condition.html.

22. https://newsroom.heart.org/news/gene-editing-technology-may-improve-accuracy-ofpredicting-individuals-heart-disease-risk

23. "A Geneticist's Research Turns Personal," New York Times, June 2, 2012. https://www.nytimes.com/2012/06/03/business/geneticists-research-finds-his-own-diabetes.html

24. http://med.stanford.edu/news/all-news/2012/03/revolution-in-personalized-medicine-first-everintegrative-omics-profile-lets-scientist-discover-track-his-diabetes-onset.html

25. "Personal Omics Profiling Reveals Dynamic Molecular and Medical Phenotypes," Cell, March 16, 2012. https://www.cell.com/cell/abstract/S0092-8674(12)00166-3

26. "NIH-Wide Strategic Plan: Fiscal Years 2016-2010," National Institutes of Health. https://www.nih.gov/sites/default/files/about-nih/strategic-plan-fy2016-2020-508.pdf, p. 20

27. To Err Is Human: Building a Safer Health System (Institute of Medicine, 2000). https://www.nap.edu/catalog/9728/to-err-is-human-building-a-safer-health-system

28. "Study Suggests Medical Errors Now Third Leading Cause of Death in the U.S.," Johns Hopkins Medicine, May 3, 2016. https://www.hopkinsmedicine.org/news/media/releases/study_suggests_medical_errors_now_third_leading_cause_of_death_in_the_us

29. "Your Sweat Will See You Now," New York Times, January 18, 2019. https://www.nytimes.com/2019/01/18/health/wearable-tech-sweat.html?

30. https://www.nejm.org/doi/full/10.1056/NEJMoa1901183?

31. "Predicting patient 'cost blooms' in Denmark: a longitudinal population-based study," British Medical Journal, January 11, 2017. https://bmjopen.bmj.com/content/7/1/e011580.info

32. "Bedside Computer Vision — Moving Artificial Intelligence from Driver Assistance to Patient Safety," New England Journal of Medicine, April 5, 2018. https://www.nejm.org/doi/10.1056/NEJMp1716891

33. "Identifying facial phenotypes of genetic disorders using deep learning," Nature Medicine, January 7, 2019. https://www.nature.com/articles/s41591-018-0279-0

34. "Scalable and accurate deep learning with electronic health records," npj Digital Medicine, May 8, 2018. https://www.nature.com/articles/s41746-018-0029-1

35. Ibid.

36. "Dermatologist-level classification of skin cancer with deep neural networks," Nature, January 25, 2017. https://www.nature.com/articles/nature21056

37. https://news.stanford.edu/2017/01/25/artificial-intelligence-used-identify-skin-cancer/

38. "Deep learning for chest radiograph diagnosis: A retrospective comparison of the CheXNeXt algorithm to practicing radiologists," PLOS Medicine, November 20, 2018. https://journals.plos.org/plosmedicine/

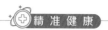

article? id=10.1371/journal.pmed.1002686

39. "Deep-learning-assisted diagnosis for knee magnetic resonance imaging: Development and retrospective validation of MRNet," PLOS Medicine, November 27, 2018. https://journals.plos.org/plosmedicine/article? id=10.1371/journal.pmed.1002699

40. Bernard Lown, The Lost Art of Healing: Practicing Compassion in Medicine (Random House, 1999), pp. 9-10.

第6章

1. "Association Between Dietary Factors and Mortality From Heart Disease, Stroke, and Type 2 Diabetes in the United States," Journal of the American Medical Association, March 7, 2017. https://jamanetwork.com/journals/jama/article-abstract/2608221

2. https://www.statista.com/chart/13945/the-words-that-make-groceries-less-appealing/

3. "Save the World, Prevent Obesity: Piggybacking on Existing Social and Ideological Movements," Obesity, February 2010.

4. http://www.who.int/dg/speeches/2013/health_promotion_20130610/en/

5. Thomas N. Robinson, "Stealth Interventions for Obesity," in Kelly Brownell and B. Timothy Walsh (eds.), Eating Disorders and Obesity (Guilford Press, 2018) p. 610.

6. "A Randomized Controlled Trial of Culturally Tailored Dance and Reducing Screen Time to Prevent Weight Gain in Low-Income African American Girls," Archives of Pediatric Adolescent Medicine, November 1, 2010. https://jamanetwork.com/journals/jamapediatrics/fullarticle/383967

7. Robinson, "Save the World, Prevent Obesity."

8. "Effects of a College Course About Food and Society on Students' Eating Behaviors," American Journal of Preventive Medicine, May 2010. https://www.ncbi.nlm.nih.gov/pubmed/20227847

9. "Association Between Indulgent Descriptions and Vegetable Consumption: Twisted Carrots and Dynamite Beets," JAMA Internal Medicine, August 2017. https://jamanetwork.com/journals/jamainternalmedicine/article-abstract/2630753

10. Rachel Herz, Why You Eat What You Eat: The Science Behind Our Relationship with Food (Norton, 2018), p. 143.

11. Richard H. Thaler and Cass R. Sunstein, Nudge: Improving Decisions About Health, Wealth, and Happiness (Penguin, 2009), p. 6.

12. Justin Sonnenburg and Erica Sonnenburg, The Good Gut: Taking Control of Your Weight, Your Mood, and Your Long-Term Health (Penguin, 2016), p. 2.

13. The Good Gut, p. 5.

14. https://www.youtube.com/watch? v=1XJtNYxMF9U

15. https://www.nih.gov/news-events/news-releases/nih-launches-human-microbiome-project

16. The Good Gut, pp. 27-28.

17. https://www.genome.gov/27549144/

18. "The human gut microbiome in early-onset type 1 diabetes from the TEDDY study," Nature, October 24, 2018. https://www.nature.com/articles/s41586-018-0620-2

19. "Duodenal Infusion of Donor Feces for Recurrent Clostridium Difficile," New England Journal of Medicine, January 31, 2013. https://www.nejm.org/doi/full/10.1056/NEJMoa1205037

20. A study published in the New England Journal of Medicine in 2019 revealed that a patient had died following a fecal transplant, but the group performing the fecal transplant failed to screen for a pathogen that should have disqualified the donor sample.

21. http://med.stanford.edu/prematurity.html

22. "Temporal and spatial variation of the human microbiota during pregnancy," Proceedings of the National Academy of Sciences, August 17, 2015. https://www.pnas.org/content/112/35/11060.short

23. https://www.cmqcc.org/resources-tool-kits/toolkits

24. https://letsgethealthy.ca.gov/goals/healthy-beginnings/reducing-infant-mortality/

25. https://fred.stlouisfed.org/series/SPDYNIMRTINUSA

26. https://www.cdc.gov/nchs/data/databriefs/db316.pdf

27. https://www.cmqcc.org/who-we-are

28. https://www.cmqcc.org/research/ca-pamr-maternal-mortality-review

29. "A shocking number of U.S. women still die from childbirth. California is doing something about that," Washington Post, November 4, 2018. https://www. washingtonpost. com/national/health-science/a-shocking-number-of-us-women-still-die-from-childbirth-california-is-doingsomething-about-that/2018/11/02/11042036-d7af-11e8-a10f-b51546b10756_story.html? utm_term=.f6b2a9fa545b

30. "Can Early Childhood Interventions Improve Health and Well-Being?" Robert Wood Johnson Foundation, March 1, 2016. https://www. rwjf. org/en/library/research/2016/03/can-early-childhoodinterventions-improve-life-outcomes-.html

31. "Live Video Diet and Exercise Intervention in Overweight and Obese Youth: Adherence and Cardiovascular Health," Journal of Pediatrics, September 2015. https://www. jpeds. com/article/S0022-3476(15)00598-3/abstract

32. Patient correspondence with Seda Tierney.

33. "Finding missing cases of familial hypercholesterolemia in health systems using machine learning," npj Digital Medicine, April 11, 2019. https://www.nature.com/articles/s41746-019-0101-5

34. "How do health expenditures vary across the population?" Kaiser Family Foundation, January 16, 2019. https://www. healthsystemtracker. org/chart-collection/health-expenditures-vary-acrosspopulation/#item-discussion-health-spending-often-focus-averages-spending-variesconsiderably-across-population_2015

35. https://www.livongo.com/news/livongo-demonstrates-cost-savings-for-employers/

36. "Use of a Connected Glucose Meter and Certified Diabetes Educator Coaching to Decrease the Likelihood of Abnormal Blood Glucose Excursions: The Livongo for Diabetes Program," Journal of Medical Internet Research, July 2017. https://www.jmir.org/2017/7/e234/

37. https://www.omadahealth.com/press/press-release-omada-health-achieves-full-cdc-approval

38. https://www.cnbc.com/2017/04/12/nearly-every-american-spent-money-at-wal-mart-last-year.html

39. "Humanwide: A Comprehensive Data Base for Precision Health in Primary Care," Annals of Family Medicine, May/June 2019. http://www.annfammed.org/content/17/3/273.full

第7章

1. https://www.neuro.duke.edu/research/faculty-labs/lo-lab

2. "The quest for the cure: The science and stories behind the next generation of medicines," Journal of Clinical Investigation, November 1, 2011. https://www.jci.org/articles/view/59328

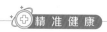

3. Siddhartha Mukherjee, The Emperor of All Maladies: A Biography of Cancer (Scribner, 2010), pp. 39-41.

4. Ibid., p. 44.

5. Ibid., p. 45.

6. Clifton Leaf, The Truth in Small Doses (Simon & Schuster, 2013), p. 178.

7. This description provided the title for Mukherjee's book.

8. https://www.npr.org/sections/health-shots/2015/12/28/459218765/cutting-edge-cancertreatment-has-its-roots-in-19th-century-medicine

9. Mukherjee, The Emperor of All Maladies, p. 161.

10. http://med.stanford.edu/news/all-news/2010/04/5-questions-jacobs-on-her-new-biography-ofcancer-fighter-henry-kaplan.html

11. Ibid.

12. https://stanmed.stanford.edu/2017fall/car-t-immunotherapy-targets-elusive-cancer-cells-inchildren.html

13. https://www.cancer.net/blog/2018-01/car-t-cell-immunotherapy-2018-advance-year

14. https://www.cartercenter.org/news/pr/carter-center-statement-120615.html

15. https://www.fda.gov/newsevents/newsroom/pressannouncements/ucm574058.htm

16. "T cells expressing CD19 chimeric antigen receptors for acute lymphoblastic leukaemia in children and young adults: a phase 1 dose-escalation trial," The Lancet, October 12, 2014. https://www.thelancet.com/journals/lancet/article/PIIS0140-6736(14)61403-3/fulltext

17. Each parent of an SMA patient has one copy of chromosome 5 that contains SMN1, but the gene is missing from their other chromosome 5; each child with SMA inherits the bad chromosome 5 from each parent and thus has no copies of SMN1.

18. "New Stanford drug saves child with deadly genetic disease," Mercury News, August 25, 2017. https://www.mercurynews.com/2017/08/24/child-is-worlds-first-patient-to-receive-newstanford-drug-for-deadly-genetic-disease/

19. https://www.fda.gov/newsevents/newsroom/pressannouncements/ucm534611.htm

20. http://prahs.com/blog/2017/05/09/the-latest-in-als-research-challenges-and-progress/

21. "Therapeutic reduction of ataxin-2 extends lifespan and reduces pathology in TDP-43 mice," Nature, April 12, 2017. https://www.nature.com/articles/nature22038

22. "CRISPR-Cas9 screens in human cells and primary neurons identify modifiers of C9ORF72 dipeptide-repeat-protein toxicity," Nature Genetics, March 5, 2018. https://www.nature.com/articles/s41588-018-0070-7

23. https://www.clinicalleader.com/doc/on-rare-disease-day-are-we-making-progress-forpatients-in-need-0001

24. https://stanmed.stanford.edu/2018winter/CRISPR-for-gene-editing-is-revolutionary-but-itcomes-with-risks.html

25. Ibid.

26. David Baltimore, Paul Berg, Michael Botchan, Dana Carroll, R. Alta Charo, George Church, Jacob E. Corn, George Q. Daley, Jennifer A. Doudna, Marsha Fenner, Henry T. Greely, Martin Jinek, G. Steven Martin, Edward Penhoet, Jennifer Puck, Samuel H. Sternberg, Jonathan S. Weissman, Keith R. Yamamot, "A Prudent Path Forward for Genomic Engineering and Germline Gene Modification," Science, April 3, 2015. https://science.sciencemag.org/content/348/6230/36.summary

27. Rasmus O. Bak, Natalia Gomez-Ospina, and Matthew H. Porteus, "Gene Editing on Center Stage," Trends in Genetics, June 13, 2018. https://doi.org/10.1016/j.tig.2018.05.004

28. https://www.ncbi.nlm.nih.gov/pmc/articles/PMC3560868/

29. "Adopt a moratorium on heritable genome editing," Nature, March 13, 2019. https://www. nature. com/ articles/d41586-019-00726-5

30. "Scientists for Moratorium to Block Gene-Edited Babies," Wall Street Journal, March 13, 2019. https:// www. wsj. com/articles/scientists-call-for-moratorium-to-block-gene-edited-babies-11552500001?　mod= hp_lead_pos9

31. https://www.youtube.com/watch? v=zO7fgp0Hxjg

32. http://scopeblog. stanford. edu/2015/07/08/life-with-epidermolysis-bullosa-pain-is-myreality-pain-is-my-normal/

33. https://med. stanford. edu/news/all-news/2014/11/blistering-skin-disease-may-be-treatable-withtherapeutic-rep rog.html

34. "Assembling human brain organoids," Science, January 11, 2019. https://science.sciencemag.org/content/ 363/6423/126.summary

35. https://vimeo.com/295847090

36. http://stanmed. stanford. edu/2018winter/lab-grown-brain-balls-could-aid-understanding-ofneurological-disea ses.html

37. https://vimeo.com/295847090

38. https://www.sciencedirect.com/science/article/pii/S0735109716010263? via%3Dihub

39. https://www.stemcell.com/pluripotent-profiles-joseph-wu

40. "Human induced pluripotent stem cell-derived cardiomyocytes recapitulate the predilection of breast cancer patients to doxorubicin-induced cardiotoxicity," Nature Medicine, April 18, 2016. https://www.ncbi.nlm.nih. gov/pubmed/27089514

41. https://www.stemcell.com/pluripotent-profiles-joseph-wu

42. "Sustained in vitro intestinal epithelial culture within a Wnt-dependent stem cell niche," Nature Medicine, April 27, 2009. https://www.nature.com/articles/nm.1951

43. "Organoid 2.0," Nature Reviews Cancer, January 22, 2019. https://www.nature.com/articles/ s41568-019-0108-x

44. "Pneumocystis carinii Pneumonia and Mucosal Candidiasis in Previously Healthy Homosexual Men —— Evidence of a New Acquired Cellular Immunodeficiency," New England Journal of Medicine, December 10, 1981. https://www.nejm.org/doi/full/10.1056/NEJM198112103052401

45. https://www.cdc.gov/mmwr/preview/mmwrhtml/00046531.htm

46. https://www.kff.org/hivaids/fact-sheet/the-hivaids-epidemic-in-the-united-states-the-basics/

47. http://www.unaids.org/en/resources/fact-sheet

48. http://www.unaids.org/en/resources/fact-sheet

49. https://aidsinfo.nih.gov/understanding-hiv-aids/fact-sheets/19/96/what-is-a-preventive-hiv-vaccine-

50. https://www.tballiance.org/why-new-tb-drugs/global-pandemic

51. http://www.who.int/en/news-room/fact-sheets/detail/antimicrobial-resistance

52. https://amr-review.org/sites/default/files/160525_Final%20paper_with%20cover.pdf

53. https://www.who.int/news-room/fact-sheets/detail/the-top-10-causes-of-death

54. http://www.who.int/en/news-room/fact-sheets/detail/antimicrobial-resistance

尾声

1. The epidemic did not start in Spain and had no specific connection to the country. But because Spain was independent in World War I, Spanish media were able to report on it freely — other countries faced wartime censorship — and thus many came to associate the country with the epidemic.

2. https://www.cdc.gov/features/1918-flu-pandemic/index.html

3. "Estimates of Regional and Global Life Expectancy, 1800-2001, " Issue Population and Development Review. Population and Development Review, September 2005. https://onlinelibrary.wiley.com/doi/pdf/10.1111/j.1728-4457.2005.00083.x

4. https://www.cnbc.com/2018/07/30/jamie-dimon-says-health-care-initiative-with-buffett-andbezos-may-sta.html

5. https://www.cnbc.com/2019/01/08/apple-ceo-tim-cook-and-cnbcs-jim-cramer-talk-chinaqualcomm.html

6. "IBM Has a Watson Dilemma, " Wall Street Journal, August 11, 2018. https://www.wsj.com/articles/ibm-bet-billions-that-watson-could-improve-cancer-treatment-it-hasnt-worked - 533961 147? mod=djemalert NEWS

7. https://www.thelancet.com/journals/lancet/article/PIIS0140-6736(18)31992-5/fulltext

8. Ibid.

9. https://www.who.int/news-room/fact-sheets/detail/tobacco

10. "Socioeconomic Differences in the Epidemiologic Transition From Heart Disease to Cancer as the Leading Cause of Death in the United States, 2003 to 2015: An Observational Study, " Annals of Internal Medicine, December 18, 2018. https://annals.org/aim/article-abstract/2715460/socioeconomic-differences-epidemiologic-transition-from-heart-disease-cancer-leading-cause

11. https://www.statnews.com/2018/11/29/u-s-life-expectancy-declines-again-in-soberingwake-up-call/

12. https://www.cdc.gov/tobacco/data_statistics/fact_sheets/fast_facts/index.htm

13. https://www.who.int/emergencies/ten-threats-to-global-health-in-2019

14. https://www.king5.com/article/news/nearly-all-children-with-measles-in-washingtonstate-are-unvaccinated/281-ccbb10a3-0281-4b75-ac97-1a53e0209bca

15. "It's Time to Fire Your Doctor, " Wall Street Journal, February 10, 2019. https://www.wsj.com/articles/its-time-to-fire-your-doctor-11549829009

16. "New Delivery Model for Rising-Risk Patients: The Forgotten Lot?" Telemedicine and e-Health, April 2017.